心血管病急重症床旁操作技术与管理

名誉主编　韩雅玲
主　　编　王效增　王祖禄　荆全民
副主编　　陶贵周　赵　昕　于海波　王　斌

人民卫生出版社
·北京·

版权所有，侵权必究！

图书在版编目（CIP）数据

心血管病急重症床旁操作技术与管理 / 王效增，王祖禄，荆全民主编 . —北京：人民卫生出版社，2021.5

ISBN 978-7-117-31227-1

Ⅰ.①心… Ⅱ.①王…②王…③荆… Ⅲ.①心脏血管疾病—急性病—诊疗②心脏血管疾病—险症—诊疗 Ⅳ.①R540.597

中国版本图书馆 CIP 数据核字（2021）第 021693 号

人卫智网　www.ipmph.com　医学教育、学术、考试、健康，购书智慧智能综合服务平台
人卫官网　www.pmph.com　人卫官方资讯发布平台

心血管病急重症
床旁操作技术与管理
Xinxueguanbing Jizhongzheng
Chuangpang Caozuo Jishu yu Guanli

主　　编：王效增　王祖禄　荆全民
出版发行：人民卫生出版社（中继线 010-59780011）
地　　址：北京市朝阳区潘家园南里 19 号
邮　　编：100021
E - mail：pmph @ pmph.com
购书热线：010-59787592　010-59787584　010-65264830
印　　刷：北京盛通印刷股份有限公司
经　　销：新华书店
开　　本：787×1092　1/16　印张：16
字　　数：389 千字
版　　次：2021 年 5 月第 1 版
印　　次：2021 年 5 月第 1 次印刷
标准书号：ISBN 978-7-117-31227-1
定　　价：168.00 元

打击盗版举报电话：010-59787491　E-mail：WQ @ pmph.com
质量问题联系电话：010-59787234　E-mail：zhiliang @ pmph.com

编者

（以姓氏笔画为序）

丁　建　中国人民解放军北部战区总医院心血管内科
及　跃　沈阳医学院附属第二医院循环内科
马　翔　新疆医科大学第一附属医院心内科
于海波　中国人民解放军北部战区总医院心血管内科
王　斌　中国人民解放军北部战区总医院心血管内科
王守力　中国人民解放军战略支援部队特色医学中心心血管内科
王祖禄　中国人民解放军北部战区总医院心血管内科
王效增　中国人民解放军北部战区总医院心血管内科
田效祥　中国人民解放军北部战区总医院心血管内科
白久旭　中国人民解放军北部战区总医院血液净化科
曲　颖　中国人民解放军北部战区总医院军队伤病员管理科
刘　杰　中国人民解放军陆军第七十八集团军医院内科
刘　宇　中国人民解放军北部战区总医院心血管外科
刘宇扬　首都医科大学附属北京安贞医院心血管内科
关绍义　中国人民解放军北部战区总医院心血管内科
关明子　中国人民解放军北部战区总医院心血管内科
许心元　鄂尔多斯市中心医院心血管内科
孙鸣宇　中国人民解放军北部战区总医院心血管内科
李　洋　中国人民解放军北部战区总医院心血管内科
李　晶　中国人民解放军北部战区总医院心血管内科
李绍生　中国人民解放军第九六六医院内二科
杨晓旭　沈阳医学院附属第二医院干诊科
杨桂棠　辽宁省人民医院心血管内科
张　筠　中国人民解放军北部战区总医院超声诊断科
张　磊　中国人民解放军北部战区总医院心血管内科

张子龙	应急总医院心血管内科
张东红	中国人民解放军北部战区总医院心血管内科
张权宇	中国人民解放军北部战区总医院心血管内科
张海波	首都医科大学附属北京安贞医院心血管内科
张效林	中国人民解放军北部战区总医院心血管内科
林育红	东北国际医院呼吸内科
周铁楠	中国人民解放军北部战区总医院心血管内科
赵 韧	中国人民解放军北部战区总医院心血管内科
赵 昕	大连医科大学附属第二医院心血管内科
荆全民	中国人民解放军北部战区总医院心血管内科
侯丽婷	中国人民解放军96605部队医院内二科
顾若曦	中国人民解放军北部战区总医院心血管内科
顾崇怀	安徽医科大学附属安庆医院心内科
徐 凯	中国人民解放军北部战区总医院心血管内科
高 飞	中国人民解放军北部战区总医院消化内科
高 阳	中国人民解放军北部战区总医院心血管内科
陶贵周	锦州医科大学附属第一医院心血管内科
曹 宁	中国人民解放军北部战区总医院血液净化科
梁 明	中国人民解放军北部战区总医院心血管内科
彭程飞	中国人民解放军北部战区总医院心血管内科
韩秀敏	中国人民解放军北部战区总医院先心病内科
韩雅玲	中国人民解放军北部战区总医院心血管内科
谢 华	中国人民解放军北部战区总医院呼吸内科
鲍 丹	中国人民解放军北部战区总医院心血管内科

学术秘书 张 磊

前言

心血管病急重症是临床常见的急危重症之一，病情发展迅速，可在短时间内危及生命，因此，及早明确诊断并及时在床旁开展抢救和生命支持尤为重要。由于床旁采取的抢救措施涉及多个学科，如肾脏病/血液净化科的连续性肾脏替代治疗、呼吸与危重症医学科的人工辅助呼吸机治疗等。

撰写此书的想法源于 2017 年初冬的一次二线值班。当时由于心血管急重症患者较多，需要各种抢救措施，由此开始着手写这样一本可以涵盖全部心血管病急重症床旁操作技术的参考书，目的是为心血管内外科、急诊科、重症医学科乃至全科医师在学习中可以一站式解决相关问题。

本书详细归纳在心血管病急重症中需要用到的所有床旁操作技术，包括中心静脉置管术、临时起搏器置入术、肺动脉漂浮导管技术、电除颤及电复律、心肺复苏、主动脉内球囊反搏术、体外膜肺氧合、左心室辅助装置、心包穿刺术、介入性超声技术、人工辅助呼吸机、血液净化技术、床旁急诊内镜检查与镜下治疗，同时介绍国内外最新的相关指南推荐。本书作为参考书，向初、中级职称的心血管内科医师及全科医师介绍这些技术的适应证、禁忌证、操作方法及机器的参数调整管理，以提高心血管急重症抢救成功率。

由于需要多学科的支持，本书的撰写与修改历经两年多终于完成。在此过程中，各兄弟科室及心血管内科各位同事给予了大力支持与帮助。在此感谢各位同道的热心参与，也感谢每一位编者的辛苦付出。特别感谢韩雅玲院士在百忙之中抽出宝贵时间对本书写作提出重要修改意见及指导。

最后，虽然编者们付出了大量的心血，但错误、缺憾和局限之处在所难免，请各位读者在阅读此书过程中不吝批评指正，我们将在再版时进行更正。

王效增

2020 年 5 月于沈阳

目 录

第一章 紧急中心静脉置管 ··· 1
  第一节 紧急中心静脉置管概述 ··· 1
  第二节 床旁中心静脉置管的部位和方法选择 ····························· 3
  第三节 股静脉穿刺与置管术 ··· 4
  第四节 锁骨下静脉穿刺与置管术 ··· 9
  第五节 颈内静脉穿刺与置管术 ·· 17

第二章 床旁临时心脏起搏安置术 ··· 24
  第一节 临时心脏起搏的基本理论 ··· 24
  第二节 临时心脏起搏的临床应用 ··· 25
  第三节 经静脉临时心脏起搏 ··· 28
  第四节 其他临时心脏起搏方式 ·· 31
  第五节 急症床旁临时起搏技术 ·· 33
  第六节 临时起搏置入后的管理 ·· 35

第三章 床旁肺动脉漂浮导管应用 ··· 38
  第一节 肺动脉漂浮导管概述 ··· 38
  第二节 肺动脉漂浮导管适应证及禁忌证 ··································· 39
  第三节 肺动脉漂浮导管操作术前准备 ····································· 39
  第四节 肺动脉漂浮导管操作步骤 ··· 40
  第五节 肺动脉漂浮导管压力测定及其意义 ······························· 41
  第六节 肺动脉漂浮导管压力测定术后处理 ······························· 42
  第七节 相关注意事项 ·· 43
  第八节 相关并发症及其处理 ··· 43
  第九节 操作失败原因分析及对策 ··· 44

第四章　电除颤及电复律的临床应用 …… 46

- 第一节　电复律及电除颤定义 …… 46
- 第二节　电复律及电除颤的发展史 …… 46
- 第三节　电复律及电除颤的工作原理 …… 47
- 第四节　电复律及电除颤的适应证与禁忌证 …… 48
- 第五节　电复律及电除颤的注意事项及操作步骤 …… 49
- 第六节　特殊情况下的电复律 …… 52
- 第七节　电复律及电除颤的并发症及其处理 …… 52
- 第八节　复律后护理 …… 53

第五章　心肺复苏在心搏骤停中的作用 …… 55

- 第一节　心肺复苏概述 …… 55
- 第二节　心肺复苏分期 …… 57
- 第三节　成人基础生命支持 …… 57
- 第四节　成人高级生命支持 …… 63
- 第五节　心肺复苏的监测指标 …… 67
- 第六节　团队心肺复苏流程 …… 68
- 第七节　心肺复苏的分类 …… 71
- 第八节　心肺复苏后的综合管理 …… 73
- 第九节　特殊情况的心肺复苏处理 …… 75

第六章　床旁经皮主动脉内球囊反搏术 …… 78

- 第一节　经皮主动脉内球囊反搏术的发展史 …… 78
- 第二节　经皮主动脉内球囊反搏的组成及工作原理 …… 79
- 第三节　经皮主动脉内球囊反搏术的适应证及禁忌证 …… 80
- 第四节　床旁经皮主动脉内球囊反搏的置入操作 …… 81
- 第五节　主动脉内球囊反搏术参数的调节和管理 …… 83
- 第六节　主动脉内球囊反搏术后的抗凝治疗 …… 85
- 第七节　主动脉内球囊反搏的脱机指征及方法 …… 87
- 第八节　主动脉内球囊反搏术效果不佳相关原因 …… 87
- 第九节　主动脉内球囊反搏术报警及处理 …… 88
- 第十节　主动脉内球囊反搏术的并发症 …… 89
- 第十一节　主动脉内球囊反搏术置入路径的新选择 …… 93

第七章　体外膜肺氧合在心血管病急重症中的应用与管理 ……………………97

第一节　体外膜肺氧合概论 …………………………………………………97
第二节　体外膜肺氧合的原理和基础 ………………………………………100
第三节　体外膜肺氧合的设备与材料 ………………………………………108
第四节　体外膜肺氧合的建立 ………………………………………………113
第五节　心血管病急重症体外膜肺氧合的管理 ……………………………120
第六节　体外膜肺氧合的转运 ………………………………………………136
第七节　体外膜肺氧合的并发症 ……………………………………………138
第八节　体外膜肺氧合患者的营养支持和护理 ……………………………143

第八章　左心室辅助装置在心血管病急重症中的应用 ……………………149

第一节　心室辅助装置分类 …………………………………………………149
第二节　Impella 心室辅助系统概述 ………………………………………150
第三节　Impella 2.5 心室辅助系统使用指南与临床管理 …………………153
第四节　Impella 心室辅助系统在心血管病急重症中的应用 ………………160

第九章　床旁心包穿刺引流术 ………………………………………………164

第一节　适应证及禁忌证 ……………………………………………………164
第二节　术前准备及操作步骤 ………………………………………………166
第三节　并发症及注意事项 …………………………………………………171
第四节　医源性急性心脏压塞的处理 ………………………………………173

第十章　介入性超声在心血管病急重症中的应用 …………………………175

第一节　超声引导下心包积液置管引流术 …………………………………175
第二节　超声引导下胸腔积液置管引流术 …………………………………180
第三节　超声引导下假性动脉瘤凝血酶注射封堵术 ………………………185

第十一章　人工辅助呼吸机在心血管病急重症中的应用 …………………190

第一节　人工辅助呼吸机概论 ………………………………………………190
第二节　人工辅助呼吸机在心血管病急重症中的应用指征 ………………191
第三节　人工辅助呼吸机在心血管病急重症中的通气模式 ………………192
第四节　人工辅助呼吸机在心血管病急重症中的参数设置 ………………194
第五节　人工辅助呼吸机在心血管病急重症中的监测指标 ………………196
第六节　人工辅助呼吸机在心血管病急重症中的机械通气的撤离 ………196
第七节　人工辅助呼吸机在心血管病急重症中相关并发症及处理 ………197

第八节　在心血管病急重症中应用人工辅助呼吸机时镇静剂的使用……198

第十二章　血液净化技术在心血管病急重症中的应用……201

第一节　血液净化基本概念……201

第二节　重症心血管疾病的血液净化救治范围……203

第三节　连续性肾脏替代治疗处方的主要元素……216

第十三章　心血管病急重症患者床旁急诊内镜检查与镜下治疗……222

第一节　心血管病急重症患者发生上消化道出血的机制……223

第二节　消化道出血患者床旁急诊内镜检查与镜下治疗的意义及风险评估……224

第三节　上消化道出血急诊内镜检查和镜下治疗……231

第四节　上消化道出血的常用药物……234

第五节　合并上消化道出血的急危重冠心病患者抗栓治疗调整……237

第六节　再出血的预防与处理……238

第一章 紧急中心静脉置管

第一节 紧急中心静脉置管概述

中心静脉导管技术最早是由 Werner Forssmann 于 1929 年报道，1949 年 Duffy 首先采用颈外静脉途径，1952 年 Aubaniac 开展了下腔静脉途径的静脉置管技术。1956 年 Werner Forssmann 和 André F.Cournand 及 Dickinson W.Richards 由于在静脉置管技术领域的卓越贡献获得了诺贝尔生理学或医学奖。肠道外营养之父 Stanley Dudrick 于 1967 年成功由锁骨下静脉输入高浓度的葡萄糖和蛋白质，解决了困扰临床的肠道外营养问题。由于此项技术的突破，中心静脉治疗推动了各式中心静脉导管与相关器械的发明与革命。

中心静脉穿刺置管对于急危重症患者具有重要的临床意义，尤其病情危急复杂多变的情况下，普通的外周小静脉通道无法满足快速给药和输液的要求，且仅仅依靠症状、体征，很难对患者容量情况做出快速准确的判断，此时如能床旁紧急建立一条中心静脉通道，不仅可以进行中心静脉压的监测，以获得更为客观的容量监测指标，还可以作为一条快速输液途径及临时起搏器置入路径，在患者的治疗与抢救中发挥积极的作用。

目前我国有些基层医院在心内科危急重症患者的抢救过程中仍采用普通输液针进行外周静脉输液。该方法只能在周围静脉建立小的血管通道，仅适用于一般性输液治疗，由护士即可完成，极不适合于重症患者的抢救，特别是心搏骤停及心力衰竭患者的急救。随着医疗技术的不断发展，中心静脉穿刺置管技术已成为临床医生需常规掌握的基本操作技术，亦是心血管内科急救时的一项重要床旁紧急操作。

一、中心静脉置管的定义

中心静脉置管是将导管经皮穿刺进入中心静脉，主要经颈内、锁骨下、股静脉等途径将导管插入到上、下腔静脉并保留。可为各种治疗提供直接便利的静脉通路，同时也可利用其测定各种生理学参数。

二、心血管病急重症床旁中心静脉置管的主要临床指征

1. **血流动力学监测** 在心血管急救过程中,根据患者病情需要,可以从中心静脉通道插入漂浮导管至右心或肺动脉,用以测定心脏的各项血流动力学指标,更好地指导心力衰竭等重症疾病的合理用药。

2. **置入临时起搏导管** 当患者出现严重心动过缓致心搏骤停时,床旁有效临时起搏至关重要,此时中心静脉穿刺置管是关键的第一步。有效成功的中心静脉穿刺置管,能够为临时起搏导管进入心腔建立顺畅的通路。

3. **监测中心静脉压** 周围静脉压监测虽然从临床表现可以大致估计患者的血容量,但在病史不清、病情复杂的情况下,若无法进行心腔内的血流动力学监测,中心静脉压是评价血容量较为可靠的指标,并且能够指导心内科医师正确地进行液体出入量的评估。

4. **心肺脑复苏术** 紧急复苏术中液体与药物的及时补充是不可缺少的。此时绝大多数患者还需要快速输入血管活性药物(如肾上腺素)、碳酸氢钠、大量液体、呼吸兴奋剂、激素等多种不同类型的药物才能获得成功复苏。从中心静脉输入这些药物时可以很快地分布到包括心脏在内的重要器官,若从周围小静脉滴入或推注复苏性药物有可能延误救治时机。

5. **某些特殊液体与药物的静脉输入** 发生恶性室性心律失常、心力衰竭的患者易合并低钾、低钠、低氯血症,而盐酸胺碘酮、氯化钾、高渗盐水等药物经过外周小静脉输液时可能引起局部肢体的疼痛,导致静脉炎的发生,特殊药物可导致局部组织坏死。建立中心静脉通道后再给予上述液体或药物治疗,可避免相应不良反应的发生。

6. **血液透析治疗** 临床上,心力衰竭合并慢性肾功能不全的患者比例越来越高。当患者急性心力衰竭发作时,若合并严重的肾功能不全,药物治疗的效果有限,患者多合并少尿、电解质紊乱及酸碱失衡,此时,血液透析技术是终末期治疗中一个重要的有效救治环节。血液透析的通路包括中心静脉置管、人工动静脉内瘘成形、永久静脉置管、人工血管等方式。其中中心静脉置管、永久静脉置管均需采用深静脉置管技术,尤其急诊血液透析对中心静脉置管技术要求水平更高,是大部分心力衰竭合并肾衰竭患者抢救生命及维持生活质量的重要保证。

7. **外周浅静脉穿刺和留置困难的液体补充** 年老体弱及慢性心血管疾病患者手足静脉较细小表浅、皮下脂肪少、弹性差、血管缺少组织支持而活动度较大,外周表浅静脉输液困难;特殊肥胖患者皮下脂肪层厚,静脉看不见也无法触摸;若合并腹泻、呕吐、高热、纳差、脱水状态的患者,血容量下降,血管充盈度差,表浅静脉穿刺比较困难;长期卧床需要输液、意识障碍不能很好配合治疗等类似情况,必要时均需要中心静脉置管操作。

8. **实现快速补液和静脉营养** 若非心力衰竭患者合并大量失血甚至休克、严重脱水、电解质平衡紊乱或酸碱平衡失调等情况下,快速补充液体及机体所需各种成分是非常重要的。上述情况下患者所需要的补液速度甚至可达到 100ml/min~300ml/min,普通的浅静脉输液远不能达到这一要求。另外若患者合并消化系统疾病,经长期研究与观察,经锁骨下静脉穿刺与插管进行全静脉营养支持是最安全和可靠的方法。静脉营养支持下,一些患有消化系统疾病的患者可存活多年,且生活质量得到很好的保障。

由于中心静脉穿刺与置管技术水平的提高,其在临床上的实际应用情况已超出上述适应证的范围。对于心血管急重症患者,床旁中心静脉通路的早期建立为患者的治疗和抢救提供了首要的便利条件。

第二节　床旁中心静脉置管的部位和方法选择

一、中心静脉穿刺与置管的部位

中心静脉穿刺路径有多种,包括锁骨下静脉、颈内静脉、颈外静脉、股静脉及上肢静脉(如贵要静脉、头静脉、腋静脉等)。床旁穿刺路径的选择有严格的限制,常根据治疗的需求、术者的个人经验、患者的实际情况考虑,包括患者血管的解剖特点及特殊临床特点、病情紧急程度、患者体型特点、体位、凝血功能、有无肺疾患等。表1-1列出了不同部位的静脉穿刺与置管术的优缺点,便于操作选择(表1-1)。

表1-1　不同部位静脉穿刺置管操作的优缺点分析

不同部位的穿刺与置管方法	优点	缺点
外周小静脉的普通穿刺	操作方便、简单 同一部位可重复操作 病情稳定者成功率较高	输液速度较慢 不适用于危急重症的抢救治疗 不能用于监测压力 不便于长期保留
股静脉置管	较好的体表标志 安全性高 并发症较少,且容易处理 成功率高	插管后影响下地活动 伤口感染的机会略多于其他方法 患者肥胖时操作较困难 不适于下肢静脉血栓患者 离心脏较远,不适于作压力监测 不便于长期保留
颈内静脉置管	较好的体表标志 气胸发生率低 右侧插入时导管易进入上腔静脉 导管误入其他部位的情况极其罕见 出血容易观察并得到控制 可在心肺脑复苏同时进行操作 可用于中心静脉压的监测 便于长期保留	穿刺过程有盲目性 肥胖者操作较为困难 插管后可能影响头部的活动 失败率略高于锁骨下静脉置管 需要术者有丰富的经验
锁骨下静脉置管	较好的体表标志 成功率较高,可达到95%以上 导管很少误入其他部位 在其他静脉塌陷时仍可进行操作 可与心肺复苏同时进行 可用于中心静脉压的监测 便于长期保留	穿刺过程有盲目性 气胸发生率在1%~10%之间 如误伤动脉可能需要外科手术 不适用于2岁以下小儿 不适用于脊柱侧弯、脑外伤的患者

如果患者有合适的指征，医师可以选择任何一条中心静脉来建立大静脉通道。在选择过程中除了要考虑操作者的个人经验之外，不同部位的血管还有着不同的禁忌证，这一点必须慎重对待。

二、中心静脉穿刺与置管的方法

中心静脉穿刺置管的方法主要有4种：①管内针技术，即外套管穿刺针穿刺法；②针内管技术，即直接穿刺后经穿刺针内导管插入法；③血管切开后导管直接插入法；④Seldinger技术，即经皮血管穿刺技术。前两种方法均可用于大静脉的插管，但问题也较明显，其操作比较困难，因穿刺针或导管粗大，术中的组织损伤较大，出血反应较多。第三种办法多适用于外科操作中同时进行，无菌条件及术者个人外科解剖经验要求高，不适于心内科床旁的操作。由于Seldinger技术的普及应用，目前前三种方法已逐渐被人们所摒弃。

Seldinger技术是1953年Seldinger首先采用的经皮穿刺血管插管技术，取代了以前直接穿刺血管造影或切开暴露血管插管造影的方法。该穿刺插管方法操作简便、安全、并发症少，很快得到广泛应用。Seldinger穿刺法的基本操作：以带针芯的穿刺针经皮肤、皮下组织穿透血管前、后壁，退出针芯，缓慢向后退针，退至有血液从穿刺针尾端喷出（静脉血是缓慢溢出）时，即插入导丝，退出穿刺针，再沿导丝插入导管，并将导管插至靶血管，进行造影或介入治疗。1974年，Driscoll对Seldinger穿刺法进行了改良，称为改良Seldinger穿刺法。他以不带针芯的穿刺针直接经皮穿刺血管，当针尖穿透血管前壁，进入血管腔，有血液从针尾喷出时，即停止进针，不再穿透血管后壁，然后插入导丝、导管。改良穿刺法因不穿破血管后壁，发生血肿等并发症的机会就更少，所以被愈来愈多的医生采用。Seldinger技术是目前中心静脉穿刺与置管术在临床上最常用的穿刺技术，对危急重症患者的治疗可起到重要的帮助作用。

三、中心静脉置管设备

现临床上中心静脉置管时多采用一次性中心静脉导管包，型号有单腔、双腔、三腔、四腔。其中双腔以上的内径在4F~8.5F，不同型号对应的导管长度也不同，导管的外形有直管、弯管和弯外延管。图1-1为常用的中心静脉置管设备：中心静脉导管包，包括穿刺针、导引钢丝、手术刀片、扩张鞘、注射器等。

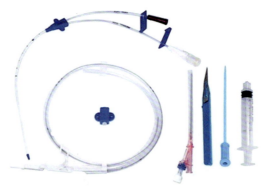

图1-1　中心静脉导管包

第三节　股静脉穿刺与置管术

各项床旁血管穿刺与置管操作技术中，股静脉的穿刺与置管术应该是最安全而简单的。股静脉管腔粗大，位置固定，走行较直，因而易于穿刺；其次，股静脉周围无重要组织结构，远离心脏，为正压静脉，很多初学者都是从这里开始熟悉和掌握Seldinger技术的。如果能够先掌握好股静脉的穿刺与置管术，再去学习其他血管插管技术就会觉得很简单。实际上在所有血管的穿刺与置管术中,基本步骤、操作顺序与手法几乎是相同的,主要区别在于血管的定位方法、穿刺技术及操作术中特殊情况的处理。

一、股静脉的局部解剖

在股三角区,股静脉位于股动脉的内侧,两者平行走行,方向完全一致。从腹股沟韧带以下穿过之后,股静脉斜向后、向上方向,成为髂外静脉。在腹股沟韧带以上或以下稍远处,股静脉则可能走行至股动脉的后方,所以应尽量选择合适的穿刺点。如穿刺点需要靠上或靠下,则必须调整进针的方向。

穿刺点的定位:一般首选右侧股静脉进行穿刺和置管,术者操作方便。穿刺点的定位手法:首先要确定股动脉的搏动部位,股静脉在腹股沟韧带下股动脉的内侧。股静脉的穿刺点位于腹股沟韧带下 1~2cm 水平面股动脉搏动处内侧的 1cm 处(图 1-2)。老年、体虚和女性患者的股静脉周围组织较为疏松,穿刺过程中如血管损伤过大并处理不及时,也可以引起大量出血。

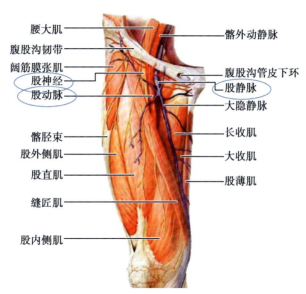

图 1-2 股静脉的局部解剖

二、股静脉穿刺操作规程

1. 常规操作步骤

(1)患者取平卧位,腿伸直并自然外旋。

(2)碘伏消毒双侧腹股沟区,上至脐水平,下至膝盖,两侧至腋中线,以便在一侧穿刺不成功后改穿另一侧。

(3)确定穿刺点的部位,多选择右侧股静脉,术者站立于患者的右侧;如为左股静脉穿刺,也最好站立于患者右侧,以顺从 Seldinger 技术的操作习惯。穿刺点以 2ml~3ml 1% 利多卡因局部浸润麻醉,皮丘不宜过大,否则会影响穿刺时定位。

(4)穿刺针的针柄部接 5ml 注射器,注射器针筒先用生理盐水清洗一次,以便回抽顺利。

(5) 穿刺点定位于腹股沟韧带下 2cm,股动脉搏动点内侧 1cm 处;左手示指和中指放在腹股沟韧带下股动脉搏动最强处的内侧,手指稍加压固定股动脉和股静脉;右手持针使针尖斜面朝上,与皮肤成 30°~45°,肥胖者可为 60°。穿刺针从皮肤切口处进入,缓慢穿过皮下组织后继续向深部穿刺,右手进针过程中间断回抽注射器以检查有无回血。

(6) 见到注射器中回血顺畅,先判断是否为静脉血。如确定为股静脉回血,拔除注射器筒,从针尾插入导引钢丝;如为动脉回血,退出穿刺针,局部压迫至少 5min;经验丰富者也可左手压迫股动脉同时进行静脉穿刺,但要求动脉处的压迫时间总体上不少于 5min。

(7) 插入导丝时如遇到任何阻力,立即停止插入;回撤导丝少许,原位旋转穿刺针或导丝后再次插入导丝;如 2~3 次试插仍不能成功时,应重新做股静脉穿刺。

(8) 导丝顺利插入后,退出穿刺针;以手术刀在穿刺点处横行切开皮肤,切口不超过 2mm。切皮时左手拇指与示指绷紧局部皮肤,以免手术刀向下扎得太深;然后沿导丝插入导管鞘套件,如需送入血管导管时直接插入即可。股静脉处的皮下组织松弛,无须做皮下组织和静脉壁扩张。送入导管后,导管尾端以缝线固定于皮肤上;伤口周围消毒,清洁敷料覆盖。

穿刺过程中所进入的血管为动脉或静脉可根据回抽血的颜色和血管内压力作出判断。部分呼吸衰竭患者可能动脉血也出现紫黑色变化,但其血管内压力很高,从穿刺针上拔下注射器时即可见明显的喷血现象。多数情况下,股动脉和股静脉的区别比较容易判断,除非患者处于心脏停搏的情况下。

2. 操作注意事项 反复穿刺不能进入静脉时首先要重新确认一下穿刺点是否正确。穿刺静脉时穿刺针所带的注射器中不要预充生理盐水,这样可能会影响动脉血和静脉血的鉴别。动脉血和静脉血经过稀释后本身的颜色都会变浅,这可能使术者无法作出准确判断,导致错误地插管进入股动脉。

在临床上常常遇到穿刺针回血顺畅但导丝不能插入,这时可能存在以下几种情况:①最常见的情况为进针方向略偏,使针尖贴向血管壁,使导丝不易进入;②穿刺针插入过深,针尖插入血管后壁而仅有部分针尖在静脉腔中;③针尖部分进入股静脉,后半部分仍在血管前壁中;④穿刺针进入股静脉的属支;⑤股静脉闭塞。

在送入导丝中遇到任何阻力时都必须停止插入,将导丝回撤少许,原位旋转穿刺针少许后再次插入导丝,使其向不同方向前进。如试插数次后仍不能插入,拔出导丝,接上注射器后将穿刺针向前稍推进后再回撤。此时如回血顺畅,可以再次插入导丝,试插过程中动作一定要非常轻柔。

如穿刺进入股动脉,压住血管壁穿刺点后拔出穿刺针,局部压迫 5min~10min 后缓慢解除压迫,观察无出血后可继续操作;重新穿刺时穿刺点要略靠内侧一些。穿刺针的冲洗是一个容易忽视的问题。初学者因为操作时间较长,穿刺针内的血液有时可以在很短的时间内发生凝固,此时注射器将无法回抽,从而影响后面的其他操作。如果穿刺针内的血液停留时间超过 1min,回抽不能见到血液回流,必须拔除穿刺针进行肝素盐水冲洗。

初学者最常见的问题是反复穿刺中不能见到回血。其原因可能为进针方向不适当、进针时不能同时回抽注射器或定位错误等。如穿刺不成功可在严格执行操作规程的条件下再试行 1~2 次,仍不能成功时应立即请上级医师到场指导。

一般来说股静脉穿刺的成功率主要与两个因素有关:其一为患者的生命状态,其二多为操作者的经验。对多数患者来说,股静脉穿刺的成功率很高,除非存在局部解剖异常,如先天畸形或局部组织粘连。对操作经验丰富者,股静脉穿刺成功率几乎为100%。在初学者,成功率也可在50%~70%。

有资料表明,在心脏复苏中股静脉的穿刺成功率较低,仅为60%左右,而锁骨下静脉穿刺的成功率可达到94%。因此,专家建议在心脏复苏中不宜首选股静脉穿刺。

3. 股静脉穿刺置管的禁忌证

(1)下肢静脉血栓形成或既往有下肢静脉血栓脱落病史的患者,为绝对禁忌证。常见于多病、肥胖、长期卧床患者。

(2)腹股沟区皮肤感染者。

(3)经常发生腹股沟肿痛者。

三、紧急股静脉穿刺与置管术

患者心搏骤停时由于外周静脉穿刺困难,要建立一条顺畅的静脉通道可能需要花很长的时间。即使是在肢体末端建立了一条输液通道,这种远离中心的静脉通道在给药速度、药物的起效时间等方面都不能达到抢救患者的要求,此时,一条较大的静脉通道就是患者的生命线。

在上述几种静脉通道的建立方法中,以颈内静脉和锁骨下静脉最适合于心搏骤停的患者;但从操作的快捷性方面考虑,则是股静脉最好,因为股静脉的穿刺与插管容易在最短时间内完成,成功率也要高于前两种方法。如果抢救者不熟悉头颈部大静脉的穿刺方法,可先采用股静脉途径建立一条较大的血管通道。

股静脉的穿刺通常以股动脉的搏动作为标记点。但在心搏骤停或患者为严重低血压状态时,股动脉搏动消失,穿刺点将无法准确定位。即使是在人工心脏按压时,股动脉搏动也非常微弱,因此这时的股静脉穿刺将主要依靠经验来操作。

对于行血液透析患者来说,临时股静脉穿刺置管操作更为重要。尤其是双下肢高度水肿及伴有重度心力衰竭不能平卧的患者,对于股静脉穿刺操作要求技术更高。因患者不能平卧,同时腹股沟处股动脉可能触及不到,此时更要依靠经验来操作。

股静脉盲目穿刺的操作要点:

1. 术前准备要迅速,最好准备好两套血管穿刺鞘。

2. 盲目穿刺时多采用右股静脉来建立通道,仔细触摸右腹股沟区,在腹股沟韧带的内侧可触及一条质地稍硬于周围组织的纵行条状组织。股静脉可位于该条索状组织的内侧;体胖者有时难以触及该组织,也可直接选择在腹股沟中点的内侧为穿刺点。

3. 局部消毒,铺巾,但无须局部麻醉,可直接用手术刀片在局部切开一个小口。如定位的把握不大,可以选择2~3个穿刺点做好皮肤切口,以节省时间。

4. 穿刺针接上一个10ml注射器,右手持针带负压进针,左手在穿刺点上方做局部按压,以固定血管的位置。每次进针时保持一个进针方向,不要左右摇摆;一次进针未抽得血液后迅速更换另一方向再次穿刺。不要在同一点反复穿刺,以免浪费时间。

5. 穿刺中抽得血液后迅速插入导丝,不要急于判断是动脉或静脉,因为心搏骤停患者若缺氧明显,动脉血亦可呈紫黑色,与静脉血无法区分,不能完全以血液的颜色来判断动脉或静脉。此时可以在胸外心脏按压的同时触摸腹股沟区,以感知股动脉的搏动点在穿刺点处或穿刺点外侧。若股动脉的搏动点在穿刺点外侧,则判断穿刺进入股静脉,直接沿导丝置入静脉鞘,使用≤10U/ml浓度的肝素盐水冲洗管腔。

6. 如判断穿刺进入动脉，以该处作为参照点，在其内侧以同样方法再次穿刺，此时的穿刺成功率将有所增加。穿刺抽得血液后以另一套导管鞘插入。因为股静脉较粗大，内径多在 5mm 以上，只要穿刺位置大致正确，盲目试穿数次后亦可能成功，所以对于经验丰富的医师来说，这种操作亦可在较短时间内顺利完成。心搏骤停患者进行股静脉穿刺时总的成功率明显低于其他各组人群，但也应在 60% 左右。

四、股静脉导管的保留与拔除

1. 股静脉导管的保留 股静脉插管一般不宜长期保留，临床上一般建议插管时间不超过一周。实际上临床经常超过这一时间，国内曾有股静脉插管时间长达一个月的治疗，这是不应该提倡的。如术前预计患者可在短期内下地活动，建议选取其他部位进行静脉插管术。

应该认识到股静脉插管的长期保留可能带来一些比较严重的不良反应，常见的情况有以下几种：

(1) 在腹股沟韧带处，皮肤皱褶较多，周围汗腺丰富，离排泄器官较近，故不利于保持清洁，导管保留时间较长容易引起感染。

(2) 这一部位恰好位于股关节附近，插管后下肢的活动极不方便，下地活动中导管也容易折断或脱落。

(3) 股静脉插管后患者可能因此而长期卧床并限制下肢活动，时间较长时容易发生下肢静脉血栓，特别是在导管进入静脉处，该处血栓可自行或在拔管时脱落，并随血流进入肺动脉，这将危及患者的生命安全。

如患者长期卧床，并且在临床上又需要保留股静脉导管，则应由医生和护士根据病情制订相应的治疗与护理计划，基本原则有：①严格无菌操作，每 1~2d 局部消毒、更换敷料 1 次；如局部因大量汗液、大小便造成污染，须立即做换药处理；②局部或全身性肝素治疗：监测凝血指标，必要时适度抗凝治疗，特别是对处于高凝状态的患者；③限制下肢活动，同时定期做下肢肌肉按摩。

2. 股静脉导管的拔除 拔管操作应坚持无菌操作的基本原则，首先进行常规消毒，戴无菌手套。导管保留时间在 1 天之内时可直接拔管。如插管时间超过 1 天，静脉导管周围可能因血栓和组织渗出而与局部组织有所粘连，直接拔管将引起疼痛反应，拔管前须予以局部麻醉。对置管时间更长者，导管周围组织多会发生无菌性炎症，局部粘连可能会更为严重，因此这些患者在拔管前均应先给予局部麻醉。方法为在导管插入点的皮肤周围以 2~3ml 1% 利多卡因局部浸润麻醉，局部麻醉时注射器针头距伤口至少 1~2cm。局部麻醉后等待 1~2min，拆除缝合线，先以注射器回吸导管中血液，左手示指与中指放置在伤口处，右手缓慢拔除导管后左手手指以较轻的力量压迫伤口，压迫时间数分钟即可。股静脉内压力较低，通常无须加压包扎，伤口处以普通敷料包扎即可止血。若患者处于高强度抗凝治疗状态下，可给予适度的加压包扎。根据患者止血情况，1h 后患者即可下地活动。伤口如无感染，无须特殊处理。

五、并发症及其处理

在各种大静脉之间比较，股静脉穿刺及插管中发生的并发症最少见。与头颈部的大静脉相比，该处远离各种重要脏器，所以其安全性较高，但这并不说明其操作的绝对安全性。

如果穿刺中损伤动脉并且处理不及时,也可能引发严重问题。

1. 股静脉穿刺与置管中最常见的并发症为股动脉损伤并出血 血液自动脉壁损伤处流出。如仅为穿刺针进入股动脉,局部稍加压止血即可,压迫数分钟后观察有无活动性出血,如伤口无继续出血,可继续股静脉的穿刺操作。初学者容易发生插管误入动脉的问题,经常发生在患者血压下降、严重缺氧、一般情况较差的情况下,此时患者动脉血压较低、动脉血颜色较暗,容易导致术者判断错误,沿导丝将导管鞘或导管插入动脉中。这种情况的处理也非常简单,将导管鞘或导管直接从动脉拔除,徒手压迫5~20min,直至伤口无活动性出血后即可解除压迫,继续下一步操作。

2. 动静脉瘘 发生率极低,据相关报道发生率在1%以下。多发生于穿刺点靠外侧的情况下。如前所述,少数人在穿刺点附近,股动脉走行在股静脉的前外侧,如穿刺点偏向动脉一侧时,穿刺针可能在损伤内侧动脉壁或穿透动脉后进入股静脉,拔除导管后即可形成动静脉瘘。局部听诊可闻及明显的连续性杂音。这一并发症的处理较为简单,可嘱患者卧床休息数天,在杂音最明显处用一厚4~5cm的纱布垫加压包扎,纱布垫上以沙袋压迫,压迫程度以不影响股动脉搏动为限。一般来说,只要坚持数天即可使瘘管处形成血栓而闭塞。动静脉瘘偶见需要介入手术治疗的报道。

3. 局部伤口感染与血栓性静脉炎 多发生于导管保留时间过长(4~5d以上)。股静脉处的导管保留较为困难,感染是其主要原因之一。检查伤口时可见穿刺点周围皮肤充血,肿胀,导管上可见伤口白色或淡黄色分泌物。如发生血栓性静脉炎,患者可出现发热、大腿根部肿胀、充血等表现。目前研究发现,感染的病原体以葡萄球菌、念珠菌等条件性致病菌较多。加强术中无菌操作,定期进行伤口消毒,更换敷料,可避免早期出现感染,但如保留时间过长,伤口的感染常无法避免。一旦发生局部感染,导管均应立即拔除,对全身情况较差的患者,应予以预防性抗生素治疗。

4. 导管向外脱出 置入导管后有时会发生导管向外脱出的情况。由于脱出部分的导管上可能带有多种病原体,原则上任何导管在体内的保留过程中只能出,不能进,此时严禁将导管重新插入到原位,以免发生严重的血液感染。导管向外脱出时首先应判断导管是否完全脱出,如头端仍在血管腔内,应重新在体表缝合固定导管,防止其继续脱出。

5. 下肢静脉附壁血栓脱落 股静脉穿刺可能引起一种致命性并发症,即穿刺针、导丝或导管引起的下肢静脉附壁血栓脱落,严重者可立即出现肺栓塞甚至死亡。该并发症多与体弱多病、长期卧床、下肢静脉曲张以及体态肥胖等因素有关。对这些患者原则上应改用其他路径进行大静脉穿刺与插管。下肢静脉附壁血栓脱落还可能在长期保留导管后拔除时发生,这也是股静脉导管不宜保留过久的重要原因之一。

6. 罕见的并发症——肠穿孔并发腹膜炎 主要发生于患者存在腹股沟疝的情况下,多为空肠或回肠穿孔。患者多有明显的症状和体征,但年老体弱者也可能暂无任何表现,直至出现弥漫性腹膜炎。一旦发生这一问题,必须积极进行外科手术治疗。

第四节 锁骨下静脉穿刺与置管术

锁骨下静脉是腋静脉的直接延续,与颈内静脉汇合形成无名静脉,流入上腔静脉及右心房,是中心静脉置管常用的途径之一。锁骨下静脉的位置相对固定,对于成熟的术者,穿刺成功率较高,尤其在心搏骤停抢救时,穿刺成功率远远高于股静脉穿刺。

一、锁骨下静脉的局部解剖

锁骨下静脉起于腋静脉,其起始部位于第一肋的最外缘,向内走行一段后在胸锁关节的正后方与颈内静脉汇合成为无名静脉。无论经锁骨下或锁骨上途径,穿刺针进入血管的部位均靠近无名静脉处。该段锁骨下静脉的体表投影恰好位于锁骨内侧 1/3 段的正后方。跨过第一肋后,该静脉走行于锁骨中 1/3 段的正后方并稍偏下的位置。只有这一区域中,锁骨下静脉与锁骨最为接近,其周围交织着较为致密的肋锁韧带,这些韧带与静脉的外壁联系紧密,为静脉壁起着一种牵拉作用,使锁骨下静脉的内径不易受到血容量不足、深吸气等因素的影响而塌陷。这正是锁骨下静脉与其他体表静脉的不同之处。锁骨下静脉的内径较粗,距体表约 1~3cm,有利于穿刺与置管。在成人,该血管的内径可达 12~18mm,在小儿亦可达 7~10mm,所以它的穿刺成功率也很高。老年人的锁骨下静脉位置略低于正常成人,在穿刺过程中进针点须比此点低一些。

锁骨下静脉与颈内静脉汇合处是该血管距体表最近的一段,为 1~2cm,在锁骨上途径进行穿刺时正是经此处进入血管。因该处血管周围组织较为疏松,其内径可在静脉压升高时有所扩张,头低足高位将有助于提高操作的成功率。

锁骨下静脉位于锁骨后下方,其后上方有锁骨下动脉伴行。其中,动静脉之间分布有厚达 5~25mm 的三角肌、膈神经、胸导管(左侧)、淋巴导管(右侧)和臂丛神经等其他组织。除非穿刺针进入过深,一般不至于穿刺进入动脉。

锁骨下静脉的正后方为胸膜腔,两者相距 1.5~2.0mm。通常左侧的胸膜顶较右侧高,可高于第 1 肋骨之上,而右侧则很少能达到这一高度。这也是右侧操作时气胸发生较少的原因。

锁骨下静脉与颈内静脉的汇合处形成的向外上开放的夹角,称为静脉角。其体表投影相当于胸锁关节的正后方,两静脉汇合处的夹角多为锐角,部分情况下可成直角连接,这可能是部分患者导丝或静脉导管误插入颈内静脉远端的原因。将头偏向操作侧可使该侧的静脉角缩小,以避免这一错误的出现。静脉角多有淋巴结分布,左侧有胸导管,右侧有淋巴导管。锁骨下静脉距体表较近,而动脉较深,距离在 1~3cm。进针角度在 30°左右时,通常进针 3~5cm 时即可进入静脉;如进针角度在 30°以上且进针超过 5cm,则应谨慎判断是否进入动脉。此处动脉周围的组织较为疏松,动脉壁的损伤可能引起局部血肿,如仅为穿刺针刺破动脉壁,出血范围很小,不会引起较大的并发症。但一旦插入扩张器或动脉鞘进入动脉,后果则相当严重。如果此时随意拔除扩张器或动脉鞘,可引起局部大出血而致死。国内最先开展锁骨下静脉穿刺时曾发生的死亡病例均与此有关。

锁骨下静脉的解剖变异比较少见,对多数患者而言,如果操作者有一定的经验积累,其穿刺成功率可高达 90% 以上,"一针见血"的概率也很高。血管解剖位置的变异多与后天因素有关,如胸外伤、胸部手术、肺纤维化等情况,如患者曾有胸部的外伤或手术史,不宜做该血管的穿刺。另一方面,锁骨下静脉穿刺后导管的位置便于保持清洁,有利于导管的固定和长时间保留,而且术后的护理也很方便,不影响患者的全身活动,所以人们通常优先选择该处来建立血管通道。

二、锁骨下静脉穿刺操作规则

1. 术前准备　与股静脉穿刺相比,头颈部的血管穿刺出现并发症的机会并不增多,但其并发症的种类较多,严重程度更为明显,一旦发生则必须加强病情观察与处理。因此在术前必须向患者及其家属详细交代有关情况,取得患者的认可,并由家属在知情同意书上签名,交代可能发生的并发症。

多数患者术前无须镇静治疗。由于头颈部的操作容易使患者产生紧张不安的心理,部分患者可能因此而呼吸加快或呼吸幅度加大。如预计到患者可能出现这种情况时应给予地西泮镇静治疗。穿刺针或导管进入头颈部的大静脉时如患者不能控制呼吸而反复深吸气,有可能引起气体栓塞。机械通气的患者应有技师到场,以便需要时临时中止患者呼吸,防止气栓形成。

患者的体位:锁骨下静脉穿刺时标准的体位应为平卧,头部保持居中位置,上肢内收。头低足高位(倾斜10°~15°)可以降低气体栓塞的发生率。曾有学者认为这一体位可使静脉内径增大而主张所有患者都应采用这一体位。近年来有人通过磁共振影像学研究发现,锁骨正后方锁骨下静脉的内径相对固定,不易受到体位、压力、血容量和药物等因素的影响,我们的经验也认为患者保持正常的平卧位即可。实际情况下,很多心脏病患者因病情较重而不宜采用头低足高位。上肢内收曾被认为有助于静脉的扩张,后来的研究否定了这一观点,但却发现这一体位可使锁骨下静脉更多地固定于锁骨中、内侧段的正后方。

在后颈部放置一个小枕,使双肩后展,对部分患者可能有助于锁骨下静脉向前靠近锁骨,以提高穿刺的成功率。锁骨下静脉穿刺时无须将头偏向对侧,这种体位对血管的大小没有任何影响,反而会增加静脉角的角度,使得导丝更容易进入颈内静脉。铺巾时不要将患者的口鼻盖住,以免增加患者的恐惧感,影响其呼吸。使用1%的利多卡因进行局部麻醉,其浸润的范围应涉及锁骨的周围及其后方,以减轻穿刺所致的痛苦。

由于锁骨下静脉穿刺有一定的盲目性,我们曾试用心内穿刺针进行试探性穿刺,以寻找大静脉的位置,结果很令人满意。因为心内穿刺针很细,即使是多次穿刺也不易造成组织的损伤,多数患者均可用心内穿刺针确定锁骨下静脉的位置,这样就使后面的操作更为简单。避免了大穿刺针多次试穿造成的组织损伤。对心搏骤停者,不必强调上述所有准备工作,可直接进行静脉穿刺,以争取更多的时间。

人们多采用右侧进行锁骨下静脉穿刺。这是由于右侧胸膜顶的高度低于左侧,气胸的发生率较低;另一方面从右侧操作时可避免损伤位于左侧的胸导管。但需要注意的是,右侧途径距离心脏很近,要掌握好导管插入的深度,不宜将导管全部插入体内,否则可能进入右心房甚至右心室,引起不必要的并发症。现有多数血管导管并未按照插入心脏的强度设计,导管在心脏中过长时间的机械摆动甚至可以引起导管的断裂。

但如果患者可能需要进行临时心脏起搏治疗,应以左侧锁骨下静脉穿刺途径为妥,因为从左侧穿刺时由于锁骨下静脉与无名静脉同轴相连,导管容易直接进入无名静脉,而且从左侧的锁骨下静脉通道插入电极时比较符合起搏导管和漂浮导管的正常弯曲,从左侧插管时,左锁骨下静脉、无名静脉、上腔静脉、右心房、右心室与肺动脉正好形成一个大圆环,而临时起搏导管、Swan-Ganz导管均以弯曲盘旋的方式保存,导管取出时仍带有一定的自然弯曲弹性,因此从左侧插入这些导管时,更容易进入心脏与肺动脉。从右侧插入时由于导管需要通过两个相反方向的弯曲才能到达右室,导管的推送容易形成打圈或反折,在没有 X 线帮助的条件下,其成功率将受到一定影响。

2. 锁骨下静脉的穿刺途径与方法 由于锁骨下静脉周围的体表标志比较清楚,该静脉的解剖位置相对表浅和恒定,很容易通过体表的多个部位穿刺进入,只要不损伤其他组织即可。文献报道就曾有过 20 余种穿刺的方法,为了避免过于混乱的情况,人们逐渐统一了比较标准的两类方法,即锁骨下穿刺法和锁骨上穿刺法。

无论从何处穿刺,决定其成功与失败的主要因素都在于操作者是否全面掌握了该血管及周围组织的局部解剖学知识。

(1)锁骨下途径的穿刺方法:关于最佳穿刺点的问题各家观点不一。之前多数人确定的标准穿刺点为锁骨中、内 1/3 交界处,穿刺针与皮肤成角约 30°,较胖患者角度可稍大一些,穿刺针指向胸骨上窝上方 1~2cm 处。在该点穿刺的优点是因为在锁骨内 1/3 段的正后方,锁骨下静脉与锁骨最接近,进针距离较小,而且第一肋骨正好在穿刺点的下方,可以起到保护胸膜腔的作用。缺点就是在某些肥胖或胸壁较厚的患者,进鞘的角度会偏大。

国内部分医生采用比较靠向外侧的穿刺点,皮肤进针点位于锁骨中、外 1/3 交界处的锁骨下方 1~2cm,进针方向直指胸骨上窝。从该处进针时进针的角度较小,皮下进针较深,从理论上看,邻近组织的损伤如气胸、血管损伤等并发症的发生率将有所增加。但总体比较来看,这一趋势并不明显。总结不同的经验,专家们认为穿刺点的选择不是最重要的,关键要看进针后穿刺针所指的方向是否指向血管的走行方向。经锁骨下穿刺时,为避免穿刺针损伤其他组织,其进针长度不要超过胸锁关节,也不要向上越过锁骨的上缘。如果穿刺方向正确,进针 3~4cm 即可进入血管。

穿刺时的手法:穿刺先要确定好穿刺点,消毒铺巾后根据骨性标记来判断进针的方向。如选择在右侧穿刺,通常以左手示指放在胸骨上窝、拇指放在锁骨中、内 1/3 交界处,右手持针,向左手示指所指的胸骨上窝的上方进针。如在左侧穿刺,仍以左手示指放在胸骨上窝作为方向标记,右手持针时亦保持穿刺针指向胸骨上窝上方 1~2cm 处。

穿刺中经常被人忽略的一个问题是穿刺针针尖部斜面的方向。在进行锁骨下穿刺时这一点非常重要。此时不宜按常规将斜面朝上或朝下,而是应该将斜面朝向人体的无名静脉方向(即指向下半身方向),以便在插入导丝和导管时更容易进入无名静脉而不是向上进入颈内静脉。

(2)锁骨上途径的穿刺方法:经锁骨上途径操作时穿刺针进入血管的部位较锁骨下途径更靠近心脏,相当于锁骨下静脉的正上方与颈内静脉交汇处。皮肤穿刺点位于锁骨上方、胸锁乳突肌的外侧,进针所指方向仅与锁骨下动脉相邻近,但远离臂丛神经与胸膜腔,这也正是该途径穿刺最大的优点。该处静脉周围组织疏松,血管壁有一定的可扩张性,头低足高位时有利于穿刺的成功。经锁骨下穿刺时,针尖斜面朝向人体的足侧,经锁骨上穿刺时是指向正中线方向,锁骨下静脉穿刺中针尖斜面的方向使导丝进入无名动脉。通常首选右侧进行穿刺,因为该侧操作对术者较为顺手,穿刺点离上腔静脉最近,插管时导管容易直接进入上腔静脉,并且不会损伤胸导管。

经锁骨上穿刺的进针点位于胸锁乳突肌止于锁骨处的外缘,与锁骨和胸锁乳突肌各距 1cm;方向指向身体矢状面和横断面夹角的平分线,即分别与身体的正中线成 45°,大约指向对侧的乳头,穿刺针与水平面成角 10°~15° 进针 2~3cm 即可进入血管。如果 1~2 次穿刺未见回血,可将穿刺针靠向头部,使之与正中线的角度减小。进针时针尖的斜面方向应指向人体的正中线,以免导管反折进入锁骨下静脉的远端。在对患者进行心脏按压时,经锁骨下途径的穿刺操作所受到的影响较小,此时应首选这一途径进行大静脉插管,以便尽快建立一条理想的血管通道。锁骨上途径及锁骨下途径穿刺示意图如图1-3所示。

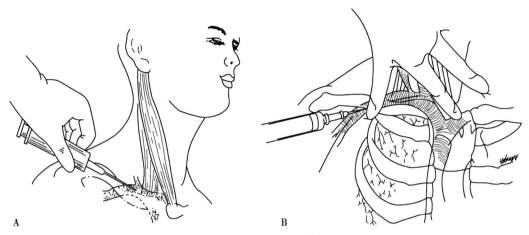

图1-3 锁骨下静脉穿刺示意
A.锁骨上途径穿刺;B.锁骨下途径穿刺

3. 操作规程 锁骨下静脉穿刺及插管术应该严格按照以下的操作步骤来进行:

(1)经锁骨下或锁骨上穿刺时进针点的定位方法如上所述。

(2)器械准备与股动脉穿刺及插管术的要求完全一致,但该处插管一般不使用普通动脉导管鞘,因为动脉导管鞘的质地较硬,外径过大,拔管后容易发生出血反应。头颈部的大静脉插管多使用6F~7F血管导管。

(3)患者取平卧位;如选择经锁骨上途径穿刺,须让患者将头偏向对侧,以便于体表标志的辨认。

(4)局部皮肤常规消毒、铺巾,消毒范围应包括同侧颈内静脉穿刺点周围,以便临时改变穿刺途径。

(5)局部浸润麻醉的范围不要局限于进针点的皮下组织,应涉及穿刺针沿途组织,包括锁骨的后方,以手术刀片在局部切开一长2~3mm的小口(皮肤切开这一步骤也可在导丝插入后再进行)。

(6)试探性穿刺,以寻找血管的大致方位。穿刺针上套上一个5ml或10ml注射器,注射器内抽盐水冲洗后排空。

(7)经锁骨下或锁骨上的穿刺方法如上所述。

(8)缓慢进针时保持注射器带负压,如见到暗红色血液顺利回流,表示针尖进入血管;如穿刺方向正确时,从锁骨下穿刺时进针3~4cm时可进入静脉,而锁骨上途径的进针距离更短,2~3cm即可。

(9)判断是否为静脉血,如能肯定,从穿刺针上取下注射器,并迅速用拇指堵塞住穿刺针的针尾,以避免空气随患者的吸气动作而吸入血管,形成血管内空气栓塞。此时可嘱患者暂时屏住呼吸或适当减低呼吸的幅度,以防万一;如患者使用呼吸机辅助呼吸,最好暂停呼吸机。

(10) 插入导丝之前，嘱患者将头偏向穿刺操作的一侧，使静脉角缩小，避免导丝从锁骨下静脉进入颈内静脉；为避免导丝的移位，还应注意穿刺针尖斜面的方向，自锁骨下穿刺时其针尖斜面应指向足位，自锁骨上穿刺时则应指向对侧。缓慢插入导引钢丝，如插入过程顺利，无任何阻力，几乎可以肯定导丝准确到位。确认其插入过程顺利后，退出穿刺针。沿导丝送入扩张器以扩张皮下组织与血管壁穿刺点，退出扩张器，保留导丝在血管腔内。沿导丝送入血管导管。导管插入后使用≤10U/mL浓度的肝素盐水冲洗管腔，外端以缝线固定在皮肤上，局部以无菌敷料覆盖和粘贴。

导管插入的长度以到达上腔静脉为准，上腔静脉的体表投影位置相当于胸骨右缘第二肋间水平，插管之前将导管在体表大致测量一下即可，插管最深时也不要超过第三肋间水平，以免进入右心房或接近三尖瓣。经锁骨上途径时插管的长度要短一些。导管插入过长时，容易形成打结，造成不必要的麻烦。目前血管导管的强度设计都未达到长期放置于心脏的要求，如进入心脏，长时间的机械摆动可能引起材料的老化与变性，导管断裂的机会增多，并可能引起房室壁的穿孔，因此应尽量避免出现这种情况。

如操作过程中，导丝与导管的置管过程顺利，无任何阻力感，其导管移位的可能性很小。尽管如此，对于初学者，插管完成后建议做X线胸片检查，以确认其位置。

4. 锁骨下静脉穿刺与置管术的禁忌证 在为患者进行任何创伤性操作之前，医师必须亲自检查患者并了解其全身情况，这是手术医师的一项基本原则。大静脉的穿刺与插管术实质上也是一项手术，而任何手术都有其特殊的禁忌证。锁骨下静脉穿刺术也是如此，这一点容易被内科医师所忽略。

锁骨下静脉因为位置较深，穿刺过程有一定的盲目性，其禁忌证主要与解剖学有关，主要有以下三点：

(1) 明显的胸廓或脊柱畸形者，如严重的鸡胸、脊柱侧弯时，大血管的位置往往有明显的变化，两侧不对称，这时不能依靠原有的体表标志来定位其穿刺点。

(2) 有胸外伤病史者可能伴有锁骨下静脉或上腔静脉的损伤，有胸科手术史的患者，可能因手术的牵拉使血管、神经等组织的位置发生变化，盲目穿刺容易损伤胸膜、动脉、神经或其他组织。

(3) 因肿瘤、局部放射性治疗或气胸等原因造成肺纤维化、纵隔移位或摆动者，上腔静脉的位置可能偏移并影响到锁骨下静脉，静脉穿刺极易伤及其他组织。

其他相对禁忌证包括局部皮肤感染、静脉炎病史、有出血性疾病、严重的呼吸系统疾病、慢性肺气肿等情况，对这些患者应尽量避免进行锁骨下静脉的穿刺。过度肥胖不是锁骨下静脉穿刺的禁忌证。身材短小与肥胖者在做任何血管穿刺时都会遇到困难，在做颈内静脉穿刺时也常令人感到困难，但这并不妨碍锁骨下静脉的穿刺，因为穿刺点及其方向的定位主要依靠骨性标志。临床经验也证明，患者过度肥胖时，锁骨下静脉穿刺的成功率并未受到较大影响。

三、特殊情况处理

1. 反复穿刺不能进入静脉 一次进针未能进入血管时，可反复试插几次，但重复穿刺的次数不宜超过7~8次。此时应检查一下穿刺点的位置和进针方向是否正确，必要时请上级医师指导。由于锁骨下静脉周围组织较为致密，7~8次的穿刺即可形成类似于"窦道"的一种固定通道。操作者即使更换了穿刺针的方向再次穿刺，但实际上可能还是在原来的通道里穿行，所以局部的穿刺次数不宜过多，如无绝对把握，应改行颈内静脉穿刺。原则上不应选择对侧的锁骨下静脉穿刺，以免造成双侧的血管损伤。

2. 是否进入动脉的判断 穿刺进入动脉或静脉的鉴别可根据进针的深度、血液的颜色以及局部喷血情况。病情危重者由于血气水平的变化，其颜色亦可能变成暗红色，仅凭这一点很难鉴定。根据其血压来判断的方法最为可靠。即使是动脉血压很低的情况下，血压仍很容易地将注射器活塞顶出。如仅为穿刺针进入锁骨下动脉，简单地拔出即可，穿刺点可能会有出血，但这种出血在穿刺点稍压迫即可止血，无须特殊处理。但如果判断失误将导管鞘和血管导管送入动脉，此时切不可贸然拔管，否则可迅速出现严重的后果，如失血性休克、血胸，患者可能因抢救不及时而死亡。出现这种情况时应立即将患者送往手术室，在胸外科医师到场做好开胸手术的情况下再缓慢拔除导管，严密观察患者的生命体征和病情变化，多数患者可能不出现异常反应，但10%~20%的患者可发生大出血，危及生命。

3. 送入导丝时不能顺利插入 多见于经锁骨下途径穿刺时，最大的可能是导丝正好顶在无名静脉的内壁上或进入颈内静脉，此时应首先退回导丝到针内，旋转穿刺针使其斜面朝下，即朝向无名静脉方向，并嘱患者将头偏向操作者一侧，使静脉角缩小后，再次缓慢送入导丝，并不断旋转导丝；一般试插几次后导丝均能顺利插入。经锁骨上途径穿刺时由于穿刺针指向无名静脉，不易出现导丝反向折回的情况。

4. 心肺复苏术中的锁骨下静脉插管术 由于锁骨下静脉解剖位置比较固定，体表标志清楚，所以在心肺复苏术中为了尽快建立大静脉通道，应首选锁骨下静脉穿刺，国内部分中心选择直接经锁骨上途径穿刺进入的方法。此时最好选用6F的导管鞘插入，以备插入起搏电极或其他导管。可以省略术前准备、局部麻醉、试行穿刺等步骤。心肺复苏时，直接快速消毒铺巾，开始穿刺，穿刺点的定位与进针方向如上所述。进针时可嘱心脏按压暂停片刻，但暂停时间不宜超过5~8秒。进针的动作可快一些，进针一定深度(5~6cm)后嘱其他人员继续心脏按压，然后注射器带负压缓慢回撤，见到回血后迅速插入导丝与6F导管鞘。一次穿刺不成功时应继续心脏按压，重新进针前都应先将穿刺针退回到皮下。

虽然误入动脉的发生率较低，但这种心肺复苏的紧急情况下，动静脉血管不易鉴别，有发生判断错误，误将导管鞘插入动脉的可能。若发现穿刺错误，暂时保留该侧导管鞘，迅速更换另一侧立即重新进行操作，以最快速度建立中心静脉通路。随后可以在外科协助下处理误置入的锁骨下动脉鞘管。

四、锁骨下静脉置管的保留和拔除

导管保留期间的伤口处理非常重要。尽管锁骨下静脉插管处的伤口便于保持清洁，但并不能因此而高枕无忧。伤口换药的时间可根据患者的情况而定。穿刺术后1~2天局部的渗血可能稍多一点，应每天换药以保持清洁；2d~3d后伤口渗血停止，可改为每3~4天换药1次。

导管保留期间为防止局部血栓形成，应每天以肝素生理盐水3~5ml冲洗导管鞘或血管导管。如患者为高凝状态时，可给予小剂量肝素全身治疗。每次输液或取血后封管前都必须用肝素生理盐水冲洗导管，插管术后的护理不当可能引起导管内血液凝固现象，这也是插管术后最容易发生的问题。导管出现封堵现象时可使用注射器尽力回抽,严禁向内推注,否则有可能将导管内血凝块推送进入血管而引起肺栓塞。如导管仍不能再通,只能拔除,切不可继续保留。多腔静脉导管中的某一管腔发生封堵时仍可继续保留导管,但必须在这一管道的接口处贴上"禁止使用"的标识,以防其他人出现上述错误。

导管向外脱出后不能再向内插入,只要导管尖端仍在血管内即可继续保留,此时可在局部麻醉下将导管的体外部分以缝线重新固定。大静脉插管的意外拔除可能导致局部大出血,这一问题不容忽视。心肺复苏术的患者清醒后可能处于狂躁或谵妄状态,并自行拔除各种导管。术后的患者最好有陪护在场护理,对意识不清患者的上肢还应适当固定。

五、并发症及其处理

锁骨下静脉插管术刚刚开始创立之时曾发生过多起严重的并发症,随着这一技术的普及,其并发症发生率一度有所上升。20世纪80年代末期美国食品与药品管理局(FDA)曾提出建议限制这一技术的普及应用。其中不少学者主张这一操作应限定在急诊科进行。尽管如此,锁骨下静脉插管技术在全球各地还是得到了迅速的普及,这一形势可能应归功于心脏电生理学的发展,因为在心电生理检查中,X线下锁骨下静脉插管已成为不可缺少的一个步骤,由此得到了更多的经验和教训。

锁骨下静脉插管术中并发症的发生率与操作者的经验有关,技术熟练者的手术并发症发生率在1%~6%。常见的情况有以下几种:

1. **出血性反应** 静脉穿刺与插管时对静脉壁虽有所损伤,但一般不至于引起大出血。大静脉内的压力较低,多在0~1.3kPa(10mmHg),最高时不超过2.7~4.0kPa(20~30mmHg),如无出血性疾病,伤口多无须加压包扎。如仅为穿刺针进入动脉,因针孔较小,出血量很有限,也不可能造成大出血。如锁骨下动脉被错误地插入扩张器或导管,将造成较大血管壁创口,此时拔除导管时将出现伤口的活动性出血。如仅为外出血,患者相对安全,可在严密观察下进行局部加压包扎止血。

严重的出血性反应有纵隔积血和血胸,多因插入血管扩张器或导管鞘至锁骨下动脉所致,其出血过程极其凶险,患者可能因抢救不及时很快死亡。国内最早开展锁骨下静脉插管时所发生过的死亡病例经尸检证实均与此有关。其表现为突然出现的心悸、呼吸困难、血压下降,随即出现意识丧失,心搏与呼吸停止。从拔管到心搏停止,间隔仅为10余分钟,人们根本来不及进行抢救。由此可见在锁骨下静脉穿刺与插管过程中务必慎重行事,首先要认真判断是否穿刺进入动脉,如存在疑问,可连接压力监测至穿刺针,直接测量血压的结果最为可靠。

如果在插入导管或导管鞘后发现误入锁骨下动脉,应立即请外科医师到场会诊。拔除导管前须做好一切外科手术准备,将患者送至手术台,在严密观察患者情况下缓慢拔除导管或导管鞘,观察患者的症状与各项生命体征至少6小时。一旦病情变化,必须尽快做开胸手术,局部彻底止血。

2. **气胸** 为穿刺中损伤胸膜所致,锁骨下静脉穿刺时如果进针过深,穿刺次数过多时容易产生这一并发症。气胸时多数患者表现为缓慢出现的呼吸困难,检查可发现一侧呼吸音减弱甚至消失,X线摄片具有诊断意义,一侧肺压缩多在20%~40%。处理较简单,即采用胸腔穿刺排气法。绝大多数患者只需要一次胸膜腔穿刺抽气即可解决问题,术后嘱患者卧床休息 2d~3d。严重情况需要胸腔闭式引流直至气体消失或明显减少。

3. 胸腔积液 可与气胸同时存在,因部分血液流入胸膜腔,造成胸膜反应所致。常在穿刺术后数天被发现,患者可能有胸痛、气短等症状。如积液量少,无须特殊处理。

4. 空气栓塞 一般来说其反应较轻,空气栓塞进入肺血管后可能发生局部栓塞,由于吸入气体的量不会很多,症状相对较轻,患者可表现为胸痛、气短等不适感。如前所述,其发生与穿刺针或导管进入血管后未能及时封堵有关,如果术者对此予以重视,完全可以避免其发生。但这一并发症引起死亡的病例在国外也曾报道。部分情况下空气栓塞可能发生于术后输液之中,如输液瓶为开放型,液体输注完毕后如不及时封堵三通开关,空气也可能被吸入血液中,因此对这种头颈部的大静脉通道必须嘱护理人员加强相关的护理工作。

5. 气管穿孔 极为少见,因穿刺时进针过深所致,但未引起严重的后果,个案报道均发生于初学者。应该告诫所有的操作者,穿刺针进入的长度只要不超过锁骨的上方和内侧,基本上可以避免绝大部分的并发症。

其他可能发生的并发症还有心脏压塞、纵隔积液或积血、臂丛神经损伤、动脉栓塞、导管断裂、导管打结、心肌穿孔、不明原因胸痛等。经锁骨上途径穿刺的并发症发生率略少于经锁骨下途径,并主要限定于气胸与锁骨下动脉损伤两种并发症,如避免进针过深、穿刺角度不大,可明显减少并发症的发生机会。

第五节 颈内静脉穿刺与置管术

颈内静脉穿刺术的发展过程与锁骨下静脉穿刺术一样,也经历了一段波折。它起源于 1963 年,当时曾被认为过于危险而未得到人们的认可,虽然在 20 世纪 60 年代心导管技术已发展比较成熟,但也一直未能采用这一血管途径来完成操作。1966 年由 Hemosura 首次报道了颈内静脉穿刺的方法,他当时建立的穿刺方法至今仍为人们所广泛采用。此后,颈内静脉穿刺与导管插入的方法得到了很多医师的研究,仅在几年中就先后出现了 20 余种方法的报道,其成功率都在 70% 以上,由此可见,颈内静脉穿刺术的方法掌握并不困难。

20 世纪 80 年代之后,由于介入医疗器械的不断进展,建立头颈部静脉途径的技术日渐成熟。颈内静脉与锁骨下静脉一样,距心脏极近,能准确地反映部分血流动力学的指标,从该处给药时可迅速分布到全身,因血管通道内径粗大,可进行大量快速输液,这些优点都为重症患者的抢救带来了极大的好处,因此成为心血管内科医师应该掌握的一项重要技术。

一、颈内静脉的局部解剖

颈内静脉起源于颅骨的颈静脉孔,下行后与颈动脉、迷走神经一同行走,共同包裹在颈鞘之中。在颈鞘内,颈内静脉位于颈动脉的外侧,两者的解剖学关系比较固定。自颅底发出时颈内静脉偏向后侧,向前下行一段后走行于颈动脉的前外侧,这也决定了该血管便于穿刺的解剖学特征。颈内静脉的内径较大,平均为 1.2cm 以上,在成人最大内径可达到 2.0cm,静脉壁较薄,距体表最近处仅不到 1cm。颈内静脉向下走行至胸锁关节后面与锁骨下静脉汇合成无名静脉,两者之间形成一个向外上方向张开的接近 90° 的锐角,称为静脉角。颈内静脉进入无名静脉汇合处呈纺锤型扩张,又称为颈静脉下球。其中有 2~3 个瓣膜,具有阻止血液回流的作用。颈内静脉深藏于胸锁乳突肌与锁骨构成的三角区(又称锁骨上小窝)之下。颈内静脉的先天性解剖变异情况极少,除非存在后天因素的影响,如局部手术、外伤等,一般来说其穿刺的成功率很高。通常右侧颈内静脉的内径大于左侧,与无名静脉几乎成一条直线通往上腔静脉,所以右侧穿刺更容易直接进入上腔静脉或右心,故多数人首选右侧颈内静脉穿刺,可以从右侧颈内静脉正对上腔静脉与右房,有利于各种导管的顺利插入。实际上左侧穿刺的成功率也很高,极少出现导管移位的情况。

与锁骨下静脉相比,颈内静脉有一定程度的可扩张性,中心静脉压升高时其内径有所增粗,头低脚高位、乏氏动作时静脉将有所充盈,有利于穿刺;但血容量减少时静脉壁将有所塌陷,为穿刺带来困难。呼吸对颈内静脉的压力影响较明显,吸气时颈内静脉的血液排空,而呼气时则注满。在穿刺过程中如果患者做大吸气动作,很容易从穿刺针将空气吸入血管而形成空气栓塞。头部旋转对颈静脉的解剖不造成任何影响,但头转向对侧时体表标志将显示清楚,有助于穿刺定位。颈内静脉的解剖变异也很少见。该处长期的插管、反复多次的穿刺可使静脉壁反应性增厚,周围组织粘连,造成穿刺困难。与锁骨下静脉穿刺术不同的是,颈内静脉穿刺时的定位可依靠颈总动脉的搏动而感知。无论操作者通过以上何种路径穿刺,在穿刺之前都应仔细触摸颈总动脉的所在位置,以提高穿刺的准确性,避免动脉损伤的发生。血管多普勒检查也是一种准确的定位方法。颈前区的皮下组织较少,超声探头可以非常清楚地显示颈总动脉与颈内静脉的位置、走行方向及其相互关系。身材矮小、颈部粗短者体表标志不清,通过超声检查即可清楚地确定穿刺的位置。操作经验较少者可通过这一检查方法来积累自己的经验。

二、颈内静脉的穿刺操作规程

1. 术前准备

(1)颈内静脉置管术的术前准备与锁骨下静脉插置管术的要求完全一致。稍有不同的是,最好将颈后部的头发剃除一部分,以保证术野的清楚与洁净。

(2)首先应向患者及其家属详细交代有关情况,取得对方的认可,并由家属在知情同意书上签名。

(3)多数患者术前无须镇静治疗。对精神紧张者可适量给予地西泮等镇静剂。

(4)机械通气的患者应有管理呼吸机的技师在场,以便需要时临时中止患者呼吸,以防空气栓塞。

(5)患者的体位可为去枕平卧,头部偏向对侧。头低足高位(倾斜10°~15°)可以增加颈内静脉的内径,并减少气体栓塞的发生率。如病情不允许这一体位时不能勉强。

(6)消毒铺巾时不要将患者的口鼻盖住。

(7)对心搏骤停者,不必强调上述所有的准备工作,可直接进行静脉穿刺,以争取更多的时间。

2. 颈内静脉的穿刺途径与方法

颈内静脉外径粗大,距体表极近,可通过多种途径进入。曾有统计,竟然发现有将近100种不同穿刺方法的报道。当然,其中很多方法大同小异,这足以说明颈内静脉的解剖极有利于定位与穿刺。近年来人们逐渐统一了穿刺的方法。其中比较有代表性的方法有三种,分别称为前路、中路和后路。

这三种路径共同的体表标志为胸锁乳突肌与锁骨形成的三角区。其穿刺点分别位于该三角形顶点处的内、中、外侧,只是不同穿刺点的进针方向有所不同而已。该三角区在患者头部转向对侧并稍用力时多可清楚地显示。颈内静脉的定位比较清楚,这也是该血管穿刺优于锁骨下静脉穿刺之处。部分体型肥胖者体表标志可能不清楚,此时可通过仔细触摸胸锁乳突肌与颈动脉的搏动部位来进行定位。穿刺途径示意图见图1-4。

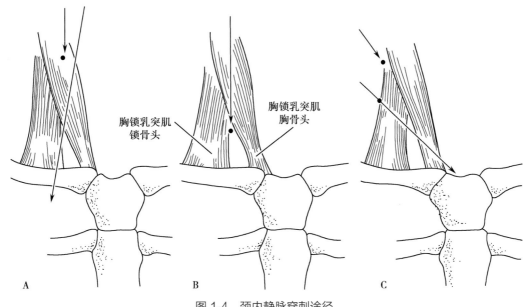

图1-4　颈内静脉穿刺途径
A.前路;B.中路;C.后路

(1)前路:穿刺点位于三角区顶点的胸锁乳头肌内侧,该处距胸骨上窝4cm~5cm,相当于胸锁乳突肌内侧肌群的中点,进针方向指向同侧的乳头,或同侧锁骨的中、内1/3交界处。

(2)中路:由Daily医师等提出,穿刺点位于三角区顶部的正下方,进针方向指向外侧与胸锁乳突肌的外缘保持平行,或指向同侧的乳头,如手指能感知颈总动脉的搏动及其走向,穿刺点应位于其外侧,进针方向须与之平行,进针角度与水平面呈30°~45°,穿刺针针尖的斜面正对患者的正中线,以免导引钢丝滑向锁骨下静脉。

自该处穿刺时,一般来说进针1cm~3cm即可进入血管,如进针超过4cm仍未见血,说明穿刺位置或方向可能出现错误。如第一次穿刺不能成功,可将穿刺针偏向内外两侧试行穿刺。每次重新穿刺时都必须先将穿刺针退回到皮下,但术者必须注意,不可将穿刺针完全偏向患者的正中线,否则极易进入颈总动脉。中路穿刺是临床上最常用的穿刺途径。

(3)后路:穿刺点位于三角区顶点的外侧,即胸锁乳突肌的外缘,该处距同侧的锁骨头4cm~5cm,其进针方向直指胸骨上窝。

3. 操作规程

(1)经不同穿刺途径的进针点定位方法如上所述。

(2)器械准备与锁骨下静脉置管术的要求一致,多数情况下,头颈部的大静脉插管应使用6~7F血管导管。

(3)患者取平卧位或头低足高位,使患者将头偏向对侧,以便于体表标志的辨认。局部皮肤常规消毒、铺巾;消毒范围可包括同侧锁骨下静脉穿刺点周围,以备临时改变穿刺途径。

(4)局部麻醉以1%的利多卡因,其浸润的范围不必太大,因为该静脉无须进针过深即可进入。以手术刀片在局部切开一长2~3mm的小口(皮肤切开这一步骤也可在导丝插入后再进行)。

(5)试探性穿刺以寻找血管的大致方位。由于颈内静脉穿刺的盲目性,可使用局部麻醉的注射器与针头作试探性穿刺,以寻找颈内静脉的位置,但注射器内的药水须排空。颈内静脉穿刺中无论何种途径,进针距离很短即可进入静脉。大致确定颈内静脉的位置以后,后面的操作将更为简单,也避免了大穿刺针可能造成的其他组织损伤。

(6)不同途径的穿刺方法如上所述。临床上多采用中路的穿刺方法,因其可以直接触及颈总动脉作为标志,不易伤及动脉,不易进入胸膜腔,具体方向如图1-5所示。

(7)缓慢进针时保持注射器带负压,如见到暗红色血液顺利回流,表示针尖进入血管;如穿刺方向正确,从中路穿刺点进针2~3cm即可进入静脉。

(8)判断是否为静脉血,如能肯定,从穿刺针上取下注射器,并迅速用拇指堵塞住穿刺针的针尾,避免空气随患者的吸气动作而吸入血管,形成气栓。此时可嘱患者适当减低呼吸的幅度,以防万一;如果患者使用呼吸机辅助呼吸,最好暂停呼吸。使用Seldinger注射器时,直接将导丝从其尾部插入。可减少空气栓塞发生的机会。

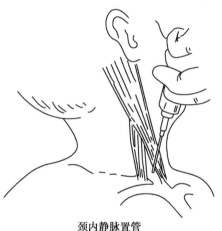

颈内静脉置管
进针点在胸锁乳突肌的两脚之间

图1-5 颈内静脉中路置管

(9)插入导丝之前,嘱患者将头偏向穿刺操作的一侧,使静脉角缩小,以避免导丝进入锁骨下静脉;为避免导丝的移位,还应注意穿刺针尖斜面的方向。若导丝插入过程顺利,无任何阻力,几乎可以肯定导丝已进入大血管。确认其插入过程顺利后,退出穿刺针,沿导丝送入血管导管(因该处穿刺时血管距体表很近,皮下组织与颈内静脉壁菲薄,故无须使用血管扩张器)。导管插入后按常规抽吸和冲洗管腔,外端以缝线固定在皮肤上,导管的体外部分可在耳廓上绕一圈回到原处后以无菌敷料覆盖和粘贴,这样可保证导管不易脱出。

右侧颈内静脉穿刺一旦进入血管,后面的操作都比较简单,极少发生导丝或导管插入困难的情况。左侧穿刺时导丝可能在静脉角处受阻,但稍调整一下导丝的方向即可顺利插入。颈内静脉插管术与锁骨下静脉插管术的成功率大致相当,技术熟练者的成功率为90%~95%。

4. 颈内静脉穿刺与置管术的禁忌证 与锁骨下静脉插管术一样,颈内静脉插管术的禁忌证主要与解剖因素有关。

术前对患者的选择必须十分慎重。有颈部或胸部的外伤或手术史、恶病质、重度肺气肿、躁动不安或对血管穿刺较为恐惧的患者不宜进行此项操作。肥胖不是颈内静脉穿刺的禁忌证,但是肥胖患者可能颈部粗短,体表标志无法显示清楚,穿刺中会遇到相当大的困难,这时需要术者凭借丰富的经验来准确判断其穿刺点与进针方向。对这一情况缺乏经验者不宜进行穿刺操作。若已知患者有颈总动脉的粥样硬化病灶,其插管术应由经验丰富的医师进行。术前最好由超声定位,以减少误入颈总动脉的机会。

三、颈内静脉置管护理

颈内静脉导管保留期间的护理常规与锁骨下静脉完全一致。导管保留期间的伤口处理非常重要。头颈部的静脉插管处比较容易保持清洁,但此部位的汗腺丰富,若患者反复出汗较多,也不利于保持无菌状态,所以对伤口的护理应有所加强,应设法减少患者的出汗,必要时随时更换敷料。插管后患者头颈部的活动虽然不受限制,但活动幅度过大时导管也可能发生扭曲,所以还应适当限制其头颈部的活动幅度。静脉鞘或血管导管的保留时间可酌情而定,如伤口保持清洁,导管通畅,可尽量延长其保留时间。曾有报道该处的导管保留时间长达 1 年之久,期间未发生任何不良反应。

同样,与锁骨下静脉导管护理一致,要使用局部或必要时的全身抗凝治疗,导管出现封堵现象时可使用注射器尽力回抽,决不能向内推注来冲洗,导管向外脱出后不能再向内插入等护理原则。

四、并发症及其处理

与锁骨下静脉插管术相比,颈内静脉插管并发症的种类与发生率相对较少。也有较大样本的临床统计显示,通过两种途径进行插管术的并发症基本一致。一般来说,插管保留时间越长,空气栓塞、血栓形成、感染等并发症的机会也越多。左侧插管时的并发症略多于右侧。

1. **空气栓塞** 穿刺针进入血管后,如患者深呼吸或呼吸机人工辅助呼吸处于吸气状态时,中心静脉、颈内静脉和锁骨下静脉内均可形成负压,并将穿刺针和导管内的空气吸入血管,空气进入肺小血管时即可形成空气栓塞。少量空气栓塞者可能无症状或症状较轻,患者可表现为胸痛、胸闷、气短,严重者可能出现肺栓塞的表现。预防空气栓塞的方法非常简单,但有时容易让人忽视。穿刺进入血管后,应按下列方法操作:①立即让患者屏气,如不能屏气时也应尽量减小呼吸的幅度;②注射器从针柄拔除后,用一手指迅速封堵其尾部;③导丝的插入、拔除以及导管与输液管的连接过程都应掌握在患者呼气时进行;④使用呼吸机的患者可在上述操作时暂停辅助呼吸。

2. **误穿颈总动脉** 因穿刺点或穿刺方向过于靠向内侧所致。穿刺针进入颈总动脉后喷血明显,很容易判断。因为颈内静脉穿刺的盲目性,其发生机会并不少见。出现这种情况时的处理也很容易,拔除穿刺针,压迫其动脉穿刺点 5min 左右即可。观察无继续出血时可重复静脉穿刺,但要控制穿刺针方向偏外一些。一般主张不要再穿刺另一侧颈静脉,以免误伤,造成双侧颈动脉的狭窄性病变。误穿颈总动脉后只要认真处理,一般不会造成很严重的后果。已进行溶栓治疗的患者发生颈总动脉误穿后应延长局部压迫时间,因为颈部皮下组织疏松,可囤积大量皮下出血而皮肤穿刺点处出血不明显,所以在伤口包扎后仍须严密观察患者的全身情况。

若误将静脉导管鞘插入颈总动脉,需要在外科备台的情况下及时拔除并压迫止血,压迫时间至少在 30min 以上,且此后不宜在该处继续穿刺。压迫过程中密切进行心电血压监测,因颈动脉压迫可能致颈动脉窦受到过多刺激而诱发低血压反应。若止血不彻底需要立即外科手术处理,刻不容缓。如患者存在严重的颈总动脉及其分支的动脉粥样硬化,误穿动脉可能引起斑块的脱落,导致脑栓塞。据不完全统计的结果,其发生率为 0.5%~1%。

3. 气胸 发生于穿刺针与皮肤角度过大或进针过深的情况下,发生率在 1% 左右。肺气肿患者发生这一并发症的机会较多。

除此以外,颈内静脉插管术中还可能发生心脏压塞、纵隔积液或积血、膈神经损伤、动脉栓塞、导管打结、心肌穿孔等多种类型的并发症,其并发症发生率与操作者的经验密切相关。随着人们操作技术的提高和对这些并发症的认识,其发生率已有明显下降。

对初学者来说,大静脉穿刺与插管术最大的顾虑还是其并发症的问题。上述各种建立大静脉通道的方法中,很多并发症是一致的。事实上这些并发症都是完全可以避免的。为避免并发症的发生,操作者必须遵循以下原则:

(1) 合理地选择患者,要了解各种操作的禁忌证,对所谓"危险人群"要选择更合理的血管通道。

(2) 掌握好局部解剖学知识是穿刺成功的关键因素之一。

(3) 经验不足者不能单独操作,现场必须有上级医师的监督。如在术中遇到问题,穿刺不成功、导丝插入不顺利等,不宜重复多次地操作,上级医师应果断接手处理。

(4) 严格按照 Seldinger 技术的操作规程进行操作;动作要轻,不能强行推送任何器械进入血管。

(5) 插管术中最关键的技术在于血管的穿刺。这一步骤中,术者务必高度集中注意力,切勿因穿刺不成功而惊慌,始终保持镇定是一条非常重要的经验。

(6) 插入导管鞘或导管之前需要慎重判断,不能确切判断所进入的血管为动脉或静脉时应采用最准确的方法进行鉴别,即压力的测定。

(7) 头颈部的大静脉插管术中要防止空气栓塞的发生。

(8) 经验不足者,插管术结束后常规 X 线胸片检查,导管进入心脏时应酌情后撤,导管移位时则应重新插管。

初学者经常会在术中忘记这些预防并发症的具体细节。没有一条绝对"理想"的血管途径适合于所有的患者。医师在选择何种途径、何种方法时要考虑到很多因素,如病情是否紧急、术者的操作技术与经验、导管位置是否方便、是否适合长期保留等。不同的方法与途径有不同的优缺点,术者应综合患者的各种具体情况后再作选择。

初学者应尽量先作股静脉插管术,开始阶段最好在 X 线下操作,以积累更多的经验。在熟练掌握了股静脉的穿刺与 Seldinger 技术之后再开始学习头颈部的大静脉穿刺术。右颈内静脉的方向正好指向右房,该处插管时导管容易进入心脏,可用于临床临时起搏导管的放置。如患者存在严重的血容量不足,尽量不要作颈内静脉的穿刺。如准备行 Swan-Ganz 导管术,选择右颈内静脉或左锁骨下静脉均可。如预知患者即将植入永久型心脏起搏器,则应避免选择左锁骨下静脉。而在心肺复苏中,首选的大静脉穿刺途径应为左或右锁骨下静脉。

一般认为在昏迷或机械通气的患者进行锁骨下静脉穿刺时并发症发生较少,初学者可以先在这些患者身上学习操作。在进行单独操作之前,术者应尽量多地观摩其他术者的操作,并特别注意意外情况时的处理方法。不要误以为股静脉穿刺与插管就绝对安全,它同样可引起较严重的并发症。头颈部大静脉的解剖位置固定,操作时的成功率很高,但缺点也同样明显,某些并发症可能危及患者的生命。

早期国内外的统计学资料表明,以上三种血管途径的穿刺与插管成功率与操作者的经验有明显的相关性。对操作经验丰富者而言,三种操作的成功率可达到 95% 以上。与此反差极大的是，每年操作例数在 10 例以下者，成功率仅为 60% 或更低，术中出现并发症的概率可高达 30%~50%。为此不少专家提出，在一家医院，应尽量限定专人操作，即使是有经验的医师也应经常开展这些操作，以提高其成功率。随着临床需求的逐渐增加，越来越多的专业人员掌握了这些技术，并通过上述技术在临床上的扩展应用，提高了临床治疗的质量与水平。国外研究报道，1 179 例行中心静脉置管的患者，82% 为 ICU 重症患者人群，总并发症发生率为 5.9%，颈内静脉、锁骨下静脉、股静脉置管三种术式并发症的发生率并无明显差别。

（于海波　侯丽婷　王效增　李绍生　高　阳）

参 考 文 献

1. 戴建华, 叶文琴, 袁彬娥. 中心静脉置管护理进展. 中华护理杂志, 2001, 5: 377-379.
2. 史永红, 吴广礼, 黄旭东. 中心静脉置管发生导管相关性感染相关因素及病原学特征临床分析. 临床误诊误治, 2018, 31 (8): 73-77.
3. 李强, 吴亮, 汤继军, 等. 支架植入治疗血液透析动静脉瘘中心静脉阻塞的价值分析. 介入放射学杂志, 2017, 26 (08): 744-748.
4. 姚静, 王旭. 中心静脉置管在心脏内科重症监护室患者中应用. 护理实践与研究. 2018, 15 (6): 49-50.
5. 黄璐. 中心静脉置管在危重病人治疗中的应用及护理. 中国临床护理, 2009, 1: 12-14.
6. Bell J, Goyal M, Long S, et al. Anatomic site-specific complication rates for central venous catheter insertions. J Intensive Care Med, 2020, 35 (9): 869-874.

第二章 床旁临时心脏起搏安置术

传统意义上的临时心脏起搏是治疗严重缓慢心律失常的一种紧急有效的介入治疗措施。临时起搏电极导管放置于心内膜或心外膜，连接脉冲发生器放置于体外，达到治疗目的后撤除临时起搏导管，如仍需长时间起搏治疗则应植入永久性心脏起搏器。床旁临时性心脏起搏的应用是心内科急危重症抢救时一项关键的措施，对于需要心律支持的重症患者，可以发挥至关重要的急救作用。

第一节 临时心脏起搏的基本理论

一、临时心脏起搏的机制

临时起搏器由静脉电极导管和体外脉冲发生器组成，通过脉冲发生器发放电脉冲，经电极的传递刺激心肌，产生兴奋、传导和收缩，完成一次有效的心脏收缩和舒张，如同一个人工兴奋灶，其有效刺激使心脏按设定的起搏频率搏动。值得注意的是，如果心脏已经没有兴奋、传导和收缩功能，起搏电极电刺激无法引起电极周围的心肌兴奋，此时，即便局部心肌兴奋，若不能传播扩散，亦无法引起心脏整体的有效收缩。

二、临时心脏起搏方式的选择原则

心内科采用的临时心脏起搏模式为单腔起搏模式，可以分为心房起搏模式 AAI（心房起搏心房感知抑制型）、AOO（心房起搏无感知）或心室起搏模式 VVI（心室起搏心室感知抑制型）、VOO（心室起搏无感知），AOO 及 VOO 为固定频率型起搏模式，AAI 和 VVI 为按需型起搏模式，起搏心电图如图 2-1 所示，其中心室起搏模式应用最广泛。心外科的临时起搏电极可缝合在心外膜的心房和心室侧，偶可应用双腔起搏模式，非常少见。心内、外科心室起搏电极位置如图 2-2 所示。

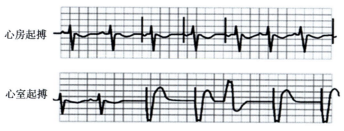

图 2-1　不同部位起搏心电图

在选择起搏方式时应考虑心房的功能状态和房室结状态,如患者伴有持续性心房颤动,心房高度扩大或心房静止,此类患者不能应用以心房为基础的起搏方式,建议心室起搏模式。房室结的功能是决定选用起搏方式的重要因素。如对窦房结功能障碍者,若在放置临时起搏器时不存在房室结的病变,可应用心房起搏模式;若患者存在二度或二度以上房室传导阻滞,需要应用心室起搏模式工作。通常急诊抢救时的床旁临时起搏模式都选择心室起搏模式。

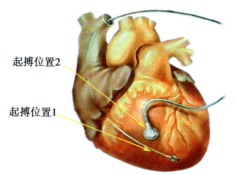

图 2-2　临时起搏电极置入位置

临时起搏电极置入在右心室心内膜,在起搏位置 1;心外膜临时起搏电极缝合在右心室心外膜面,在起搏位置 2。

第二节　临时心脏起搏的临床应用

一、临时心脏起搏适应证

1. 急救措施

(1)任何原因引起的心搏骤停及各种心动过缓引起的阿-斯综合征的紧急抢救治疗。

(2)对药物治疗无效或不宜药物、电转复的快速心律失常如室上性心动过速(室上速)、室性心动过速(室速)、房性心动过速(房速)、心房扑动(房扑)等,可通过心房或心室刺激转复心律(即超速抑制),同时预防抗心动过速治疗中的心动过缓。

(3)凡符合永久性心脏起搏治疗的适应证,但属于疾病的急性期,心律失常可能被治愈,例如急性心肌梗死,急性心肌炎、药物中毒、电解质紊乱等病程中合并出现的心律失常,可采用临时起搏器应急,并积极治疗原发病。随着疾病的恢复,若心律失常消失,可直接撤除临时起搏,如心律失常持续存在,则还需植入永久性心脏起搏器。

2. 保护性措施

(1)在用永久性起搏前作为过渡性治疗。

(2)心脏外科术后,留置心脏起搏电极导管备用,以保障患者术后恢复过程中的安全。

(3)具有心律失常潜在危险的患者,如施行外科大手术,心血管有创检查及介入性治疗时,安装临时起搏器作为保护性措施。

3. 诊断措施

(1) 快速心房起搏诊断缺血性心脏病。

(2) 窦房结功能测定。

(3) 预激综合征的旁路标测。

(4) 隐性房室传导阻滞的检测。

(5) 各种快速性心律失常发生机制及药物电生理研究。

(6) 植入永久起搏器之前的试验性起搏或预备起搏。

二、特殊情况下的临时心脏起搏

1. 心肌梗死时临时心脏起搏 急性心肌梗死时，各种心律失常的发生率高，加强对急性心肌梗死后心律失常的治疗，对改善预后极为重要。

(1) 急性心肌梗死临时心脏起搏常见指征：①心脏停搏；②急性前壁心肌梗死伴完全性房室传导阻滞，二度Ⅱ型房室传导阻滞或新近发生的双束支阻滞；③急性下壁心肌梗死伴有症状的二度、三度房室传导阻滞，严重窦性心动过缓、窦性停搏、窦房阻滞应用药物治疗无效者；④药物治疗无效的顽固性异位快速心律失常，如反复发作的室速、室上速，通过心房或心室超速抑制以终止室上速或室速。

急性心肌梗死患者具备心脏起搏指征者，通常采用右室心内膜起搏。但应注意，急性心肌梗死患者的心肌致颤阈值较低，极易诱发心室颤动(室颤)，因此在安置电极导管时，必须提高警惕，操作细致轻柔，不宜给心室太强的机械刺激，以免发生心律失常。同时还要考虑到，急性心肌梗死时若 QRS 波的电压较低，可导致按需起搏器的感知功能失灵而产生起搏心律与自身心律之间的竞争，引起室颤。急性前壁心肌梗死引起的高度房室阻滞患者，其阻滞发展较快，如能恢复亦较迅速，常在心肌梗死后 1 周内消失，故应尽早安装临时起搏器。下壁和后壁心肌梗死引起的心脏传导阻滞，从一度发展到三度，恢复也是渐进性的，可持续 10~15d。因此临时起搏 2~3 周后，仍未见传导阻滞好转者则应改为永久性起搏。

(2) 急性心肌梗死时存在下列情况不需临时起搏：①一度房室阻滞；二度Ⅰ型或Ⅱ型房室阻滞(合并低血压、阿托品无效者除外)；②短暂的窦性或交界性心动过缓；③加速的心室自主心律引起的房室分离；④完全性左或右束支阻滞，左前分支或左后分支阻滞；⑤心肌梗死前已经存在的束支阻滞。

2. 预防性或保护性临时心脏起搏 心脏起搏是在发生严重心律失常时有效而迅速的抢救措施，因此在临床和试验研究中为预防心搏骤停及某些严重心律失常的发生，往往采取人工起搏，作为预防保护措施。常见的预防性应用有以下几种：

(1) 冠状动脉造影及心脏血管介入性导管治疗(如急性心肌梗死时冠状动脉内溶栓，经皮冠状动脉介入治疗术及心脏瓣膜球囊扩张成形术等)时的保护性临时起搏措施，尤其是在处理右冠状动脉病变的过程中。

(2) 快速心律失常，阵发性心房颤动疑有窦房结功能障碍，在应用药物或电复律治疗时有顾虑者给予临时起搏。

(3) 心动过缓或虽无心动过缓但心电图有束支阻滞，不完全三分支阻滞，将要接受全身麻醉及大手术者。

(4) 在进行某些较大的外科手术时，如主动脉瓣瓣膜置换术、成形术和较大的室间隔缺损修补术，均可选用临时人工起搏，以防术中和术后发生严重的传导阻滞和心搏骤停，威胁患者生命，造成手术失败。

（5）对曾有心搏骤停史、有高度房室阻滞和有心动过缓的患者，在手术前和手术中为保证手术和麻醉安全，也可考虑采取预防性临时心脏起搏。

（6）为应用长期起搏做过渡性措施，可采取预防性临时心脏起搏。对需永久人工心脏起搏的年老、体弱患者，应考虑采取预防性保护性临时心脏起搏进行过渡，待病情改善后，再行永久性心脏起搏植入术。

（7）在永久性心脏起搏手术过程中，有时必须更换导线和起搏器，以及处理各种意外的并发症与故障，往往需要采取临时起搏作为预防性过渡措施。

3. 诊断及研究性起搏

（1）快速心房起搏诊断缺血性心脏病：通过逐渐加快心房起搏频率增加心脏负荷，诱发心绞痛和 ST-T 改变，以诊断隐匿性或可疑冠心病及对冠状动脉病变程度作出辅助判断，适应于不能耐受运动负荷试验的患者。

（2）窦房结功能的测定，隐匿性房室传导障碍的检测，房室结双径路的诊断。

（3）房室阻滞时希氏束电图检查，判断阻滞的确切部位。

（4）各种快速心律失常的发生机制及药物电生理学的研究。

（5）快速性心律失常（如房室旁路、房室结双径路）等的射频消融治疗时定位标测。

4. 紧急临时起搏 紧急临时起搏的判定需要结合患者的心率及相关的症状，同时权衡心动过缓的严重程度及其可能带来的危害。

（1）各种原因所致的心脏停搏。

（2）各种原因的心动过缓所致的室速/室颤。

（3）血流动力学不稳定的心动过缓，如合并收缩压下降低于 80mmHg，或伴有心肌缺血或肺水肿。

（4）各种原因导致的心室率 <35 次/min 的有症状的心动过缓，合并反复晕厥者。

三、临时起搏的禁忌证

心脏临时起搏器在大多数情况下是用于紧急抢救，故没有绝对禁忌证。尽管对可疑或正在患有败血症的患者进行静脉插管及临时起搏有可能加重感染，但为了挽救生命仍然需要进行临时起搏。

四、临时起搏的并发症

临时起搏术的并发症主要取决于术者的技术水平、起搏器导管保留时间的长短及术后起搏系统护理状况等因素。

1. 起搏信号丧失夺获 为临时起搏最常见并发症，主要见于起搏导管电极移位，包括微移位，对于心外膜起搏则主要因为局部纤维化和炎性反应所致的阈值升高。通过股静脉置入临时起搏电极导管和心外膜临时起搏后期更容易发生。心电图表现为起搏信号丧失夺获，也可以是部分丧失夺获。解决的办法首选增大起搏输出电压，尤其是心外膜临时起搏（因为几乎不能重新调整位置），如无效则需要调整起搏导管电极位置，最简单的办法就是在消毒局部鞘管、导管及皮肤之后将起搏导线送入 1~2cm。必要时也可以稍稍转动导管，之后再次测定阈值直至达到标准。如无效,则最好在 X 线透视下重新调整导管电极位置。

2. **穿刺及血栓并发症**　此类并发症直接与术者的经验有关。主要有气胸、血胸、皮下血肿、气栓等。锁骨下静脉穿刺的气胸、血气胸发生率相对较高;股静脉穿刺则相对容易伴发静脉血栓。事实上,在留置临时起搏导管期间究竟有多少患者会发生血栓目前尚无准确数据,但对于永久起搏术的某些相关研究提示,其静脉血栓形成的发生率可以高达 23%,提示在留置导管期间应该注意抗凝,在拔除导管时应注意发生血栓栓塞事件的可能性。

3. **感染**　穿刺局部无菌处理不当或导管放置时间过长可能引起局部或全身感染。一般程度较轻,应用抗生素或拔除导管感染即可控制。临时起搏导管一般留置时间最好不超过两周,亦有超过 1 个月的报道。

4. **膈肌刺激**　因导管插入位置过深,电极靠近膈神经所致,或起搏电流过大所致。患者可觉腹部跳动感或引起顽固性呃逆(打嗝)。可以尝试将导管退出少许或降低起搏输出,如症状消失即可确定。

5. **室性早搏(期前收缩)和室速**　在起搏导管放置和调整过程中出现室性早搏和/或室速很常见。但如果室性早搏和室速在电极位置固定后依然存在,则可能是因为电极张力过大压迫心肌或位置不稳定而在心腔内摆动所致。需要适当回撤导管或送入导管至适当位置。

6. **心肌穿孔**　罕见,主要由于导管质地较硬.或患者右心室大而薄,尤其在急性心肌梗死的患者,与置入过程中用力过大亦有关系,确诊除患者有心前区疼痛感之外,还需要心电图、X 线、超声心动图等协助诊断。

第三节　经静脉临时心脏起搏

临时心脏起搏一般均经静脉途径,因此所需要的主要设备包括静脉穿刺或静脉切开器械包、静脉穿刺鞘管、起搏电极导管、临时起搏器。常规情况下需要在导管室或有 X 线透视装置的房间内完成,在紧急情况下或患者不宜搬动的情况下也可在床旁进行,但均应备有心电监护、急救药品和急救设备,包括心脏除颤器。

一、术前准备

1. **起搏电极导管**　临时起搏电极导管几乎都是双极导管,在临床上最常用。另外还有球囊漂浮起搏导管,其导管柔软,顶端装有球囊,导管插入时可依靠球囊顺血流漂浮送到右心室,因此可不用 X 线定位,特别适应于急诊,在急诊室或床边应用较为方便。

2. **临时起搏器(体外脉冲发生器)**　临时起搏器型号较多,均可调节输出电压、起搏频率及感知灵敏度等参数,最常用 VVI(或 AAI)起搏方式的单腔装置,如需治疗心动过速,尚可应用程序刺激器,既可做短阵快速起搏,也能发放单个或多个期前刺激。目前临床上比较常用的是 Medtronic 5318 和 Biotronik Reocor S(图 2-3)。

3. **操作人员**　精通血管穿刺和插管的医生、护士和放射科技术员(若在介入导管室操作)。

4. **患者的术前检查**　术前检查同永久性心脏起搏的检查项目,但临时起搏作为急救措施应用时,患者情况不允许行更多检查,根据病情只做必要可行的检查。

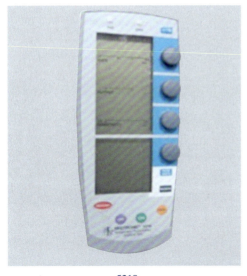
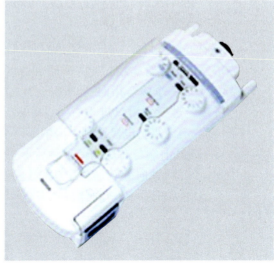

5318　　　　　　　　　　　　Reocor S（单腔）

图 2-3　临时起搏脉冲发生器

二、静脉穿刺

临时起搏电极导管可经多种静脉途径插入，包括锁骨下静脉穿刺，颈内、颈外静脉、股静脉穿刺。其中经锁骨下、颈内、颈外静脉途径与永久起搏电极导管插入方法完全相同。临时性起搏一般不采用静脉切开法，多数应用静脉穿刺法。

1. 股静脉途径　经股静脉穿刺行临时起搏仍是国内应用最多的方法。此种方法省时，并发症较少，操作易行，缺点是感染机会多，导管不易固定，故患者需卧床限制活动。股静脉位于股动脉内侧，以股动脉为标志很容易定位。一般采用右股静脉穿刺，因径路较直，容易送达右房。在腹股沟部位扪及股动脉搏动最明显处下移 2~3cm，在其内侧 0.5~1.0cm 处局部浸润麻醉后用 18 号针穿刺进入静脉，穿刺时用另一只手触压动脉帮助定位及保护股动脉以免误穿损伤。如果患者曾做过股动/静脉穿刺、插管或外科手术，则局部组织纤维化可能妨碍穿刺。穿刺成功后送入导引钢丝、扩张管和静脉鞘管。

2. 锁骨下静脉途径　一般选左锁骨下静脉，患者取头低足高位，头部转向对侧，在锁骨下缘 1~2cm，以锁骨中外 1/3 处为皮肤穿刺点进行穿刺，穿刺针与皮肤呈 15°~30° 角向内向上穿刺，针头指向胸骨上切迹，以恰能顺利穿过锁骨和第一肋骨的间隙为准。刺入皮肤后边进针边保持针管内负压，一旦有血液涌入针管立即停止进针（一般进针 5~6cm，进针过深易刺入锁骨下动脉），然后左手固定针头，除去注射器，可见暗红色血液慢慢流出。插入引导钢丝在 X 线透视下确认送入右心并达下腔静脉之后，拔出穿刺针送入扩张管和鞘管，保留外鞘管，拔出引导钢丝和内鞘管，并用左手拇指按住外套管的外端口，防止血液流出或进入空气，迅速插入电极导管经锁骨下静脉进入下腔静脉。患者在此过程中应保持平静呼吸，避免咳嗽，防止空气进入静脉。

3. 其他途径　余尚有颈内静脉、颈外静脉途径，但较少用。

三、临时起搏导管放置

电极导管的放置过程是将导管通过静脉鞘管和静脉系统送达右心的稳定起搏部位。

1. 右心室电极导管 经股静脉途径放置时，可将导管形成一个缓弯指向三尖瓣，这样可使导管直接经过三尖瓣口进入右室，顺利定位于心尖部。有时需将电极送到右房中部，适当旋转导管使其前端与右房侧壁顶触后形成自然弯度，随后顺钟向旋转通过三尖瓣送达右室心尖部；经锁骨下或颈静脉放置时电极导管送达右房，缓弯头端通过三尖瓣进入右室心尖部。或将导管在右心房内打环，然后逆钟向转动，使导管弹过三尖瓣。也可在右房内打环，随后将环后撤而通过三尖瓣。右室心尖部是最稳固的部位，通常起搏与感知阈值较为满意（图 2-4）。在深呼吸和咳嗽时顶端位置应固定不变。

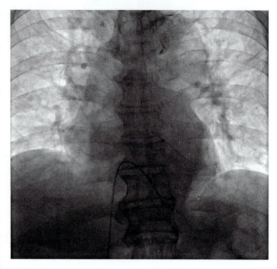

图 2-4 经股静脉临时起搏置入术后影像

如使用球囊漂浮导管，插入导管时，先送到右房腔后再将球囊充气，充气后的起搏导管可以顺血流漂入右心室进行起搏。心腔内心电图可指导电极导管的定位，导管达右心房时呈现巨大 P 波，记录到巨大 QRS 波时表示导管通过三尖瓣进入右心室。导管接触到心内膜时显示 ST 段抬高，因球囊导管柔软，起搏位置有时不如普通双极电极导管那样稳定。

2. 右心房电极导管 心房导管一般需放置在右心耳，其他部位难以固定。目前常用的 J 型临时导管经锁骨下静脉或颈内静脉或股静脉均能够顺利插入。导管从上腔静脉送入右心房，需同时向左旋转，使导管顶端成 J 型。如经股静脉，导管可直接抵达右心房，而后朝脊柱方向旋转。操纵导管需缓慢推送并向左旋转常可顺利插入右心耳。导管插入右心耳时，在透视下观察导管头端位于前方中部或稍偏左，随每次心房收缩向中、外方向摆动。

3. 使用永久起搏电极导管进行临时起搏 在部分临时起搏电极导管容易脱位或需要长期体内留存的情况下，如为特殊体位的外科手术保驾时（脊椎手术、内镜逆行胰胆管造影术等），永久起搏器感染电极导管拔除后等待二次永久起搏器植入时的临时起搏保驾等，可以采用永久起搏电极导管植入体内，体外连接闲置的永久起搏器进行长时间、无体位要求的起搏，亦是近些年能够达到稳定临时起搏的新方法。但必须在 X 线指导下完成。

四、起搏参数的设定

把起搏电极导管尾端导线的正、负极与起搏器的相应插孔连接。取 VVI 模式，调节输出电压旋钮，变动输出强度，测出起搏阈值，起搏阈值为引起心脏有效收缩的最低电脉冲强度。

1. 起搏频率 起搏器连续发放脉冲的频率。一般为 40~120 次/min，通常取 60 次/min 为基本频率。

2. 起搏电压 通常设置为起搏阈值的 2~3 倍。临时起搏中，心房或心室起搏电压通常放置在 4~6V，脉宽 1~2ms。在紧急情况下也可以调高起搏电压和脉宽。

3. 感知灵敏度　起搏器感知 P 波或 R 波的能力。心房感知灵敏度一般为 0.5mV,心室感知灵敏度值一般为 2mV。调节感知旋钮,使之能准确感知 P 波或 QRS 波,不发生感知过度或不感知,即达满意要求。

上述参数设定后,嘱患者作深呼吸、咳嗽、翻身等动作,电极导管顶端位置固定不变,起搏满意,表示电极安置妥当。术后心电监测观察起搏图形的变化,摄床旁 X 线胸片了解心、肺及电极导管位置。

第四节　其他临时心脏起搏方式

一、经皮临时心脏起搏法

在所有临时心脏起搏的方法中,经皮临时体外心脏起搏是在发现严重缓慢心律失常后的最短时间内(几秒钟)能实现的唯一无创性治疗手段。经皮临时心脏起搏安全、迅速、容易实施,为非介入性心脏起搏方法,是急诊抢救和预防中经常采用的方法。

经皮体外心脏起搏的原理是通过电流刺激激动电极片之间的胸腔内心肌组织而起搏心脏。标准电极片为 70~120cm^2,粘贴于胸部皮肤表面,足够的接触面积可以减少皮肤与电极片之间的电流密度,减轻对皮肤的刺激和疼痛感。起搏电极片的安放部位对于有效起搏和减轻患者疼痛至关重要。阴极电极片必须放置于左侧胸前,否则起搏阈值会很高或不能起搏,通常为心尖搏动处或普通心电图胸前导联 V_3 的位置,可以降低起搏阈值。阳极电极片放置于左侧背部,肩胛骨下部和脊柱棘突之间,如果无法放置在背部,亦可选用以右胸前乳头上方 6~10cm 的位置为中心放置。在放置电极片之前必须用酒精去除可导致阈值升高和加重患者疼痛的盐粒沉着和皮屑,皮肤擦伤也会导致起搏阈值升高,加重患者起搏时的疼痛。

经皮临时心脏起搏所使用的脉冲发生器(多数情况下是带有除颤功能的起搏器)需要在较宽的脉宽下产生强电流夺获心肌组织,在 20~40ms 脉宽下的起搏阈值范围在 20~140mA(通常为 40~70mA)。由于高而宽的起搏刺激信号可以产生明显的伪差,使起搏心电图难以辨认,所以开始起搏后确认心室夺获非常重要。刺激信号后的除极波和复极波有助于判定,更重要的是通过动脉搏动来确认,有心脏起搏夺获,即可调整起搏频率和起搏方式(按需,同步功能)。如果患者耐受,为保证起搏,电流输出强度用高于阈值的 5~20mA 进行起搏。

此种起搏方法的并发症较少,最常见的是咳嗽和严重的胸痛。疼痛是由于神经刺激和骨骼肌收缩,疼痛程度与起搏电流强度、受累的骨骼肌多少有关,皮肤擦伤、电极片下皮肤干燥均可加重疼痛。与心内膜起搏相比,其最大的弊端是不能保证稳定、有效和可靠的心脏起搏,疼痛和皮肤刺激使患者不适应,因此,接受经皮起搏的患者需要服用一定剂量的镇静剂,病情一旦稳定,应立即改为经静脉临时起搏。

二、食管起搏法

经食管起搏是一种无创性的临床电生理诊断和治疗技术。食管和心脏解剖关系密切,都位于纵隔内,心脏在前,食管在后,食管的前壁与左心房后壁紧贴在一起,应用心脏刺激器,经放置在食管内的电极导管,间接刺激心房和心室,达到心脏起搏的目的。两者相比较,经食管心房起搏更易达到,仅有 3%~6% 的患者经食管可获得心室起搏。

1. **临床应用**

(1) 测定窦房结功能,包括窦房结恢复时间,传导时间,窦房结不应期。

(2) 测定传导系统的不应期,主要测定窦房结、心房、房室结、希氏-浦肯野系统及心室的不应期。

(3) 在预激综合征患者的应用,诊断隐匿性旁路,多旁路,研究预激综合征和并发心律失常的机制。

(4) 在阵发性室上速患者的应用,研究其发生机制,诱发和终止室上速,测定室上速的诱发带,有助于室上速的治疗,也有助于药物治疗效果的评价和治疗药物的筛选。

(5) 研究和诊断某些特殊的电生理现象如隐匿性传导及裂隙现象。

(6) 研究和评价心律失常药物对心脏传导系统的影响,从而揭示和解释抗心律失常药物的作用机制。

(7) 快速起搏做心脏负荷实验,包括两个内容:一是观察快速起搏后心绞痛情况和 ST-T 变化,诊断冠心病,另一是评价在较快心率下,测定房室结的传导功能,文氏阻滞点。

(8) 作为临时性起搏,用于三度房室阻滞患者和心搏骤停患者的抢救,也可作为心脏电复律术和外科危重患者手术时的保护措施,但成功率有限。

2. **食管电极导管的置入** 患者取平卧位,食管电极导管用液体石蜡油均匀涂擦,导管头部略弯一弧度,用纱布持导管,经鼻孔插入。插入动作要轻柔,尽量减少刺激,徐徐向下推进,送管时可嘱患者做吞咽动作,送管和吞咽动作同步可减少不适。一般当导管顶端插到咽部时出现恶心反应,少数患者反应十分敏感,恶心不止,可向咽部喷 1% 丁卡因局麻后再行插入。有时导管误入气管,患者会出现呛咳。通常将导管电极插入 35cm~45cm 深度(从前鼻孔算起),插入深度与患者身高不同会有所差别。

3. **食管电极定位** 定位就是利用以下食管电图形态来确定食管起搏的最佳位置。

(1) 心室区图形(电极深度 40~50cm,位于左室背面):P 波直立,振幅小,QRS 波较大,类似于 V_5、V_6 导联图形,常呈 qR 或 RS 或 QR 型。

(2) 移行区图形(电极在心房与心室移行处,深度 35~40cm):P 波双向或直立,振幅较小,心室波呈 QR 或 Qr 型,T 波双向或倒置。

(3) 心房区图形(电极深度在 30~35cm,相当于房室沟水平):如电极在左心房中部,P 波则先正后负,振幅大,心室波呈 Qr 或 QR 型,T 波倒置;如电极在心房下部,P 波则高尖。

(4) 心房上区图形(电极深度在 25~30cm,相当于心房上部):P 波倒置,心室波呈 Qr 型,T 波倒置。

三、心外膜临时起搏法

此方法仅用于心脏外科手术的患者,主要适应证为术中发生房室阻滞者或心动过缓者或术前心房搏动(房波)有 RR 长间歇或出于用药的安全目的,或在主动脉瓣膜修补或置换术及室间隔缺损封堵的患者中植入。

心外膜临时起搏电极导线为外包聚四氟乙烯的不锈钢导线,通常成对的电极缝于心房和心室的外膜上,无关电极可放置在一处或多处皮肤上。为避免心房和心室混淆可采取标记或特殊区分方法,如心房导线由胸壁右侧引出,心室导线由左侧引出。应将导线与皮肤固定,以防无意中的导线牵拉或移位。

四、经胸心内直接穿刺起搏法

此种方法迅速、简便,不需穿刺静脉、X线透视和心电图指引,但可能会产生严重的并发症。但此法不能提高患者生存率,对其使用一直尚有争议,除非在相当紧急的情况下才能使用。经胸心内穿刺起搏需将单极或双极电极导线经胸插入心腔内,通常穿刺和起搏的导线包括:① 18 号带针芯的穿刺针,可容纳 1mm 直径的导线插入;②双极起搏导线(钢丝电极),直径 0.97mm,长 34cm,接触心内膜端呈 U 形,可避免损伤心肌,有利于接触固定;③连接盒,连接起搏导线与体外起搏器,由塑料制成,有两个旋钮,便于固定导线。盒的一端有一个小孔,供导线插入,另一端分出两个电极插头与体外起搏器连接。

右心室是心内穿刺起搏的理想起搏部位,胸骨旁穿刺可以精确地定位和减少损伤,常在胸骨旁第 5 肋间或距其 5cm 处进针,穿刺针与皮肤呈 30°角,进针方向指向右侧第二肋软骨联合处。剑突下进针时穿刺针与皮肤成 30°~45°角指向左肩部或胸骨角。依据患者胸壁厚度穿刺进入适当的深度,拔出针芯,见有顺利回血,表明已位于心腔内,将起搏导线顺针芯尽可能的插入,使远端电极(阴极)位于心腔内,近端电极(阳极)位于心肌内,撤除穿刺针与起搏器连接即可起搏。起搏后将导线固定于皮肤,然后拍胸片排除气胸和评价电极位置。对于初步抢救成功的患者应尽快更换为经静脉途径起搏。

此种操作会产生一定的并发症,包括心肌撕裂,划破冠状动脉造成心包积液、心脏压塞、张力性气胸、血栓等。因起搏效果差,实际抢救成功率极低,故目前已基本弃用,仅在不得已时试用。

第五节 急症床旁临时起搏技术

床旁临时起搏主要适合于需要紧急临时起搏的患者人群(详见第二章第二节),尤其是病情危重,不适合搬动或者无法耐受搬动的患者人群,如昏迷、严重呼吸衰竭呼吸机辅助呼吸中、重度心力衰竭无法耐受搬动者、心源性休克、突然心脏停搏、反复因停搏致室速/室颤等患者。此类患者的治疗必须争分夺秒,常需紧急床旁临时起搏的技术支持。床旁紧急的临时起搏通常选择右心室(VVI 模式)起搏方式。

一、盲目静脉置管法

1. 穿刺部位的选择 主要有三个:左锁骨下静脉、右侧颈内静脉和右侧股静脉。首选左锁骨下静脉,其优点是导管走行方向与血管走向一致,不易进入其他分支,置入后不影响患者的四肢活动。

2. 导管深度的判断 三种不同穿刺部位到达心腔的距离不同,经左锁骨下静脉、右侧颈内静脉、右侧股静脉到达三尖瓣口的距离大约分别为 30、20cm 和 40cm。

3. 具体操作

(1) 经锁骨下静脉送入漂浮起搏电极导管首先连接好肢体导联心电图,并描记Ⅱ导联心电图,常规消毒皮肤,铺无菌洞巾,应用Seldinger穿刺技术在局麻下穿刺成功,根据血液颜色、血管压力判定进入静脉系统后送入静脉鞘,检测漂浮电极球囊完好后,将电极导管尾端与临时起搏器连接,打开临时起搏器,选择起搏电压>5V,感知灵敏度1.0mV,起搏频率高于自主心率10~20次/min,在带电、球囊非充气状态下经动脉鞘送入漂浮电极,根据鞘管的长度,当球囊穿过鞘管后(约15cm时)由助手向球囊充气1.0ml,继续向前送入导管,连续描记Ⅱ导联心电图,出现起搏心电图后立即对球囊放气,并继续向前送入电极导管,当出现Ⅱ导联主波向下的起搏图形,则继续送入7cm~8cm;若出现Ⅱ导联主波向上的起搏图形,则继续送入4~5cm即可。

(2) 经股静脉途径送入双极起搏电极导管、漂浮导管操作简单、起效迅速、疗效稳定,但部分患者因心率过慢,血流速度相对缓慢,使漂浮电极导管置入阻力增加,操作费时。而在非透视条件下,应用普通电极导管行经股静脉临时心脏起搏安全、方便、快捷、成功率高。适合于紧急床旁临时起搏,避免因患者病情危重,搬动造成生命危险,又同时保护了永久起搏器入路及术区。王效增等利用普通电极导管经股静脉置入多例床旁临时起搏,均取得成功,总结了一套成熟的应用经验。首先在体外将电极导管近心端做成自然弯曲,其尖端应指向患者背后再向上送入导管。因股静脉途径血管分支较多,而髂静脉、下腔静脉向后无重大血管分支,易于推送。成人一般需送入电极导管55~60cm,获得起搏成功,故当插入50cm左右将电极导管逆时针旋转,使其尖端指向患者左侧。其次为了解电极导管尖端的指向,可先在体外使电极导管平展,并且尖端指向患者左侧,让助手固定好电极导管尾端(远心端)或在尾端用医用胶布做好标记,再按上述方法送电极导管,易于成功。同时在心电监护下(设置Ⅱ导联)缓慢推送导管,送入55cm左右可见到起搏带动,如此时QRS波为宽大向下的波形时,提示导管已达右室心尖部,如QRS波向上,则提示导管顶端位于室间隔上部或流出道,如部分起搏或无起搏则退出10cm后再重新进入,进入时应作逆时针或顺时针方向旋转。最后当导管抵达右心室时可有轻微的阻力感,有效起搏后将电极导管再向后缓撤,出现部分脱落后再进少许电极导管,出现规律起搏即可。这样,防止电极导管尖端与右心室张力过大引起心肌穿孔。

4. 心电图在指引电极导管定位上的作用

(1) 心腔内心电图可指导电极导管的定位。导管到达右房时呈现巨大P波,记录到巨大QRS波时表示导管穿过三尖瓣进入右心室,导管接触到心内膜时显示ST段呈弓背向上抬高1.5~3.0mV是重要的电极定位指标。

(2) 体表的起搏图形亦可协助判定电极导管位置:①右心室心尖部起搏:在体表心电图上产生类左束支传导阻滞及左前分支阻滞的QRS-T波,心电轴显著左偏(LAD)−90°~−30°,V_5~V_6导联的QRS形态多表现为以S波为主的宽阔波,也可呈宽阔、低幅向上的波形。右室心尖部是最稳固的部位,通常起搏与感知阈值较为满意。②右心室流出道起搏:起搏的QRS波呈类左束支传导阻滞型,Ⅱ、Ⅲ、aVF导联的主波向上,心电轴正常或右偏。右室流出道起搏作为心尖部起搏的一种替代选择及补充是可行及安全的。

5. 临时起搏器参数设置的要求

一般要求起搏阈值应小于1mA,起搏电压通常为阈值的2~3倍,或设置在4V~6V,起搏频率则根据临床情况选择和调整。心室电极导管感知设置通常为 2mV。

6. 稳定固定及保留　在深呼吸、咳嗽、变换体位的时候，起搏感知功能始终良好，可视为电极导管比较稳定。危重患者局部固定时可保留鞘管，连同导管一起固定于皮肤上。如患者条件允许，为减少感染机会，尽可能在保留导管稳定的情况下，把鞘管退至体外，对电极导管进行固定。术后应注意抗炎、定期换药、应用抗生素预防感染等。原则上临时电极导管保留尽量不超过 2 周。

7. 注意事项

(1) 临时起搏成功后摄 X 线床旁片，了解电极导管尖端位置，以便适当调整电极导管，保证稳定起搏，防止电极脱落，起搏不良，又防止由于临时起搏导管张力过大引起心肌穿孔。

(2) 临时起搏术后，应用小剂量低分子肝素，用至永久起搏器植入术前 1d，可预防静脉血栓形成，防止久卧床引起肺栓塞，又不致引起永久起搏器植入时术区出血及术后起搏器囊袋血肿。

二、其他床旁临时起搏法

经皮临时心脏起搏安全、迅速、容易实施，为非介入性心脏起搏方法，是急诊抢救和预防中常常采用的方法。经食管起搏法通常只适用于需要心房起搏的情况，而经胸起搏办法由于疗效有限基本被摒弃，故若患者需要紧急床旁临时起搏，可以考虑经皮临时起搏，快速便捷，然后准备经静脉置入临时起搏电极导管进行替换，可以选择经锁骨下通路送漂浮电极导管或者普通电极导管进行临时起搏，次选股静脉通路进行操作。

三、心室有效起搏的判断

有效心室起搏在心电图上必须具备 3 个条件：

1. 有一脉冲刺激信号。
2. 随后有一个宽大畸形的 QRS 波。
3. 其后有一个倒置的 T 波，如没有 T 波，则脉冲刺激信号后可能并不是畸形的 QRS 波，而是脉冲电流的电位衰减曲线。

第六节　临时起搏置入后的管理

临时起搏电极导管置入右心系统后，体外与脉冲发生器相连接，构成整个有效的电学刺激系统，对于起搏器依赖的患者，完全依赖临时起搏的电学刺激带动心脏搏动，术后任何环节出现问题，都可能直接导致患者的心脏停搏，所以，术后的规范化管理尤其重要。

一、常规护理

1. 持续心电监护　注意生命体征的变化并观察记录起搏器各项参数，做好交接班。

2. 全面了解患者的病情，注意观察心律与心率的变化，注意心率与起搏频率是否一致，如出现频发室性早搏，应考虑是否与导管位置移动有关，及时报告医生，同时临时起搏电极导管可因各种原因发生改变而影响起搏带动，如起搏频率、起搏阈值、临时起搏导管尾端导线撕裂、导管脱位、电池消耗等，应经常巡视，察看临时起搏导管尾端与临时起搏器连接情况及临时起搏器放置位置是否妥当。

3. 注意起搏和感知功能是否正常，及时发现并处理与起搏相关的心律失常，以及有无呃逆或腹肌抽动现象。

4. 临时起搏器体外脉冲发生器应固定在床上或患者身上，以防滑脱而牵拉导致脱位，每天应检查电极导管与临时起搏器的接头连接处，确保安全起搏。

5. **患者体位要求** 穿刺入口处的起搏导管尽可能固定不动，经股静脉放置导管者需要肢体固定，注意预防下肢静脉血栓，采用颈静脉或锁骨下途径者限制较少。

6. 穿刺部位每日更换敷料，注意观察有无渗血、血肿、皮肤红肿和渗液等情况。

7. **饮食护理** 指导患者多摄入一些富含维生素及纤维素的食物，预防便秘。

8. 备好备用电池，注意临时起搏器的低电压报警，及时更换。

二、临时起搏器的更换

置入临时起搏器时，需要检查脉冲发生器电池情况，尽量保证电池情况可以维持至拔除，若期间发生了电池电量耗竭，需要及时更换。更换时需要注意：

1. 需要医师在场必要时进行抢救处理。

2. **选择合适的时机** 需要选择患者自主心率较快时进行，必要时可以使用异丙肾上腺素或阿托品等提升心率的药物，以短暂的提高患者的心率，完成脉冲发生器的更换。

3. **提前判定起搏依赖程度** 先将起搏频率逐渐减慢至脉冲发生器最低频率，观察自主心律能否出现，可以观察 2~5min（若患者无明显不适时），再迅速进行更换。

4. 提前做好一切抢救准备措施，备好除颤仪等急救设备。

三、围术期注意事项

对于安置临时心脏起搏器的患者，在围术期中应注意以下几点：

1. 搬动患者要小心，防止电极脱位或刺破右心室。

2. 高钾血症、代谢性酸中毒可提高心肌起搏阈值，从而减弱起搏效果；另一方面，缺氧和低钾血症可降低起搏阈值，可诱发室颤。

3. 若患者置入临时起搏后，进行其他手术操作，手术中尽量不用电灼，以免干扰起搏器工作。如必须使用电灼，应注意：

(1) 起搏器依赖者使用非同步心脏起搏模式 VOO。

(2) 接地板尽量远离发生器。

(3) 缩短每次使用电刀时间。

(4) 尽可能降低电刀的电流强度。

(5) 心脏和胸腔手术使用电刀危险性较大，而远离心脏部位使用电刀危险性较小。

(6) 备好异丙肾上腺素，以防起搏器失效。

总之，心脏临时起搏是一项简单而较常用的操作，为具有一过性心律失常潜在猝死危险或过缓的心率影响心脏功能的患者提供了安全、保护性的措施。床旁临时起搏是抢救时的一项有效措施，但不能作为常规开展，只适用于患者无法搬动等特殊情况下的紧急操作，需要在有经验的中心，由经验丰富的术者进行操作。

（于海波　王效增　侯丽婷　及　跃　韩雅玲）

参 考 文 献

1. 王效增, 韩雅玲, 王冬梅, 等. 普通电极导管经股静脉床旁临时起搏的临床应用. 实用医学杂志, 2006, 15 (22): 1769-1770.
2. 张鑫, 刘世玉, 刘映雪, 等. 经左锁骨下静脉穿刺植入电极行床旁紧急心脏临时起搏 31 例. 中国急救医学, 1998, 18 (3): 22-24.
3. 梁峰, 胡大一, 沈珠军. 2012 年美国心脏病学院基金会 / 美国心脏协会 / 美国心脏节律协会关于心脏起搏器置入治疗指南的更新. 中华临床医师杂志 (电子版), 2013, 7 (16): 88-91.
4. 赵盈. 临时心脏起搏器安装术的护理体会. 中国卫生标准管理, 2015, 6 (14): 212-214.
5. 张德宝. 临时起搏器应用安全性与有效性的研究. 临床心电学杂志, 2017, 3 (26): 182-183.
6. 李学斌, 郭继红. 床旁心脏临时起搏的临床应用. 中国急救医学, 2002, 22 (2): 113-114.
7. van Rooden CJ, Molhoek SG, Rosendaal FR, et al. Incidence and risk factors of early venous thrombosis associated with permanent pacemaker leads. J Cardiovasc Electrophysiol, 2004, 15 (11): 1258-1262.
8. Orsbourn G, Lever N, Harding SA. Use of tunnelled active fixation leads allows reliable temporary pacing over prolonged periods. Intern Med J, 2008, 38 (9): 735-738.
9. Pang B, Everest E, McGavigan AD. Utility of atrial temporary pacing as an acute treatment for bradyarrhythmias and tachyarrhythmias in the intensive care setting with preservation of atrioventricular synchrony. Intern Med J, 2012, 42 (5): 581-585.
10. Kawata H, Pretorius V, Phan H. Utility and safety of temporary pacing using active fixation leads and externalized re-usable permanent pacemakers after lead extraction. Europace, 2013, 15 (9): 1287-1291.

第三章 床旁肺动脉漂浮导管应用

第一节 肺动脉漂浮导管概述

1970 年 Swan 和 Ganz 首先成功应用肺动脉漂浮导管"Swan-Ganz"行右心插管测量肺动脉楔压,从而使血流动力学监测有了突破性的进展。在 CCU 利用 Swan-Ganz 导管经外周静脉插入心脏右心系统和肺动脉,可为临床抢救危重患者提供可靠的血流动力学指标,从而使患者得到及时有效的救治。

Swan-ganz 导管全长 110cm,每 10cm 有一刻度,气囊距导管顶端约 1mm,可用 0.8~1ml 的空气或二氧化碳气体充胀,充胀后的气囊直径约 13mm,导管尾部经一开关连接 1ml 注射器,用以充胀或放瘪气囊(图 3-1)。导管顶端有一腔开口,可做肺动脉压力监测,此为双腔心导管。三腔管是在距导管顶部约 30cm 处,有另一腔开口,可做右心房压力监测。如在距顶

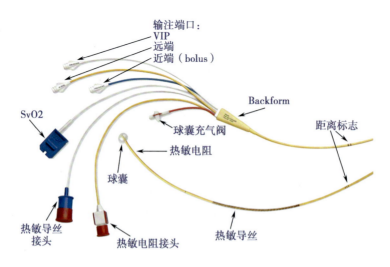

图 3-1 Swan-Ganz 导管结构

部 4cm 处加一热敏电阻探头,就可做心排血量的测定,此为临床常见的四腔气囊漂浮导管。随着科技不断进步,目前已开始使用六腔气囊漂浮导管,在距导管顶部 14cm~25cm 处加热敏导丝持续释放热量,热敏电阻探头感知计算心输出量;导管顶部有光学电缆用于持续监测混合静脉血氧饱和度。

第二节　肺动脉漂浮导管适应证及禁忌证

2015 年 7 月法国重症监护学会(FICS)发布了"成人心源性休克治疗管理专家建议",建议中明确肯定了肺动脉导管的临床应用。2017 年 5 月美国心血管造影和介入学会(SCAI)联合美国心力衰竭协会(HFSA)共同发布了应用侵入性血流动力学检查诊断和管理心血管病的专家共识,明确指出肺动脉漂浮管插入术可用于心内科急重症患者的血流动力学监测及指导心源性休克患者心肌恢复的机械循环和药物支持。肺动脉漂浮导管插入术临床适应证如下:

1. **血流动力学监测**　评价心肌梗死、心力衰竭、心血管手术、肺栓塞、呼吸功能衰竭、严重创伤,各种类型休克及其他内科危重患者血流动力学及氧代谢状态。
2. **临床治疗**　指导液体平衡管理及合理应用血管活性药物及正性肌力药物,在疾病不同阶段,评估患者对治疗的反应。
3. **预后评估**　辅助评估心脏病患者预后及劳动能力评估。

肺动脉漂浮导管应用无绝对禁忌证,对于三尖瓣或肺动脉瓣狭窄,右心房或右心室内肿瘤,法洛四联症等患者一般不宜使用。严重心律失常、凝血功能障碍、近期放置起搏导管者常作为相对禁忌证,可根据病情需要及操作者熟练程度,权衡利弊决定取舍。

第三节　肺动脉漂浮导管操作术前准备

1. **物品准备**　无菌 Swan-Ganz 导管套装、换能器、床边监护仪。
2. **药品准备**　利多卡因、普萘洛尔、硝酸甘油、肾上腺素、阿托品、地西泮、多巴胺等,2%利多卡因 2 支。肝素液配制:肝素 5 000IU 加入 0.9% 氯化钠溶液 500ml 中,相当于 10IU/ml。将 500ml 肝素液连接静脉输液管排尽管内空气后备用。
3. **患者准备**　①平卧位,头偏向一侧,插管部位清洁;②消除患者紧张情绪,告知如何配合;③建立心电监护并监测:血压、心率、呼吸频率、脉搏氧饱和度、意识状态等,同时记录在护理记录单上;④建立静脉通路。
4. **环境准备**　导管置入术应在清洁、通风后的病房内(或导管室)进行。地面以 2%~5%的含氯消毒液或酸性氧化电位水进行消毒,操作床及单位可用紫外线灯照射 30min。在 CCU 或 ICU 床旁操作时,室内需配备简单的无菌器械台、床边心电监护仪、除颤机、麻醉机、气管插管物品、氧气及负压气源、血压表、听诊器等也属必备物品。

第四节　肺动脉漂浮导管操作步骤

1. **Swan-Ganz 导管检查**　①检查气囊是否完好，将 1ml 空气注入气囊，观察气囊充盈状态，若漏气或气囊充盈不对称时，则应更换漂浮导管；②肝素生理盐水冲洗远端腔与近端腔，并与三通管连接，排除空气备用。

2. **穿刺准备**　操作者戴帽子、口罩、刷手、行无菌手术。应用肝素生理盐水冲洗穿刺针、导引钢丝及扩张器等备用。

3. **穿刺部位选择**　通常选择颈内静脉或锁骨下静脉，亦可选用股静脉或贵要静脉。

(1) 颈内静脉置管术：①颈内静脉解剖：颈内静脉续于乙状窦，由颅底穿出。初在颈内动脉外侧，继而沿颈总动脉后外侧下行，并与动、静脉之间后方的迷走神经一起被包于颈动脉鞘内。颈内静脉下端膨大，位置较深，在胸锁乳突肌覆盖下，颈根部与锁骨下静脉汇合，右颈内静脉汇入上腔静脉较垂直，右侧解剖变异少，易于穿刺定位；右侧的胸膜顶低于左侧，不易刺入胸膜，可避免气胸、血胸；右侧没有胸导管，不易发生乳糜瘘；右侧的颈内动脉位于静脉的后内侧且平行走行，可减少穿刺动脉的概率，故临床常选右侧颈内静脉穿刺。②操作步骤：平卧，头转向左侧，保持 30° 头低位，以颈部三角顶部中点定位。局部皮肤消毒、铺巾，以 2% 利多卡因做浸润麻醉。③穿刺方法：术者左手示指与中指触摸到颈动脉表面，并将其推向内侧，使之离开胸锁乳突肌前缘。在其前缘的中点示指与中指之间与额平面呈 30°~45° 进针，针头向尾侧指向同侧乳头。待穿刺针进入皮肤抽到静脉血后证明穿刺成功，放入引导钢丝后拨出穿刺针。穿刺口用刀片稍扩张，以钢丝引导方向，利用扩张器将外套管置入颈内静脉中。退出引导钢丝及扩张器，再经外套管置入，使导管以小距离快速进入心腔。

(2) 锁骨下静脉：患者取仰卧头低位（心力衰竭患者不适宜应用）。因其解剖位置不同，穿刺针可经锁骨上路或下路直接行静脉穿刺，抽到静脉血后，按顺序操作至将心导管运入心脏内。其缺点是并发症较多，且与操作者的熟练程度有直接关系。对于初次插管术者也可经贵要静脉切开法置入导管，但如导管保留时间较长，易引起浅层静脉炎，一般不被用于置管通路。

4. **操作方法**

(1) 测压装置连接：应用三通管将 Swan-Ganz 导管远端内腔与压力转换器相连接，同时注满肝素盐水以清除气泡，校正测压装置"0"点。压力转换器的测压舱应与患者的右心房相平行，即位于平卧位时腋中线第四肋间水平处，坐位时位于第四前肋水平。

(2) 导管送入：经静脉外套管将 Swan-Ganz 导管送入静脉内，在持续压力监测下，轻柔地向前推进漂浮导管至右心房。经右侧颈内静脉或锁骨下静脉径路导管进入深度 15cm~20cm，经双侧股静脉径路的进入深度约 30cm，经左侧或右侧贵要静脉径路，导管进入深度分别约为 50cm、40cm。

(3) 气囊充盈：经导管气囊内腔将 1ml 空气缓慢注入，使气囊充盈膨胀后，锁闭气囊内腔。

(4) 心腔与大血管内压力测定：在持续压力监测下，将 Swan-Ganz 导管依次漂浮送入右心房、右心室及肺动脉。同时可通过血流动力学监护仪分别测定中心静脉压（central venous pressure，CVP）、右房压（right atrial pressure，RAP）、右室压（right ventricular pressure，RVP）和肺动脉压（pulmonary arterial pressure，PAP），并描记各部位的压力曲线。测量时，同一部位的压力测定应连续观察10个心动周期，以避免测量误差。亦可在退出漂浮导管时分段测量各部位压力。

（5）肺动脉楔压（pulmonary arterial wedge pressure，PAWP）测定：继续推送漂浮导管进入肺动脉分支，开放锁闭的气囊内腔，向远端再稍送入漂浮导管少许，重新充盈气囊使之嵌顿于肺动脉分支。此时记录的压力曲线即为PAWP。通常气囊嵌顿时间不宜超过15秒，以免引起远端肺动脉分支血栓形成导致肺梗死。

（6）心排血量测定：采用温度稀释法测定，该方法准确性较高，重复性好，并可间断或连续监测心排血量（cardiac output，CO）。将热敏电阻内腔连线与血流动力学监测仪相应连线相连接，从近端内腔注入10ml室温生理盐水或4℃的冷生理盐水，血流动力学监测仪自动测量并计算出每搏量（stroke volume，SV）、每搏指数（stroke volume index，SVI）、心脏指数（cardiac index，CI）和心排血量，并自动描记心排血量曲线。每1min~3min重复一次，连续测量3次，取其平均值。

（7）混合静脉血氧饱和度监测：在Swan-Ganz导管顶端位于肺动脉内，气囊处于排空状态时，抽取的血样本为混合静脉血，将其进行血气分析，测得混合静脉血氧饱和度（SvO_2），是组织氧利用的评估指标。

（8）血流动力学监测结束后，应负压抽吸气囊排气，缓慢退出Swan-Ganz漂浮导管与外套管，无菌纱布压迫止血，加压包扎穿刺部位。

第五节 肺动脉漂浮导管压力测定及其意义

1. **右心房压力（RAP）** 可由中心静脉压（CVP）代替，是右室功能和血容量的监测指标。正常值：成人为5~12cmH_2O，小儿为3~10cmH_2O。右房压的改变与血容量、静脉血管张力、右室功能密切相关。CVP<5cmH_2O提示血容量不足；CVP>15cmH_2O提示右心功能不全、静脉血管床过度收缩、肺循环阻力增高；CVP>20cmH_2O提示充血性心力衰竭。

2. **肺动脉压（PAP）** 正常值15~30mmHg/5~14mmHg（1mmHg = 0.133kPa），平均压10~20mmHg。世界卫生组织关于肺高压（pulmonary hypertension，PH）的诊断标准：在海平面状态下，静息时，右心导管检查肺动脉平均压≥25mmHg。从血流动力学特点分析，PH可分为毛细血管前PH与毛细血管后PH，前者血流动力学表现为肺动脉平均压≥25mmHg，同时PAWP≤15mmHg，肺血管阻力>3Wood单位；后者主要为左心疾病患者肺静脉压力增高引起PAP被动性地增高，除肺动脉平均压≥25mmHg外，表现为PAWP>15mmHg。不同情况下，肺动脉平均压>20mmHg与死亡风险增加相关。2018年2月世界肺动脉高压大会更新PH血流动力学定义：肺动脉平均压>20mmHg。

3. **PAWP** 反映左房平均压及左室舒张末压，正常值6~12mmHg（表3-1）。

表 3-1　PAWP 和 CVP 及血压值对血容量及心功能评估的临床意义

PAWP	CVP	BP	临床意义	治疗
↓	↓	↓	血容量严重不足	充分补液
↓	↓	-	血容量不足	适当补液
↑	↑	↓	心功能不全或血容量相对过多	强心药物,舒张血管
↑	↑	-	容量血管过度收缩	舒张血管
↑	-	↓	心功能不全或血容量不足	补液试验
↑↑	↑↑	↓	低心排、心脏压塞、严重心力衰竭	强心利尿,心包引流
-	-	↓	心肌收缩力下降	强心药和钙剂

注:PAWP:肺动脉楔压,CVP:中心静脉压,BP:血压。

4. 心排血量(CO)　每搏量为心室每次搏出的血量,成人平均 70ml,CO= 心率 × 每搏量,正常值为 4.5L/min~6L/min。心脏指数(CI)= 心排血量 / 体表面积,正常值为 2.5~3.5L/(min·m^2)。CI 在 2.0~2.2L/(min·m^2)以下,临床将出现心功能降低;CI 达 1.8~2.0L/(min·m^2),则可出现休克。

5. 混合静脉血氧饱和度监测(SvO$_2$)　了解氧供需平衡的情况,受心排血量、血红蛋白、动脉血氧含量和组织耗氧量的影响。正常值 68%~77%(75% 左右),SvO$_2$<68% 提示氧输送下降或氧耗增加;SvO$_2$<60% 提示氧供需平衡失代偿;SvO$_2$<50% 提示出现无氧代谢和酸中毒;SvO$_2$<40% 提示代偿能力已达极限;SvO$_2$<30% 提示患者濒临死亡。当组织耗氧量稳定,SvO$_2$ 下降,提示动脉血氧含量下降或 CO 下降;若动脉血氧含量正常,可以推断为 CO 下降所致。

第六节　肺动脉漂浮导管压力测定术后处理

1. 由于 Swan-Ganz 导管技术主要采用留置导管方式进行血流动力学监测,故导管留置期间的患者管理十分重要。

2. 密切观察病情,根据病情需要,每 2~4 小时监测体温、呼吸、血压和脉搏等生命体征。

3. 定期应用肝素生理盐水冲洗导管内腔,或持续肝素生理盐水静脉滴注,每分钟 5~8 滴,以预防血液凝固、堵塞管腔。如发现液体滴注不畅,则提示可能有管腔堵塞,此时应先使用注射器回吸管腔,见回血后,再向导管管腔内推注肝素生理盐水冲洗。如经以上处理管腔仍不通畅,则应更换新的 Swan-Ganz 导管。

4. 防止感染,每天用安尔碘擦洗漂浮导管的体外部分,尤其是漂浮导管进入外套管之外,并更换新的无菌敷料。每天亦应更换三通管、连接导管及换能器的盖帽。若发现局部或全身感染应及时撤出导管,给予抗感染治疗。每次行血流动力学测定的操作前均应使用安尔碘消毒三通管活塞。

第七节　相关注意事项

1. 排出导管气囊内气体时,漂浮导管常可反弹回退至右心室,故气囊排放应缓慢进行。
2. 漂浮导管在体内放置时间较长后可因体温加热而变软,不易再次送入肺动脉,此时可经导管远端内腔注入冷盐水,待导管恢复硬度后再向前推送。
3. 若导管进入右心室后向前推送 15cm 后仍未进入肺动脉,提示导管在右心室腔内打圈或打结,此时,应排放出气囊内气体,缓慢后撤漂浮导管,必要时可借助 X 线透视协助操作。
4. 导管气囊充气量因漂浮导管的型号不同而异,故应严格按导管说明书额定充气量进行充气。充盈气囊时应感觉到有一定阻力,如阻力消失,提示气囊已破裂,应立即停止充盈气囊,重新更换导管。充盈气囊时应缓慢进行,充盈过快是造成气囊破损的主要原因之一。再次充盈气囊前应回吸抽净气囊内的气体,然后按额定充气量充盈气囊。
5. 若需连续进行血流动力学监测时,应使用无菌胶布固定导管,以防止导管移位。
6. 通常导管的留置时间不宜超过 2 周。

第八节　相关并发症及其处理

1. **感染**　包括局部感染和全身感染。应给予抗感染治疗,局部感染者应及早撤除导管与外套管。
2. **静脉炎及静脉血栓形成**　多见发生于经外周静脉置管患者,抗感染及抗血栓治疗。
3. **肺动脉栓塞**　空气、气囊碎片、脱落的静脉血栓均可引起肺动脉栓塞。可按肺动脉栓塞处理。
4. **肺梗死**　肺动脉栓塞是肺梗死的原因之一,此外,长时间气囊充盈阻塞肺动脉分支及长期导管尖端阻塞肺动脉分支均可引起肺动脉分支远端形成血栓导致肺梗死。因此,每次进行血流动力学测定后,应立即排放导管气囊内的气体并向后退出导管 2cm~3cm,使漂浮导管尖端离开较细的肺动脉分支。一旦发生肺梗死,应给予相应处理。
5. **心律失常**　在推送导管操作过程中,当导管进入至右心室流出道时,常有室性期前收缩、短阵性室性心动过速发生,一般不需处理,导管向前进入肺动脉时或后撤后可自行消除。持续室性心动过速、心室颤动较少见,一旦发生,立即拔出心导管,并按室性心动过速、心室颤动药物急救方案处理。
6. **导管打结**　由于导管较软,易于在心腔内打结。一旦发生,可将一软导引钢丝(冠状动脉钢丝)送入导管腔内,在 X 线透视监测下试行打开,如不成功,则应施行静脉切开术取出。
7. **气胸**　采用颈内静脉和锁骨下静脉径路穿刺时,如穿刺进针过深可刺破胸膜腔和肺脏形成气胸,轻者仅需观察,不需特殊处理,当影响呼吸、血压时,则应按气胸处理。
8. **局部血肿**　常因进行静脉穿刺时误穿邻近动脉而形成血肿。应更换穿刺部位,同时压迫止血。
9. **气囊破裂**　插管前仔细检查导管,要注意充气量不宜过多,充气速度不宜过快。

10. **肺动脉破裂** 在漂浮导管插入过深时可能出现,发生率极低,切忌粗暴操作。

第九节 操作失败原因分析及对策

1. 操作失败分两大类,一是 Swan-Ganz 导管放置失败,二是血流动力学监测失败。

2. **Swan-Ganz 导管放置失败的原因**

(1) 血管畸形:选择较大静脉进行穿刺时较少发生,如颈内静脉、锁骨下静脉和股静脉等。

(2) 肺动脉高压时,导管留置在血管内时间较长时变软,均可造成漂浮导管进入肺动脉困难,处理前已述及。

(3) 操作不熟练是 Swan-Ganz 导管放置失败的主要原因。在插入前,将导管远端做 10cm 左右的弧形可减少经过三尖瓣送入右心室及肺动脉的难度。

3. **血流动力学监测失败的原因**

(1) 压力曲线低平:①测压系统管道内存在空气,使压力传导阻力增大,处理方法为重新排气。②测压系统管道阻塞,可试验性经测压连接管回吸抽血,然后推注肝素生理盐水冲洗。③导管尖端顶向肺动脉壁,调整导管位置即可解决。④测压管道连接不严格或三通管活塞开关位置错误,可见血液倒流入测压连接管内。此时应重新调整三通管活塞开关位置,重新检查漂浮导管与测压连接管之间的接头。

(2) 无压力曲线:①压力换能器错接或损坏、三通管活塞未开放,应及时纠正或更换;②导管或测压连接管打折;③导管或测压连接管管腔堵塞,处理同上。

(3) 出现连续的 PAWP 曲线:①导管尖端始终嵌顿在肺动脉细小分支内,此时将导管少许缓慢地回撤即可解决;②导管气囊未排气或排气不充分,使气囊始终处于充盈状态,此时应在负压下彻底排放气体。

(4) 不能测出 PAWP 曲线:①导管尖端未进入肺动脉分支内,应重新漂入导管;②导管的气囊破裂,应更换导管;③导管的气囊充盈膨胀不全,应完全排空后再重新注入气体;④测压管道系统存在空气,应检查并排出空气。

(5) 测出的心排血量过低:①冷盐水注射量过大,超过血流动力学监护仪计算机设计储存的能力,应精确注入 10ml 生理盐水;②导管尖端由肺动脉脱回至右心室,应观察到肺动脉压力曲线后再行心排血量测定;③血流动力学监护仪预设温度值与实际注入冷盐水温度不符,测定前应检查校正;④血流动力学监护仪与 Swan-Ganz 导管类型不匹配,应选择相匹配的导管。

(赵 昕 曲 颖 杨晓旭 韩秀敏 陶贵周)

参 考 文 献

1. Thakkar AB, Desai SP. Swan, Ganz, and Their Catheter: Its Evolution Over the Past Half Century. Ann Intern Med, 2018, 169 (9): 636-642.

2. Lee M, Curley GF, Mustard M, et al. The Swan-Ganz Catheter Remains a Critically Important Component of Monitoring in Cardiovascular Critical Care. Can J Cardiol, 2017, 33 (1): 142-147.
3. Sorajja P, Borlaug BA, Dimas VV, et al. SCAI/HFSA clinical expert consensus document on the use of invasive hemodynamics for the diagnosis and management of cardiovascular disease. Catheter Cardiovasc Interv, 2017, 89: 1-15.
4. 柳江海, 关欣. 右心房压力和混合静脉血氧饱和度比值在肺动脉高压恶化中的预测价值. 临床心血管病杂志, 2018, 34 (5): 494-497.
5. Hsu CH, Ho WJ, Huang WC, et al. 2014 Guidelines of Taiwan Society of Cardiology (TSOC) for the Management of Pulmonary Arterial Hypertension. Acta Cardiol Sin, 2014, 30 (5): 401-444.
6. Lammi MR, Saketkoo LA, Gordon JK, et al. Clinical characteristics and survival of systemic sclerosis patients with pulmonary hypertension and elevated wedge pressure: Observations from the PHAROS cohort. Respirology, 2017, 22 (7): 1386-1392.
7. Cecconi M, De Backer D, Antonelli M, et al. Consensus on circulatory shock and hemodynamic monitoring. Task force of the European Society of Intensive Care Medicine. Intensive Care Med, 2014, 40 (12): 1795-1815.
8. O'Grady NP, Alexander M, Burns LA, et al. Guidelines for the prevention of intravascular catheter-related infections. Clin Infect Dis, 2011, 52 (9): e162-e193.
9. Levy B, Bastien O, Benjelid K, et al. Experts' recommendations for the management of adult patients with cardiogenic shock. Ann Intensive Care, 2015, 5 (1): 52.
10. Kalińczuk Ł, Chmielak Z, Dębski A, et al. Percutaneous retrieval of centrally embolized fragments of central venous access devices or knotted Swan-Ganz catheters. Clinical report of 14 retrievals with detailed angiographic analysis and review of procedural aspects. Postepy Kardiol Interwencyjnej, 2016, 12 (2): 140-155.
11. Connors AF, Castele RJ, Farhat NZ, et al. Complications of right heart catheterization. A prospective autopsy study. Chest, 1985, 88 (4): 567-572.
12. Robin ED. Death by pulmonary artery flow-directed catheter. Time for a moratorium. Chest, 1987, 92 (4): 727-731.

第四章 电除颤及电复律的临床应用

心肺复苏是挽救危及生命病患最有效的方法。心脏电除颤是近几十年来心肺复苏相关策略的最大进步之一。研究发现,心脏电除颤带来的复苏成功率远胜于徒手心肺复苏、药物等,挽救了更多患者的生命,故电除颤技术已是最基本和最重要的急救手段。2016 年中国心肺复苏专家共识指出:电除颤成功与否与发病的最初数分钟密切相关,每延迟 1min,被抢救者的生存率就降低 7%~10%。因此,电除颤受到前所未有的重视。

第一节 电复律及电除颤定义

心脏电复律是指在严重快速型心律失常时,用外加的高能量脉冲电流通过心脏,使全部或大部分心肌细胞在瞬间同时除极,造成心脏短暂的电活动停止,然后由最高自律性的起搏点(通常为窦房结)重新主导心脏节律的治疗过程。在心室颤动时的电复律治疗也常被称为电击除颤。简单地说,心脏电复律就是利用外源性电能治疗异位快速心律失常,转复为窦性心律的方法。其中,用于消除心室颤动时称为电除颤。

第二节 电复律及电除颤的发展史

心脏电复律技术的产生,起源于一次偶然事件。1774 年,法国一个 3 岁女孩不幸从楼上摔下致心搏骤停,经过医生多方抢救仍无法使心脏重新搏动,在万般无奈的情况下,医生试用电击方法,神奇般地将女孩救活。1775 年,Abilgard 在实验研究中发现鸟可以被电击而死亡,再电击又可飞走。1899 年 Prevost 和 Batelli 证实狗室颤能被电击而心脏复搏。1947 年德国鲍克将电复律方法用于临床,在一次开胸手术中患者心脏发生室颤,应用电击而恢复心搏。之后,鲍克根据这一结果设计了世界上第一台除颤器。但结构比较简单,局限用于手术中作为消除心律失常的一种应急工具。1956 年 Zoll 首次报道应用电休克除颤成功抢救 1 例室颤患者,并对除颤器作了重大改进,达到了不开胸而除颤的目的。1961 年 Lown 首次报道用直流电同步转复室性心动过速获得成功,证明电击还可以用于室颤以外的其他心律失常,掀开了医学史上崭新的一章,开创了用电学方法治疗快速心律失常的新纪元。

电复律及电除颤作用迅速、疗效显著、安全、操作简便,具有药物无法比拟的优越性,目前已成为救治室颤和其他快速性心律失常的首选或重要措施。依电极接触的部位不同,电复律可分为直接开胸电复律和间接经胸壁体外心脏电复律。前者仅于开胸心脏手术时偶然使用。20 世纪 90 年代以来,心脏电复律技术日趋完善,主要在如何以最低有效能量除颤成功且最大限度地减少心肌损伤、寻找新的低阻抗电击途径、探索新的除颤波形以及尽可能缩短室颤发生与首次电击时间等方面取得了长足的进展。体外心脏电复律/除颤器随之成为各级医院必备的医疗设施,现已开发出自动体外除颤、经静脉或经食管电极导管直流电复律/电除颤以及植入型心律转复除颤器(implantable cardioverter defibrillator,ICD)技术。其中,尤其是自动体外除颤,被称为心肺复苏生存链中的关键环节之一。随着该系统的完善和普及,它将是未来心搏骤停者生存率大幅提高的重要决定因素。此外,目前国外广泛采用的新式低能量双相脉冲电击,因其低能量、高转复率的优点,亦显示出极大的优越性。

第三节 电复律及电除颤的工作原理

心肺复苏是 20 世纪医学领域及社会大层面上普及得最为成功的急救知识和技能。确切地讲,从徒手心肺复苏的创始人 Peter Safar 教授自 1958 年开始在欧美各地报告用口对口人工呼吸挽救濒死者生命,到 1960 年胸外心脏按压被推荐面世之后,在"任何地方"不借助医疗器械、对呼吸、心搏骤停徒手进行的紧急救命术——徒手心肺复苏术正式步入社会,从而构成了现代急救的主题。40 年间,以口对口人工呼吸、胸外心脏按压为标志的现代心肺复苏风靡全球,猝死者复苏成功病例像雨后春笋般涌现。然而,研究发现心脏电击除颤带来的复苏成功率更胜于徒手心肺复苏、药物等。电除颤技术已是最基本和最重要的急救手段,在现代心肺复苏中执行的是"尽早除颤"的理念。

用于心脏电复律的装置,亦称电除颤器。目前常用的电复律器,工作方式分为同步、直流电复律和非同步、直流电复律,由电极、心电示波、除颤、同步触发、电源供应等几部分构成,能将交流电转变为 4~7kV 的高压直流电储存在 16~32μF 的大电容中,并在 2~4ms 间向心脏放电,电功率可达 360~400J。同步触发装置能利用患者自身心电图中 R 波触发电脉冲发放,使电流仅在 R 波的下降支(即心动周期的绝对不应期中,而非心肌易损期)发放,避免诱发心室颤动,可用于转复室颤以外的各类异位快速心律失常,称同步电复律。不用同步触发装置则可以在心动周期内任何时间放电,用于转复心室颤动(或心室扑动、多形性室性心动过速、同步触发装置不能识别患者自身心电图中 R 波时),称非同步电复律,即电除颤。

第四节 电复律及电除颤的适应证与禁忌证

电复律/电除颤公认的适应证共5类:心房颤动(房颤)、心房扑动(房扑)、室上性心动过速(室上速)、室性心动过速(室速)以及心室颤动/心室扑动(室颤/室扑)。传统观点认为室颤/室扑为其绝对适应证,其余为相对适应证。指南按需要电复律的紧急程度对适应证进行分类,包括:①择期复律:主要是房颤,适用于有症状且药物治疗无效的房颤患者,而对无症状且可耐受长期服用华法林者是否获益及获益程度尚无结论;②急诊复律:室上速伴心绞痛或血流动力学异常,房颤伴预激前传、药物治疗无效的室速;③即刻复律:任何引起意识丧失或重度低血压的心律失常。禁忌证为确认或可疑的洋地黄中毒、低钾血症、多源性房性心动过速(房速)、已知伴有窦房结功能不良的室上速(包括房颤)。

1. 房颤 房颤是选用同步直流电复律最常见的一种心律失常,电复律成功率为65%~80%。

(1)适应证:①有血流动力学障碍或症状严重,但药物治疗未能奏效时需尽快复律;②无明显血流动力学障碍毋需紧急复律,但复律后可望维持窦性心律,改善心功能,缓解症状。

1)房颤时心室率快(超过120次/min)用β受体阻滞剂、非二氢吡啶类钙拮抗剂和/或洋地黄难以控制;或房颤反复诱发心力衰竭或心绞痛药物治疗无效,预期转复窦性心律后症状得以改善者。

2)预激综合征并发房颤者。

3)慢性房颤病程在1年以内,心功能Ⅰ~Ⅱ级(NYHA分级),心胸比例小于0.55,左心房内径不大于45mm者。

4)去除基本病因(甲状腺功能亢进、心肌梗死、肺炎、肺栓塞等)后房颤仍持续者。

5)二尖瓣分离术或人工瓣膜置换术4~6周后仍有房颤者。主张术后4~6周电复律是基于两点:①有90%的患者术后4~6周可自行恢复窦性心律;②4周内常因手术创伤未完全恢复而不易电击成功。

(2)禁忌证:电复律治疗房颤可能引发不良后果,或复律后难以维持窦性心律者,不宜选用电复律治疗。

1)洋地黄中毒所致房颤或房颤伴低钾血症时,心肌应激性高,电复律易致室颤。

2)伴有高度或三度房室传导阻滞及房颤前有病态窦房结综合征者。

3)有外周动脉栓塞史或怀疑心房内有血栓者,是同步电复律的相对禁忌证,可正规抗凝治疗3周,尤其是经食管超声检查排除左心房/左心耳血栓时再行电复律。

4)慢性房颤病程超过5年,心室率不需药物控制亦缓慢者;或心胸比例大于0.55,左心房内径大于50mm者。

5)估计电复律后依靠药物难以维持窦性心律,或不能耐受胺碘酮或其他相关抗心律失常药物者。

6)风湿性心脏瓣膜病房颤伴风湿活动或亚急性细菌性心内膜炎者,中毒性心肌炎急性期伴房颤者。

2. 房扑 房扑被认为是同步电复律的最佳适应证,但在部分患者复律后房扑复发,有条件可采用导管消融治疗,成功率高、复发率低。

(1) 适应证:①持续性房扑药物治疗效果不佳者;②房扑以 1:1 房室比例下传,心室率加快,导致血流动力学迅速恶化者;③电复律后房扑复发,窦性心律难以维持,如果房扑以 1:1 房室比例下传伴心室率加快,可用低能量(5~10J)电击将房扑诱发为房颤,再用药物减慢心室率治疗;但部分患者房扑不能转为房颤或房颤又恢复为房扑。

(2) 禁忌证:①房扑时心室率自然缓慢或伴高度、三度房室阻滞以及病态窦房结综合征者,不宜行电复律治疗;②房扑发作时间较长,未经过正规抗凝治疗或经食管超声检查左心耳或左房内有血栓者。

3. 阵发性室上速

(1) 适应证:①非电复律方法处理无效,发作持续时间长,血流动力学受到影响时,采用电复律治疗,其成功率约 90%,所需能量较小(25~30J);②预激综合征伴发室上速药物治疗无效时,亦可行电复律。

(2) 禁忌证:①洋地黄中毒引起的室上速原则上不行电复律;②室上速发作频繁,药物预防发作效果不佳,不宜反复电复律治疗,导管射频消融术可使其得到根治。

4. 室性心动过速 室速电复律成功率达 98%~100%,治疗室速应遵循以下原则。

(1) 适应证:①室速不伴血流动力学障碍时用药物治疗,如果药物不能很快终止室速或血流动力学受到严重影响时,采用同步电复律;②发生室速后病情危急,如伴意识障碍、严重低血压、急性肺水肿等,应首选电复律治疗,不可因选用药物处理而延误抢救;③室速频率很快,QRS 波宽大畸形,甚至 T 波与 QRS 波难以区分,呈现心室扑动型室速时,放电难以同步,可采用低能量(100J)非同步电除颤。

(2) 禁忌证:洋地黄中毒的室速如果血流动力学尚稳定,不宜行电复律治疗。

5. 室颤与室扑 两者的临床表现及处理基本相同,均为心脏电除颤的绝对适应证。电除颤强调争分夺秒,室颤发生至第 1 次电击的时间至关重要,它直接影响除颤成功率及患者存活率。室颤的早期(1min 内)通常为粗颤,除颤成功率极高,几达 100%;若超过 2min,心肌因缺氧及酸中毒可由粗颤转为细颤,除颤成功率仅为 1/3,此时应在人工心肺复苏的同时注射肾上腺素 0.5~1mg 后重复电击除颤;一旦循环停顿超过 4min,电除颤的成功率极低。为了不延误抢救时机,目前主张心搏骤停时,即使无法确认是否系室颤所致,均应迅速"盲目除颤"。

第五节 电复律及电除颤的注意事项及操作步骤

1. 房颤患者复律前准备及注意事项

(1) 患者知情:虽然电复律的即刻成功率高,但其远期疗效,即转复后窦性心律的维持却不令人满意,同时有引起并发症的隐患。因此,对复发率高、窦性心律不易维持患者,不积极施行电复律术。择期电复律术前,应向患者及其家属解释电复律的利弊及可能出现的并发症,并签署知情同意书。

(2) 经食管超声心动图:用以发现心腔内血栓尤其是左心房内血栓,对于需要急诊电复律患者,若经食管超声心动图未发现血栓,则可在静脉注射肝素的基础上即刻行电复律治疗。择期电复律且经食管超声心动图发现血栓者,需经过一段时间抗凝治疗,待血栓消失后再行电复律治疗。

(3) 抗凝药物的应用:电复律转复房颤引发的栓塞发病率 1%~5%,栓塞常发生于电复律后 10 天内。一般认为房颤持续 48 小时即有血栓形成的可能。对于房颤病程不清楚或超过 48 小时者,转复前应充分口服抗凝药物 3 周,复律后继续 4 周(简称"前 3 后 4"),如应用华法林,需维持血液国际比值(INR)在 2.0~3.0。病程短于 48 小时,经食管超声心动图检查无血栓存在者,可以直接电复律,电复律前给一次静脉肝素。经食管超声心动图显示有血栓者,应正规口服抗凝药物。血流动力学不稳定者,需要立即电复律,之前也需给肝素一次,转复后继续抗凝 4 周。

(4) 抗心律失常药物的应用:电复律前使用抗心律失常药能提高复律成功率,减少复律所需电能,维持复律后窦性心律,了解患者对药物的耐受性。用于维持房颤电复律后的有效药物有胺碘酮、奎尼丁、普罗帕酮、维拉帕米、氟卡尼、索他洛尔等。具体药物选择依据有无基础心脏病及心脏病的类型而不同。对于伴有左心室收缩功能减低、急性心肌梗死患者选择胺碘酮。长期口服洋地黄类药物的患者,电复律前应停用洋地黄至少 1 天。用胺碘酮者,择期电复律时,电复律前服用胺碘酮 0.2g 每日 3 次,至少 3 天,电复律后服用胺碘酮 0.2g 每日 3 次,共 7~14 天;改 0.2g 每日 2 次,共 7~14 天;改 0.2g 每日 1 次。急诊电复律时,静脉使用胺碘酮 3mg/kg 缓慢静脉推注,继以 1~1.5mg/min 静脉泵入维持,电复律后服用胺碘酮 0.2g 每日 3 次,共 7~14 天;改 0.2g 每日 2 次,共 7~14 天;改 0.2g 每日 1 次。

(5) 纠正电解质及酸碱失衡:酸碱失衡、电解质紊乱可影响电复律效果,甚至引起更严重的心律失常。如低钾时心肌兴奋性增高,QT 间期延长,电击后易发生异位心律,若落在心动周期的易损期可引发室颤。因此复律前应积极纠正。

(6) 电能剂量的选择:用最低有效能量电击成功,同时最大限度地减少心肌损伤一直是人们关注的重点。20 世纪 90 年代中期,研制出双相脉冲波除颤器,采用低能量双相指数方波(BTE)。BTE 放电过程中能量释放分为正负两相。第一相放电过程中,能量根据置于患者胸前两个电极间的阻抗调整放电电流,通过"阻抗补偿"方式延长或缩短第一相放电持续时间并以恒定的电流输出能量,在第一相结束时发生极性翻转,即反方向继续输出电流,持续一定时间后终止放电。所以 BTE 的实际输出较单相波更加接近设定的能量输出,更加精确;能以恒定的电流进行放电,达到设定能量输出,较相同能量输出的单相波放电电流低约 30%,使皮肤、肌肉组织损伤明显减低。

根据患者阻抗不同调整放电电流,延长或缩短放电持续时间,并以恒定的电流输出能量。这使得新式低能量双相波电除颤不仅除颤成功率提高,患者自主循环恢复率亦提高,复苏存活者的机体及神经系统功能恢复均佳。目前,该技术已广泛用于新一代体外电复律及除颤器中,以及自动体外除颤器及埋藏式心脏自动除颤器(ICD)中(图 4-1)。

对于传统的单相波电复律/除颤能量选择,2010 年美国心脏协会/美国心脏病学会(AHA/ACC)制定的电击复律操作指南推荐初始电击参考能量:房颤为 200J;房扑和阵发性室上速所需能量为 50~100J;室速则分别对待,对形态及频率规则的单型室速,采用 100J;而对形态及频率均不规则的多型室速应与室颤同等对待,即 200J 的能量;室颤和室扑 200~360J。

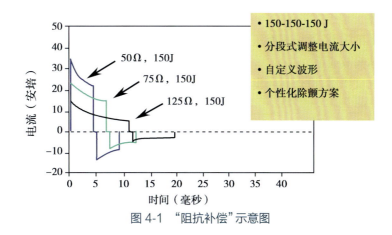

图 4-1 "阻抗补偿"示意图

我国第 9 版《内科学》,推荐室颤和室扑初始电击能量:双相波能量 200J,单相波能量 200~360J。若初始能量不能转复,可适当加大能量或用相同能量再次电击,仍不能转复者可第 3 次电击。一般每日不宜超过 3 次,但反复发作的室颤、室扑例外。

对儿童室颤患者,2010 年 AHA/ACC 指南建议:电复律首次能量 2J/kg(单相波或双相波);对第二次及以后的电复律,推荐能量至少为 4J/kg 或更高能量,要求能有效中止室颤。

《2016 中国心肺复苏专家共识》中建议:室颤/无脉性室速除颤时采用非同步直流电复律,单相波除颤器首次电击能量选择 360J,双相波除颤器首次电击能量选择应根据除颤仪的品牌或型号推荐,一般为 120J 或 150J。对心室静止(心电图示呈直线)患者不可电除颤,而应立即实施 CPR。

《心房颤动:目前的认识和治疗建议 2018》中建议:房颤电复律应选用同步模式,初始时可选择双相 150~200J 或单相 200~300J,避免多次电击;肥胖患者可选择较高的能量并适当增加压力使电极板紧贴皮肤,以提高转复成功率;特别瘦的患者可减少能量,以避免皮肤灼伤。如果不成功,不要重复相同能量再次放电,可更换电极板位置、上调能量、增加电极板压力。

电击能量的选择,还要考虑以下因素,如病种、患者心肌的条件(缺氧、酸中毒、体温过低、电解质失衡、洋地黄药物中毒等都可影响除颤效果)、心脏大小(心脏越大,能量需要越大)、心功能、病程、体重(体重大,能量需要大)以及重复电击与否(重复电击可使经胸电阻下降)等等。经胸阻抗大小对电能的选择至关重要。根据欧姆定律:I=U/R(I- 电流、U- 电压、R- 阻抗),阻抗大,需电流增大。为了减少经胸阻抗,应采取下列措施,电极板与皮肤之间涂导电胶或垫湿盐水纱布,两电极板之间的距离不能太大但也不能短于 10cm 以免导电物质渗漏引起短路,胸部多毛者应备皮。

(7)电极板的放置部位有 2 种:①前侧位,即一个电极板放在心尖部,另一个放在胸骨右缘第 2~3 肋间,该部位操作方便多用于急诊;②前后位,即一个电极板放在患者背部左肩胛下区,另一个放在胸骨左缘第 3~4 肋间。

(8)同步方式的选择:同步除颤的适应证为房颤、房扑、室上速及血流动力学稳定的室速;非同步除颤的适应证为室颤、室扑;血流动力学不稳定的室速也可采用非同步除颤,避免因同步困难而耽搁除颤。

2. 操作步骤

(1) 患者仰卧平床上,常规测血压,做心电图。

(2) 建立静脉输液通道。

(3) 连接好电复律器,检查其同步性能是否良好,并充电到所需能量水平。

(4) 吸氧。

(5) 静脉缓慢注射地西泮 20~40mg 或咪唑西泮 3~5mg,同时嘱患者倒计数报数直至其进入朦胧状态,达到患者睫毛反射开始消失的深度。

(6) 放置电极板。可前侧位或前后位。电极板应均匀涂以导电胶或垫 4~6 层湿盐水纱布。前侧位时,操作者应施以电极板压力,使其紧贴皮肤。

(7) 选择同步或非同步。同步复律时强调与心电图 R 波同步。

(8) 按下放电按钮进行电击。

(9) 电击后,立即听诊心脏并记录心电图,如未能转复可再次进行电击。

(10) 如果转复为窦性心律,应立即测血压、听心率、记录心电图,并与术前相对照,观察有无 ST 段抬高及 T 波变化,观察患者精神状态,检查四肢活动情况。连续监护 8h,观察患者生命体征及心率、心律情况,直至病情稳定。

第六节　特殊情况下的电复律

1. 洋地黄中毒所致的心律失常　洋地黄中毒时常见的心律失常包括室性早搏二联律或三联律、交界性心动过速以及各种不同程度的传导阻滞。此时心肌兴奋性增高,对电击的敏感性增加,电击可引起恶性心律失常。因此,原则上洋地黄中毒时禁忌电复律/除颤治疗,若快速心律失常伴严重血流动力学障碍需紧急电复律/除颤时,应从低电能(5J)开始,无效时逐渐加大电能,必要时可于复律前静脉注射利多卡因或苯妥英钠,尽量减少或避免严重室性心律失常的发生。

2. 植入心脏起搏器的患者尽可能用最低有效电能量;电极板的放置位置应尽量距离起搏器不少于 8~10cm;尽量用前后位置电极板;电击后立即测试起搏器的功能,重新程控起搏器。

3. 妊娠期间的电复律/除颤　电复律/除颤时,到达胎儿心脏的电能很小,引起胎儿室颤的概率很低。孕妇接受多次高能电复律治疗后分娩的婴儿正常,说明妊娠期间电复律/除颤是安全的。但实施电复律时仍应监测胎儿心电图,尽量选择低有效电能量。

第七节　电复律及电除颤的并发症及其处理

电复律/除颤并发症的发生率约为 14.5%,主要与基础心脏疾患和电击所用能量大小有关。除室颤强调一次除颤成功而首次电击能量较大以外,电复律宜尽量利用低水平的有效能量。

1. 诱发各种心律失常　①早搏(期前收缩):早搏发生率最高,认为与疾病本身和电刺激有关。②室速或室颤：室速或室颤的发生可因同步装置不良、放电能量不足、心肌本身病变、洋地黄过量、低钾、酸中毒等因素引起，如血流动力学不稳定应立即再行电复律/除颤。③缓慢性心律失常：最常见的是窦性心动过缓、窦性停搏和房室传导阻滞，这与直流电刺激迷走神经、复律前应用抗心律失常药物、本身已存在的潜在窦房结功能不良、房室阻滞等有关，多在短时间内消失，时间稍长可行短时间心脏按压，持续时间长或症状严重者可静脉注射阿托品 0.5~1mg 或静脉滴注异丙肾上腺素，每分钟 1~2μg，必要时行临时心脏起搏。

2. 栓塞 慢性房颤电复律成功后心房恢复有节律的收缩可使心房内的附壁血栓脱落，引起动脉栓塞，发生率为 1%~5%。

3. 低血压 低血压的发生率为 1%~3%，尤其多见于高能量电击后，大部分持续短暂，在数小时内可自动恢复，如果血压持续降低，严重影响重要脏器血流灌注时，可静脉滴注升压药物多巴胺等。

4. 急性肺水肿和心力衰竭 急性肺水肿常在电击后 1~3 小时内发生，发生率为 0.3%~3.0%。以左心房及左心室功能不良的解释较为合理。个别患者则可能与肺栓塞有关。发生肺水肿后应立即予以相应处理。

5. 心肌损伤 心肌损伤多因使用过大电击能量或反复多次电击所致，发生率约为 3%，表现为心电图 ST-T 改变，肌钙蛋白及心肌酶（CK-MB、LDH 等）轻度升高，历时数小时或数天，轻者密切观察，严重者予以相应处理。有文献报道，细胞内钙超载是电击后心肌细胞损伤的关键特征，认为电击前使用钙拮抗剂维拉帕米能减轻或限制这种损伤。

6. 皮肤灼伤 皮肤灼伤系电极板按压不紧或导电糊涂得太少或不均匀所致，也与多次重复高能量电击有关，表现为局部红斑或轻度肿胀，无须特殊处理即可自行恢复。

第八节 复律后护理

1. 保持呼吸道通畅。
2. 患者清醒前不要进食水。
3. 监测血压和心电图 2~4 小时。
4. 记录一份 12 导联心电图。
5. 烧伤的皮肤应使用油膏缓解症状。
6. 低血压者，平卧输液。

（杨桂棠　丁建　梁明　王祖禄　彭程飞）

参 考 文 献

1. Boriani G, Bartolini P, Biffi M, et al. Atrial signal analysis and defibrillation threshold assessment in chronic persistent and reinduced atrial fibrillation. J Cardiovasc Electrophysiol, 2002, 13: 449-454.
2. 《中国心脏起搏与心电生理杂志》编辑部，中国生物医学工程学会心脏起搏与心电生理分会. 关于心房颤动病人治疗的建议. 中国心脏起搏与心电生理杂志, 2002, 16: 161-173.

3. Guidelines 2000 for Cardiopulmonary Resuscitation and Emergency Cardiovascular Care. Part 6: advanced cardiovascular life support: section 2: Defibrillation. Circulation, 2000, 102 (Suppl I): 190-194.

4. 2005 AHA Guidelines for Cardiopulmonary Resuscitation and Emergency Cardiovascular Care, Part 5: Electrical Therapies Automated External Defibrillators, Defibrillation, Cardioversion, and Pacing. Circulation, 2005, 112: IV-35-IV-46.

5. Marenco P, Wang PJ, Link MS, et al. Improving survival from sudden cardiac arrest: the role of the automated external defibrillator. JAMA, 2001, 285 (9): 1193-1200.

6. Cooper JM, Katcher MS, Orlov MV. Implantable devices for the treatment of atrial fibrillation. N Engl J Med, 2002, 346 (26): 2062-2068.

7. January CT, Wann LS, Alpert JS, et al. 2014 AHA/ACC/HRS guideline for the management of patients with atrial fibrillation: a report of the American College of Cardiology/American Heart Association Task Force on Practice Guidelines and the Heart Rhythm Society. J Am Coll Cardiol, 2014, 130: e199-e267.

8. 黄从新, 张澍, 黄德嘉, 等. 心房颤动: 目前的认识和治疗的建议——2018. 中国心脏起搏与心电生理杂志, 2018, 32 (4): 315-368.

9. 中国研究型医院学会心肺复苏学专业委员会, 2016 中国心肺复苏专家共识, 中华灾害救援医学, 2017, 5 (1): 1-23.

10. van Alem AP, Chapman FW, Lank P, et al. A prospective, randomised and blinded comparison of first shock success of monophasic and biphasic waveforms in out-of-hospital cardiac arrest. Resuscitation, 2003, 58 (1): 17-24.

11. Neumar R W, Otto C W, Link M S, et al. Part 8: adult advanced cardiovascular life support: 2010 American Heart Association Guidelines for Cardiopulmonary Resuscitation and Emergency Cardiovascular Care. Circulation, 2010, 122 (18 Suppl 3): S729-S767.

第五章 心肺复苏在心搏骤停中的作用

第一节 心肺复苏概述

　　心搏骤停是公共卫生和临床医学领域中最危急的情况之一，表现为心脏机械活动突然停止，心脏射血功能消失，造成全身血液循环中断、呼吸停止和意识丧失，患者对刺激无反应，无脉搏，无自主呼吸或为濒死叹息样呼吸，心搏骤停如不能得到及时有效救治常致患者即刻死亡。患者在急性症状开始的1h内发生心搏骤停，导致脑血流突然中断，出现意识丧失，如经及时救治，部分患者可存活，否则可发生生物学死亡。心搏骤停发作突然，约10s即可出现意识丧失，如在4min~6min黄金时段内及时救治有可能存活，贻误者将出现生物学死亡，且罕见自发逆转者。高质量的心肺复苏（cardiopulmonary resuscitation，CPR）对于心搏骤停的救治至关重要。

　　CPR是一系列提高心搏骤停后生存机会的措施，主要包括基础生命支持、高级心血管生命支持及心搏骤停后救治。成功的CPR需要一整套完备的措施，各个环节相互协调、紧密衔接。2010年美国心脏协会（AHA）CPR及心血管急救指南指出生存链包括：①立即识别心搏骤停并启动急救系统；②着重胸外按压的早期CPR；③应用自动体外除颤仪（AED）快速除颤；④有效的高级生命支持；⑤综合的心搏骤停后治疗。2015年AHA心肺复苏及心血管急救指南则针对院内心搏骤停及院外心搏骤停的生存链作出区分，强调对于院内临床状况恶化的患者，要建立快速反应小组及紧急医疗团队提供早期干预，从而预防院内心搏骤停。这类小组是由医师、护士或呼吸治疗师的多种组合组成（图5-1）。2017年AHA指南更新进一步提升尽早实施高质量CPR的可行性，推荐分级分层的CPR实施方案，依据CPR培训及熟练程度对施救者实施CPR的方式进行区分，明确调度员在CPR中的指导作用，在不影响救助质量的前提下，提升了施救者的可操作性。此外，也强调了在CPR过程中持续胸外按压的重要性，首次提出不间断胸外按压的情况，给予每6s一次通气的CPR模式，为胸外按压与人工通气的关联方式提供新的思路。

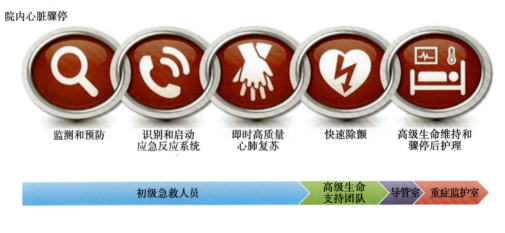

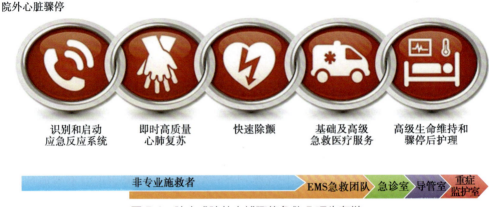

图 5-1　院内或院外心搏骤停急救 5 环生存链

2015 年 AHA 指南更新发布时,尚不明确的方面为:①持续胸外按压和 30 次胸外按压辅以 2 次人工呼吸的 CPR 模式对心搏骤停预后的影响;②高级气道建立对心搏骤停后 CPR 持续胸外按压和通气频率的影响。在 2017 年 AHA 指南更新中根据最新研究成果对上述问题进行了进一步规范(表 5-1)。

表 5-1　2017 年 AHA 心肺复苏与心血管急救指南更新
(成人基础生命支持和心肺复苏质量)具体条目

分类	具体条目	推荐级别	证据水平
调度员指导实施 CPR	调度员需指导呼救者对怀疑院外心搏骤停患者实施仅胸外按压的 CPR	Ⅰ	C-LD
旁观者实施 CPR	①无论是否有调度员指导,未经培训的旁观者都应对成人院外心搏骤停患者实施仅胸外按压的 CPR	Ⅰ	C-LD
	②仅培训过胸外按压 CPR 的旁观者,推荐对成人院外心搏骤停患者实施仅胸外按压的 CPR	Ⅰ	C-LD
	③培训过胸外按压和人工呼吸的施救者应对成人院外心搏骤停患者在持续胸外按压基础上实施人工通气	Ⅱa	C-LD

续表

分类	具体条目	推荐级别	证据水平
急救人员实施 CPR	①在建立高级气道支持(声门上气道管理或气管插管)之前,推荐急救人员实施 30∶2 的 CPR	Ⅱa	B-R
	②实施 30∶2 的 CPR 循环时,可不中断胸外按压给予通气	Ⅱa	B-R
	③在建立高级气道支持之前,急救人员也可以在持续胸外按压过程中每分钟予以 10 次(每 6 秒 1 次)人工呼吸	Ⅱb	C-LD
	④针对有目击的可除颤院外心搏骤停患者,采用综合救治干预措施最大限度避免中断胸外按压(例如,延迟通气等)	Ⅱb	C-LD
心搏骤停后 CPR	①在 CPR 期间,无论何时建立高级气道支持,救护人员应在实施持续不间断胸外按压的情况下,给予每 6s 一次的正压通气(10 次 /min)	Ⅱb	C-LD
	②在实施持续胸外按压时,可以给予 10 次 /min(每 6 秒 1 次)的人工呼吸	Ⅱb	C-LD
胸外按压-通气比例	训练有素的施救者救助成人心搏骤停患者时,应采取胸部压与通气比例为 30∶2 的胸外按压与人工通气的 CPR	Ⅱa	C-LD

注:① LEVEL A、B、C 指证据水平高、中、低;② R,randomized,随机化的;NR,nonrandomized,非随机化的;LD,limited Data,局限性数据;EO:expert opinion,专家观点。

第二节　心肺复苏分期

根据 2005 年 AHA 心肺复苏和心血管急救指南将 CPR 分为三期。

1. 成人基础生命支持　指心搏骤停后挽救生命的基础。基础生命支持主要包括:①开放气道;②人工通气;③胸外按压;④除颤。

2. 成人高级心脏生命支持　指在基础生命支持基础上,进一步提高心搏骤停后自主循环恢复可能,强化高级气道管理和生理参数监测。高级心血管生命支持主要包括:①进一步气道控制、气管内插管、确定气管位置;②正压通气;③开放静脉、药物支持循环;④鉴别诊断。

3. CPR 后综合管理　指在恢复自主心律后,稳定呼吸循环功能,保护生命器官,纠正水、电解质失衡,防止和处理并发症的一系列综合措施,其重点为脑复苏。

第三节　成人基础生命支持

成人基础生命支持(BLS)是心搏骤停后挽救生命的基础,主要是指徒手实施 CPR。BLS 的基本内容包括识别心搏骤停、呼叫急救系统、尽早开始 CPR、迅速使用除颤器 /AED 除颤。基础生命支持流程能帮助单个施救者来区分优先次序,但如由多个施救者组成的团队进行 CPR,应同时进行多种措施,尤其针对院内的心搏骤停患者,由多名经过训练有素的施救者组成的综合小组可以采用一套精心设计的方法,同时完成评估和多个步骤,增加患者心搏骤停后复苏存活可能。

一、识别心搏骤停并启动急救系统

医护人员如果发现患者突然倒地且意识丧失或在病床上四肢抽搐伴意识丧失,应立即拍打患者双肩并呼叫患者,以判断患者有无损伤和反应,便于判断意识状况。如果患者有头颈部创伤或怀疑有脊柱损伤,要避免不适当的搬动造成脊髓损伤,导致截瘫。患者的呼吸状况可通过直接观察胸廓起伏来确定,也可通过患者鼻、口部有无气流或在光滑表面产生雾气等方法来参考判断。判断呼吸的同时应该判断患者的循环征象。循环征象包括颈动脉搏动和患者任何发声、肢体活动等。检查颈动脉搏动时,患者头后仰,找到甲状软骨,沿甲状软骨外侧 0.5~1.0cm 处,气管与胸锁乳突肌间沟内即可触及颈动脉。一旦发现患者没有反应且无呼吸或呼吸几乎停止,或患者无脉搏(检查脉搏时间不应超过 10 秒,如果在 10s 内无法明确感觉到脉搏,应立即开始胸外按压),在最短时间内启动施行 CPR,指南强调单一施救者先开始胸外按压再进行人工呼吸,以减少首次按压的时间延迟,同时让其他人员迅速取来除颤器。

《2016 中国心肺复苏专家共识》将心搏骤停的前期预防分为家庭预防、社区预防和医院预防。家庭预防方面,家庭中每一个成员都应学习急救特别是心搏骤停的相关科学知识,知晓不同年龄段的家庭成员可能出现的心搏骤停高危因素,采取措施避免和预防其可能受到的伤害和意外。其次,每个家庭应该掌握力所能及的急救技能,制订家庭急救预案或计划,拟定转运路线。第一,要学会正确启动急救系统,正确拨打 120 急救电话,学会启动、利用当地社区或单位的辅助应急救护资源。第二,要掌握海姆利希手法(Heimlich maneuver),能够为气道阻塞(食物嵌顿或窒息)的家庭成员进行现场急救。第三,要掌握正确的 CPR 技术,学会 AED 的使用,最好是参加规范的 CPR 技术学习班(医疗机构、社区或各种公益组织开办),在专业人员的指导下掌握正确的 CPR 技术,也可以利用网络和视频等形式开展自学。第四,要根据家庭成员的健康和疾病状况掌握特殊的健康监测和急救知识,例如监测体温、血糖和血压,应用家庭远程生命监测装置等。最后,应该配备适当的急救装备,以防万一。例如,建立家庭急救信息卡,包括家庭具体住址及附近地标建筑、联系人电话、家庭主要成员既往慢性疾病史、药敏史等,放置于固定电话旁或固定位置,便于拨打急救电话时快速、准确提供相关信息;设立家庭急救药箱,配备常见急救物品(乙醇、方纱、绷带、手套等)和慢性疾病家庭成员可能需要的急救药品(如硝酸甘油、卡托普利、止喘药等);特殊的抢救设备,如自动体外除颤器(AED)、腹部提压心肺复苏仪、制氧机等。

社区预防方面,院外心搏骤停患者的存活依赖于社区内各种相互支持的要素,即旁观者第一时间识别心搏骤停,呼救,启动急救系统,立即实施 CPR 并及早电除颤,直到急救系统专业急救人员到达、接手,并将患者快速转运至医院急诊科或导管室,之后转入重症监护室进行复苏后治疗。理想情况下,所有院外心搏骤停患者都应该接受旁观者 CPR 和除颤,否则等到专业急救人员到达后才实施 CPR 和除颤,患者存活的概率极低。因此,完整、有效的预防体系是院外心搏骤停防治的关键。

二、心肺复苏

(一) 心肺复苏的施救顺序

2010 版和 2015 版美国 CPR 指南特别强调了高质量胸外按压的重要性,将成人和儿童(不包括新生儿)基础生命支持中的 A-B-C 流程更改为 C-A-B 流程。大多数心搏骤停施救顺序,尤其是心脏性猝死为胸外按压—开放气道—人工呼吸(即 C-A-B)。特殊情况,如溺水等窒息性心搏骤停,施救顺序为开放气道—人工呼吸—胸外按压(即 A-B-C)。

(二) 胸外按压

胸外按压是指进行有节奏地快速、有力按压,通过增加胸内压和直接压迫心脏产生血流,来保证患者重要器官的血液循环。患者应仰卧平躺于硬质平面,若胸外按压在床上进行,应在患者背部垫以硬板,对于应用防压疮气垫的患者,应在 CPR 前下拉快速放气带。为达到最好的按压效果,施救者应跪在患者胸部旁,或站在床旁。按压部位在胸骨中下部,双乳头连线中点(图 5-2),一只手的掌根放在按压部位,另一手掌根部叠放其上,手指离开胸部,以手掌根部为着力点进行按压;身体稍前倾,使肩、肘、腕位于同一轴线上,双肩垂直于按压的双手,双臂伸直,借上身的重力来协助按压,按压过程中双手始终与胸壁紧贴,以免两次按压之间位置移动(图 5-3)。对成人胸外按压速率为 100~120 次/min,并且按压的深度应不少于 5cm,但不超过 6cm。在每次按压后要允许胸廓充分回弹,按压者在按压间隙应避免倚靠患者胸部,因为按压时倚靠在患者身上,会影响胸廓回弹,回弹不充分会增加胸廓内压力,减少静脉回流、冠状动脉灌注压力和心肌血流,影响复苏存活率。成人胸外按压:通气比例推荐为 30∶2,直至自动体外除颤器到达且可以使用。表 5-2 为指南中强调的基础生命支持成人高质量 CPR 的注意事项。

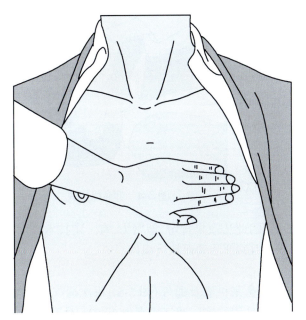

图 5-2 掌根放在胸骨中下部,双乳头连线中点

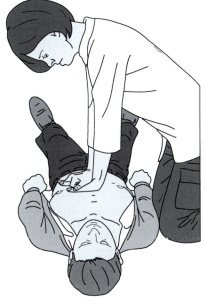

图 5-3 双手掌根交叠,手指离开胸壁,双臂伸直

表 5-2　基础生命支持成人高质量 CPR 注意事项

施救者应该	施救者不应该
以 100~120 次 / 分的速率实施胸外按压	以 <100 次 / 分或 >120 次 / 分的速率按压
按压深度至少达到 5cm	按压深度 <5cm 或 >6cm
每次按压后让胸廓完全回弹	在按压间隙倚靠在患者胸部
尽可能减少按压中的停顿	按压中断时间 >10s
给予患者足够的通气(30 次按压后 2 次人工呼吸,每次呼吸超过 1s,每次须使胸部隆起)	给予过度通气(即呼吸次数太多,或呼吸用力过度)

在按压 1min 后,通常会因疲劳而导致按压的频率和幅度下降;当有两名或以上的人员在场时,应每 2min(或者在每 5 个 30:2 的按压:通气比例循环进行后)轮换一次以保证按压的质量。为减少胸外按压的中断,每次轮换应在 5 秒内完成。尽量避免因检查患者而中断胸外按压。在实施保持气道通畅措施或使用除颤器时胸外按压中断时间不应超过 10s。在搬动患者时很难进行胸外按压,因此要尽量就地做 CPR。判断减少按压中断的标准是以按压分数(即胸外按压时间占整个 CPR 时间的比例)确定的,按压分数越高越好,至少应≥ 60%。

（三）开放气道

气道操作必须要迅速有效,并尽可能减少中断胸外按压。对于没有头颈部创伤的患者,应该使用仰头抬颏法保持气道通畅。如果怀疑有颈椎损伤,应使用双下颌上提法(托颌法)而不能拉伸头部。当双下颌上提法不能保证气道通畅时仍应使用仰头抬颏法。仰头抬颏法(图 5-4)即将左手放在患者前额部用力加压,使头后仰,右手的示指、中指抬起下颏,使下颌尖、耳垂与平地相垂直,以通畅气道,并立即开始人工呼吸,操作中应避免用力压迫下颌部软组织,以免造成气道梗阻,也不要用拇指抬下颌,如患者义齿松动,应取下,以防其脱落阻塞气道。托颌法即把手放置患者头部两侧,肘部支撑在患者躺的平面上,托紧下颌角,用力向上托下颌,如患者紧闭双唇,可用拇指把口唇分开。如果需要行口对口人工

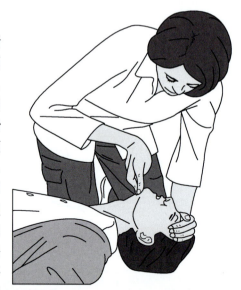

图 5-4　仰头抬颏法

呼吸,则将下颌持续上托,用面颊贴紧患者的鼻孔,此法效果肯定,但费力,有一定技术难度,对于怀疑有头、颈部创伤患者,此法更安全,不会因颈部活动而加重损伤。

（四）人工呼吸

要求使用气囊面罩人工呼吸或口对口、口对鼻来供氧及通气(图 5-5),每次通气时间要在 1s 以上,以保证足够的潮气量使得胸廓抬起。采用的按压通气比率为 30:2;对于已建立高级气道的患者,通气速率建议为 6s/ 次(10 次 /min)。不管采用何种方式的人工呼吸,施救者不应因此而延迟胸外按压。

1. **口对口通气** 人工呼吸时,应先保持气道通畅,左手捏住患者鼻子,防止漏气,施救者应口对口密闭,给予每次超过1s的吹气,确保通气时可见胸廓起伏,应避免通气过度。两次吹气间歇应注意放开患者的鼻子。引起通气困难最常见的原因是未能正确开放气道,如果第一次人工呼吸后患者的胸廓未能抬起,需重新用仰头抬颏法使气道通畅,再给予第二次人工呼吸。通过口对口人工呼吸而传播疾病的危险很低,也可使用通气屏蔽装置(如面膜、带单向阀的通气面罩、球囊面罩

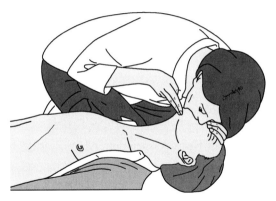

图 5-5 口对口人工呼吸

等)进行人工呼吸,以避免直接的口对口接触。口对口呼吸常会导致患者胃胀气,并可能出现严重合并症,如胃内容物反流导致误吸或吸入性肺炎、胃内压升高后膈肌上抬而限制肺的运动,所以应缓慢吹气,不可过快或过度用力,减少吹气量及气道压峰值水平,有助于减低食管内压,减少胃胀气的发生。对大多数未建立人工气道的成人,推荐500ml~600ml潮气量,既可降低胃胀气危险,又可提供足够的氧合。

2. **口对鼻通气** 如果患者的口腔有严重损伤,患者的口腔不能打开或者口对口很难密闭,不能进行口对口通气时,应进行口对鼻通气。

3. **球囊-面罩通气** 使用球囊面罩可提供正压通气,但未建立人工气道容易导致胃胀气,因此要求送气时间长,潮气量控制在可见胸廓起伏。但施救中挤压球囊难保不漏气,故单人复苏时易出现通气不足,双人复苏时效果相对较好。双人操作时,一人压紧面罩,一人挤压球囊通气。如果气道开放不漏气,挤压1L成人球囊1/2~2/3量或2L成人球囊1/3量可获得满意的潮气量。如果仅单人提供呼吸支持,施救者应位于患者头顶。如果患者未合并颈部损伤,可使患者头后仰或枕部垫毛巾或枕头,使之处于嗅闻位,便于打开气道,一手压住面罩,一手挤压球囊,并观察通气是否充分,双人球囊—面罩通气较单人效果更好。

(五) 电除颤

对于室颤患者,电除颤是救治室颤最为有效的方法,对于室颤患者每延迟1min除颤,抢救成功率降低7%~10%,因此早期电除颤是心搏骤停患者复苏成功的关键措施之一。现场仅1人时,如有除颤器立即除颤,并立即进行胸外按压。当现场有两名及以上人员时,一人应立即胸外按压,另一人迅速启动急救系统,并取来除颤器尽快除颤。

除颤器不能正常工作的常见原因:①未正确使用,未正确充电或除颤;②检查除颤放电模式,非同步除颤用于室颤、多形性室速和部分单形性室速(室率快速且QRS波很宽时,同步放电模式下除颤仪不能有效识别QRS波而不放电,故此时需选非同步放电);③检查电源,除颤仪没能提前充电或充电电池耗竭。

1. **室颤/无脉性室速**

(1) 尽早进行规范的CPR:高质量的CPR是抢救成功的重要保障。

(2) 尽早电复律:一旦获得除颤器,立即予以非同步直流电复律,单相波首次电击能量选择360J,双相波除颤器首次电击能量选择应根据除颤仪的品牌或型号推荐,一般为120J或150J,最大200J。电除颤后重新恢复CPR,直至5个周期(约2min)的按压与通气(按压与通

气比为30∶2)后再判断循环是否恢复,确定是否需再次电复律。最新专家建议若首次除颤无反应,可以三次除颤,在两次除颤期间不需要按压。如果三次除颤无反应,则继续胸外心脏按压。

(3)心搏骤停治疗中,CPR和电复律是首要任务,第2位才是用药。(图5-6)在CPR和电复律后,可开始建立静脉通道,考虑药物治疗:①实行至少1次电复律和2min CPR后心室颤动/无脉性室性心动过速仍持续时,可静脉应用肾上腺素,之后再次电复律。2019年(American Heart Association,AHA)心肺复苏急救指南指出:肾上腺素用于治疗可电击心律(心室颤动或无脉性室性心动过速)的心搏骤停情况下,不建议在第一次电击前给予肾上腺素,因为仅CPR加电击即有可能消除心室颤动/无脉性室性心动过速并恢复心脏自主节律、改善心肌血流灌注。不建议在第一次电击后立即使用肾上腺素(即第一次电击后行CPR 2min期间),因为施救者不知道心室颤动/无脉性室性心动过速是否已消除。如果第一次电

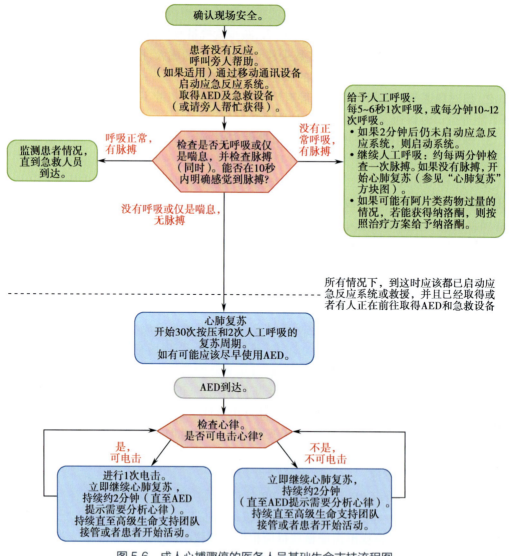

图5-6 成人心搏骤停的医务人员基础生命支持流程图

击成功(即心室颤动/无脉性室性心动过速消除),则肾上腺素推注可能会导致心室颤动/无脉性室性心动过速复发(或其他心律失常),且在自主节律恢复时氧需求增加。另一方面,如果在下一次心律检查中(即第一次电击加 2min 高质量 CPR 后)心室颤动/无脉性室性心动过速仍持续,建议第二次电击,立即恢复 CPR 并给予肾上腺素。理由是,此时心肌很可能存在局部缺血,因此即使第二次电击使心室颤动/无脉性室性心动过速终止,肾上腺素和高质量 CPR 也会改善心肌灌注,并有可能使心脏恢复并维持自主节律。另一方面,如果第二次电击不能消除心室颤动/无脉性室性心动过速,则肾上腺素和高质量 CPR 可能有助于改善 CPR 效果,并使第三次电击成功的可能性增加。②对 CPR、电复律和肾上腺素无效时,可快速静注胺碘酮,之后再次电复律;③在无胺碘酮或不适用时,可用利多卡因。

2. 无脉性电活动/心室停搏 无脉性电活动/心室停搏,并称为电-机械分离;应立即行 CPR 2min,再重新检查心律,观察心律有无变化,如无变化继续持续进行上述抢救措施。有应用抢救药品的条件时,应给予肾上腺素,不推荐常规使用血管加压素或阿托品。对心脏停搏患者,除非有尖端扭转型室速,不推荐常规给予硫酸镁。

第四节 成人高级生命支持

成人高级血管生命支持影响生存链的多个关键环节,包括预防心搏骤停、治疗心搏骤停和改善心搏骤停后自主循环恢复患者预后的重要措施,心搏骤停包括气道管理、通气支持以及治疗缓慢型性心律失常和快速性心律失常几个方面。治疗心搏骤停时,高级心血管生命支持建立在基础生命支持的基础之上,以进一步提高自主循环恢复的可能、高级气道管理和生理参数监测。自主循环恢复后,用综合的心搏骤停后治疗可改善存活率和神经功能预后。

一、高级气道建立

目前还没有足够的证据确定心搏骤停复苏期间放置高级气道与其他治疗措施的最佳时机。有关院内心搏骤停研究中,更早时间(<5min)建立侵入性气道与改善自主循环恢复无关,但与改善 24h 存活率有关。

一旦高级气道建立,按压者应持续胸外按压,不因通气中断按压。通气者应每 6s 给予一次通气(10 次/min),应避免通气次数过多,因为这会降低 CPR 期间静脉回流和心排血量。

(一) 声门上气道

声门上气道是用来维持气道开放和便于通气的仪器。与气管插管不同,插入声门上气道不需要看见声门,所以,声门上气道可在不中断胸外按压时插入。可用于心搏骤停时的声门上气道包括喉罩、食管-气管导管和喉管。研究表明,声门上气道能提供与球囊-面罩或气管插管一样有效的通气。

1. 喉罩 喉罩可提供比面罩更安全和可靠的通气方法。尽管喉罩不能确保绝对不发生误吸,但与球囊-面罩相比喉罩出现反流更少,误吸少有。与气管插管相比,喉罩可提供相当的通气。

因为放置喉罩不需要喉镜和暴露声带,放置和使用喉罩比气管内插管更简单。当进入患者气道的路径有限时,或可能有不稳定的颈部损伤,或不可能准确地放置气管插管的位置时,喉罩也有优于气管插管的优势。

成功插入喉罩后,少部分患者不能用喉罩通气,所以,施救者应有可备用的气道管理策略。对于受过使用喉罩培训的专业医务人员,用于心搏骤停患者的气道管理时,可接受使用喉罩替代球囊-面罩通气或气管插管。

2. 食管-气管导管 食管-气管导管(esophageal-tracheal tube,Combitube)与气管插管一样,可以隔离气道、降低误吸的风险并提供可靠的通气。食管-气管导管相比于气管插管,更容易学习、培训。使用食管-气管导管时,如果其末端在食管或气管的位置识别错误,可能会出现致命并发症。因此,操作过程中确认位置很有必要。使用食管-气管导管的其他可能的并发症是食管损伤,包括穿孔、擦伤和皮下气肿。

3. 喉管 喉管的优点与食管-气管导管一样,喉管更简单,更容易插入(与食管-气管导管不同,喉管仅能进入气管)。目前关于心搏骤停使用喉管的资料有限。对受过使用培训的专业医务人员,在心搏骤停气道管理时,可以考虑喉管替代球囊面罩通气或气管插管。

(二) 气管插管

目前气管插管是心搏骤停期间气道管理的最经典方法。气管插管具有保证气道专用、可以吸除气道内分泌物、可以输入高浓度的氧气、可作为一些药物的备用给药途径、便于调节潮气量和使用气囊保护防止误吸等优点。但是,不熟练的人员插管会导致并发症,如口咽创伤、不可接受的长时间中断胸外按压和通气、插管时间过长或未识别误插或移位导致的低氧血症。

紧急气管插管的指征:①对无意识的患者不能用球囊和面罩提供充足的通气;②没有气道保护反射(昏迷或心搏骤停)。

CPR 期间,施救者应尽量减少胸外按压中断的次数和时间,一旦胸外按压暂停,施救者就准备好开始气管插管,插管中断的时间能减至最少。只有在插管者必须看清声带并插入气管导管时,才中断胸外按压,目标是限制中断时间在 10s 之内。气管导管通过声带后,按压者应该立即准备继续胸外按压。如果首次插管不成功,进行第二次插管可能合理,但应早考虑使用声门上气道。

(三) 确认导管位置

1. 临床评估确认导管位置 高级气道建立后,施救者应立即全面评估以确保导管在合适的位置。评估时不需要中断胸外按压。临床评估包括:观察两侧胸廓起伏情况,在上腹部听诊(应听不见呼吸音)和两侧肺野听诊(呼吸音应对称和足够)。如果怀疑导管不在位,用喉镜观察导管是否通过声带。如果仍有怀疑,应拔出管子给予球囊-面罩通气,直到重新插管。

2. 应用仪器确认导管位置 气管插管后和整个复苏期间,除临床评估外,还应使用仪器确认正确位置。

(1) 呼气 CO_2 探测仪:呼气 CO_2 探测仪检测呼气 CO_2 是确认气管内插管位置的几种独立方法之一。在心搏骤停测到呼气 CO_2(显示阳性结果),通常是插管在气管内的可靠指标。用 CO_2 波形图确认心搏骤停患者气管插管位置的研究显示,识别气管导管正确位置的敏感性和特异性都为 100%。建议除临床评估外,持续 CO_2 波形图可作为确认和监测气管插管正确位置的最可靠方法。

考虑到比色计和非波形图的呼气 CO_2 检测仪使用简单,当没有 CO_2 波形图时,除临床评估外,可用这些方法作为确认心搏骤停患者导管正确位置的初始检测方法。但是,比色计呼气 CO_2 检测仪和非波形图呼气末二氧化碳(endtidal carbon dioxide,ETCO2)参数测定的研究显示,这些仪器的准确性没有超越确认心搏骤停患者气管插管位置的听诊和直接观察。

(2) 食管探测仪:食管探测仪由一个压扁并连接在气管导管的球囊构成。如果导管在食管内(食管探测仪显示阳性结果),食管探测仪的吸力将使食管腔塌陷或吸引食管组织堵住导管远端,此球不再扩大。食管探测仪也可由连接到气管导管的注射器构成,施救人员尝试抽吸注射器内芯,如果导管在食管内,无法用注射器拉动内芯(抽吸空气)。但是,食管探测仪的准确性不优于确认心搏骤停患者气管插管位置的听诊和直接观察。由于食管探测仪使用简单,当没有 CO_2 波形图时,除临床评估外,可用这些方法作为确认心搏骤停患者导管正确位置的初始检测方法。

(3) 胸壁电阻:胸壁电阻很小,因为空气导电性低,吸气期间比呼气期间明显增高。初步研究显示,用标准除颤电极贴测量的胸壁电阻的变化可以鉴别气管和食管插管。有报道显示,气管导管插入食管后通气所致胸壁电阻的变化消失,但其有效性和准确性尚需进一步研究确认。

(四) 插管后气道管理

插入和确认气管插管的正确位置后,施救人员应该在门牙处标记插管深度,并予以固定保护。患者抬头和低头时或从一个位置搬移到另一个位置时,气管导管很可能移位。推荐用 CO_2 波形图持续监测气管导管的位置。气管导管应用带子或商业仪器安全固定,使用仪器和带子时避免压住颈部前面和侧面,否则会降低大脑的静脉回流。在导管确认并固定后,尽量拍摄胸部 X 线以确认气管导管的末端位于正确位置。

(五) 高级气道建立后的通气

因为心搏骤停期间心排血量比正常时低,所以通气的需求也降低。对于已建立高级气道的患者,通气速率建议为 6s/ 次(10 次 /min),不需暂停胸外按压(除非按压不中断时通气不足)。

二、常用药物

迄今为止,未能证实任何药物应用与心搏骤停患者生存预后有关。CPR 时,施救人员应首先开展基础生命支持、电除颤、适当的气道管理,而非先应用药物。开始基础生命支持后,尽快建立静脉通道,同时考虑应用药物抢救,抢救药物的给药途径限于静脉通道或经骨通道。心搏骤停期间药物治疗的主要目的是促进自主心律的恢复和维持。药物应用可提高自主循环恢复几率,但不能改善脑功能恢复良好的长期存活率。

2019 年 AHA 心肺复苏急救指南更新:

肾上腺素用于不可电击心律的心搏骤停(无脉性电活动 / 心搏停止):对于不可电击心律,AHA 建议提供高质量 CPR,并在可行时尽早给予肾上腺素。其依据为需要优化 CPR,因为,除非冠状动脉(心肌)灌注得到改善,否则无自发节律的缺血性心室不会得到功能改善。肾上腺素的 β- 肾上腺素能(血管收缩)作用有助于改善 CPR,对于不可电击心律患者,除高质量 CPR 和肾上腺素以及寻找并治疗可逆原因外,目前无其他方法。

给予抗心律失常药物和肾上腺素用于治疗可电击心律(心室颤动或无脉性室性心动过速)的心搏骤停:无证据表明,抗心律失常药物最好在肾上腺素之前或之后给药,甚至何时给药,此类决定可能取决于紧急情况。经验丰富的施救人员可以根据患者的需求施行个体化给药顺序。例如,对于心室颤动反复发作的患者,与肾上腺素(这种情况下甚至可能导致心律失常)相比,其可能更多因抗心律失常药物(如胺碘酮或利多卡因)的节律稳定作用而获益。相反,持续心室颤动患者可能需要先改善CPR,然后经冠状动脉将任何其他药物充分递送至心脏。也就是说,肾上腺素加高质量CPR可能会改善冠脉和心肌灌注,并在给予胺碘酮或利多卡因时增加心脏复律成功的可能性。需要进行前瞻性随机研究获得更多证据,以确定心搏骤停期间药物给药的最佳时机。

(一) 肾上腺素

肾上腺素主要激动 α 和 β 肾上腺素能受体。主要药理作用:增强心肌收缩力;提高CPR期间的冠状动脉和脑灌注压,增加冠脉及脑血流量;增加心肌自律性和使室颤易被电复律等,为一线的复苏选择用药,可用于电击无效的室颤/无脉性室速、心脏静止或无脉性电活动。在至少2min CPR和1次电除颤后,每3~5min应经静脉注射一次1mg肾上腺素。每次从周围静脉给药后应该使用20ml生理盐水冲管,以保证药物能够到达心脏。因心内注射可增加发生冠状动脉损伤、心脏压塞和气胸的危险,同时也会延误胸外按压和肺通气开始的时间。因此,仅在开胸或其他给药方法失败或困难时才考虑应用。对于心律不可电击转而接受肾上腺素治疗的心搏骤停患者,建议尽早使用肾上腺素。递增肾上腺素剂量的方法不能提高患者存活率。指南强调联合使用加压素和肾上腺素,相比使用标准剂量的肾上腺素在治疗心搏骤停时没有优势,因此为了简化流程,已将加压素从成人心搏骤停流程中去除。

2019年AHA建议可电击的心肺复苏,在电击2次后应用肾上腺素。不主张应用过早。

(二) 胺碘酮

胺碘酮为Ⅲ类抗心律失常药物,可以用于对CPR、除颤和血管活性药治疗无反应的室颤或无脉性室速。用法为首剂300mg(或5mg/kg)加入5%葡萄糖溶液20ml稀释后快速推注,如有需要,3~5min后再次应用150mg。如果电复律成功,多需应用维持剂量以减少复发,在首个24小时内使用维持剂量,开始6小时内1mg/min,之后18小时为0.5mg/min,每日总量不超过2.0g。胺碘酮的临床药物中含负性心肌收缩力和扩血管作用的成分,可引起低血压和心动过缓,这常与给药的量和速度有关,预防的方法就是减慢给药速度,尤其是对心功能明显降低或心脏明显扩大者,更要注意给药速度,同时应监测血压。

(三) 利多卡因

指南指出,目前的证据不足以表明在心搏骤停后常规应用利多卡因的确切疗效,但是在室颤或无脉性室速导致的心搏骤停,无胺碘酮或胺碘酮不适用时,可以考虑给予利多卡因,初始剂量为1.0~1.5mg/kg静脉注射,如果室颤/无脉性室速仍持续发作,每隔5~10min后可再用0.50~0.75mg/kg静脉注射,直到最大量为3mg/kg。

(四) 硫酸镁

硫酸镁仅用于尖端扭转型室速和伴有低镁血症的室颤/室速以及其他心律失常两种情况。用法:对于尖端扭转型室速,紧急情况下可用硫酸镁1~2g加入50~100ml液体中静滴。必须注意,硫酸镁快速给药有可能导致严重低血压和心搏骤停。

(五) 碳酸氢钠

血液pH低会影响除颤成功率、影响自主循环恢复或短期的存活率,目前关于在心搏骤停和复苏时酸碱失衡病理生理学的解释为:低血流条件下组织中产生的 CO_2 发生弥散障碍。所以在心搏骤停时,足量的肺泡通气和组织血流的恢复是控制心搏骤停后酸碱平衡的基础。这就要求首先要进行胸外心脏按压,然后迅速恢复自主循环。只有在一定的情况下,应用碳酸氢盐才有效,例如患者原有代谢性酸中毒、高钾血症、三环类或苯巴比妥类药物过量。此外,对于心搏骤停时间较长的患者,应用碳酸氢盐治疗可能有益,但只有在除颤、胸外心脏按压、气管插管、机械通气和血管收缩药治疗无效时方可考虑应用该药。应根据患者的临床状态应用碳酸氢盐,使用时以 1mmol/kg 作为起始量,在持续 CPR 过程中每 15min 给予 1/2 量,最好根据血气分析结果调整补碱量,防止产生碱中毒。

(六) 其他

1. 纳洛酮 对于已知或疑似阿片类药物成瘾的患者,如果无反应且无正常呼吸,但有脉搏,可在标准基础生命支持救治的同时,给予患者纳洛酮 0.4mg 肌内注射或 2mg 鼻内给药,并可在 4min 后重复给药。2014 年,美国食品和药物管理局(FDA)审批通过了纳洛酮自主注射器。

2. β受体阻滞剂 有研究提示使用 β 受体阻滞剂与生存率增加相关。但目前的证据不足以支持心搏骤停后 β 受体阻滞剂的常规应用。对于因室颤/无脉性室速导致心搏骤停,可以考虑尽早开始或继续口服或静脉注射 β 受体阻滞剂。不过,β 受体阻滞剂可能引起或加重血流动力学不稳定的情况,加剧心力衰竭,引起缓慢性心律失常,应该个体化评估患者是否适用 β 受体阻滞剂。

3. 溶栓治疗 对心搏骤停患者,溶栓治疗不作为常规使用。溶栓治疗增加颅内出血风险,但怀疑或确定肺栓塞是心搏骤停的病因时,可考虑经验性溶栓治疗。

4. 静脉脂肪乳剂 对于局部麻醉剂中毒而发生先兆神经性中毒或心搏骤停的患者,可以在标准复苏质量的基础上,同时给予静脉脂肪乳剂。对于因其他形式的药物中毒导致标准复苏措施失败的患者,可以给予静脉脂肪乳剂。

三、其他

心搏骤停时不推荐常规使用起搏治疗。心前区拳击复律可用于终止血流动力学不稳定的室性快速性心律失常,但不应延误 CPR 和除颤。

第五节　心肺复苏的监测指标

一、临床观察

CPR 有效及停止的指征

1. CPR 有效的指标

(1)触及大动脉搏动。
(2)面色(口唇)转为红润。
(3)瞳孔由大开始缩小,趋于正常。
(4)血压:60/40mmHg 以上。

(5) 出现各种反射,睫毛反射、瞳孔对光反射。
(6) 神志好转,肢体出现无意识的挣扎动作。
(7) 自主呼吸恢复。
(8) 心电图转为稳定或近似正常。

2. CPR 停止的指征
(1) 已恢复自主呼吸和心跳。
(2) CRP 进行 30min 以上,检查患者仍无反应、无呼吸、无脉搏、瞳孔无回缩。
(3) 确知开始 CRP 前循环呼吸停止已超过 15min 以上者(理论上无成功可能,实际工作中慎重放弃)。

二、监测 CPR 的技术方法

(一) 直接反映 CPR 效果的技术

1. **冠脉灌注压** 冠脉灌注压是最经典的指标,也是 CPR 质量评价的"金标准"。但临床实践中常难以获得,通常建议以舒张期的有创动脉压作为参考和替代。

2. **呼气末 CO_2 波形图** 呼气末 CO_2 波形图是 2015 欧洲复苏委员会复苏指南的重点推荐,能够很好地反映人工循环的心排血量水平,还可确定高级气道的放置位置并在 CPR 期间识别自主循环恢复。自主循环恢复,指南还推荐其可以作为复苏预后评价的指标,是不错的监测指标,但前提是需要建立高级气道。对于插管患者,如果经 20min CRP 后,CO_2 波形图检测的呼气末 CO_2 不能达到 10mmHg,可将此作为停止复苏的多模式方法的一个因素,但不能单凭此点做决定。

3. **心电图波形分析** 心电图波形分析也是经典的评价指标之一,可反映心肌灌注及电活动的状态,作为除颤时机的判断指标更为合适。

4. **脑部血氧饱和度** 脑部血氧饱和度监测提供了一种全新的无创监测 CPR 质量的方法,可以了解 CPR 过程中实时的脑灌注及脑组织供氧情况,但还需进一步临床验证。

(二) 最常用的对 CPR 实施质量监测的技术

目前最常用的对 CPR 实施的质量监测,包括按压深度、频率、胸廓回弹、按压分数等指标。

(三) 不能直接反映复苏质量,却能显著改善 CPR 质量的技术

例如心电滤波技术能够将按压干扰波形从心电监测的波形中滤除,在无须停止按压的情况下,即可判断心律失常类型,可显著提高按压分数以及除颤成功率。血氧饱和度监测易受环境温度、患者外周循环等条件影响,并不是很好的质量监测指标,但联合心电图协同分析,却能很好地判定复苏后自主循环恢复。

第六节 团队心肺复苏流程

CCU/ICU 需要建立及培训团队心肺复苏技术,即使普通病区,也需要设立心肺复苏急救小组,每位成员都要有替补队员,以免突发抢救人员不齐。如遇到此情况,需要尽快调配其他病区医护人员参与团队心肺复苏。

本操作流程基于每位参与抢救医护人员都有一个特定的位置,而每个位置都有各自的操作规程。设置抢救组长 1 名(图 5-7)。

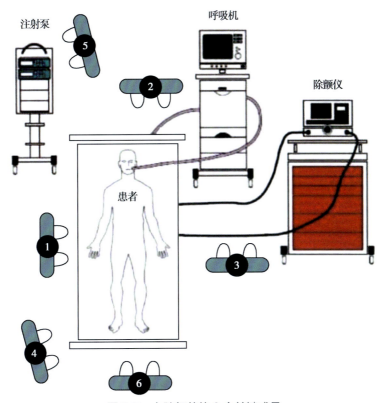

图 5-7 心肺复苏的 6 个关键成员
1.负责心脏按压;2.负责气道和呼吸管理;3.负责除颤仪;4.组长;
5.负责药物和注射泵;6.负责协调及记录。

1 号成员:站立于抢救患者床右侧,负责心脏按压

(1)第一位到场或最早识别心搏骤停的医护人员。

(2)立即胸外心脏按压

1)用力按压(5~6cm)。

2)快速按压(100~120 次 /min)。

3)确保胸廓完全回弹,避免在两次胸外按压之间倚靠在患者胸壁上。

4)减少按压中断:胸外按压比例为总复苏时长中胸外按压时间所占比例,目标至少 60%,最佳 80%。

(3)心脏停搏或严重心动过缓的患者,向组长报告给血管活性药物及准备临时起搏。

(4)室颤患者,向组长报告,配合电除颤(如不能立即获得除颤仪,应先进行心脏按压)。

(5)在除颤后未确定转为窦性心律或有效起搏,应持续胸外心脏按压。

2 号成员:站立于抢救患者床头右侧,负责气道和呼吸

(1)使用简易呼吸器送气时听诊双肺底部,在 1 号成员进行心脏按压的同时,手动通气,无高级气道时使用 30∶2 的比例。

(2)当麻醉科医师到场后交由麻醉科医师管理气道,气管插管和呼吸。
(3)检查气管插管,检查双侧进气情况 - 视诊、听诊、触诊。
(4)如果气道和呼吸正常,重新将患者连接上呼吸机。
(5)血氧饱和度低于 90%,增加呼吸机给氧浓度至 100%,关闭呼吸末正压通气(PEEP)。
(6)断开呼吸机,使用简易呼吸器并且进行气道和呼吸评估,有高级气道时使用 10 次 /min 的频率通气,避免过度通气。

3 号成员:站立于抢救患者左侧,负责除颤仪

(1)调整除颤仪的设置。
(2)室颤 / 无脉性室速:体外电除颤。
1)每次应用 150J(双相)能量电除颤。
2)1~3 次除颤,在两次除颤期间无须按压。
3)如果除颤无反应,则继续胸外心脏按压,静脉给予血管活性药物如肾上腺素 1~2mg 后再行电除颤。
(3)心脏停搏或严重心动过缓的患者,向组长报告,以便给血管活性药物及准备床旁心脏临时起搏;或将除颤仪(具备体外起搏功能)设置改为体外起搏。
1)链接电极片(前 - 后或右胸 - 心尖)。
2)连接心电图导线(未连接导线前请勿起搏)。
3)起搏,评估反应。

4 号成员:站立于抢救患者床尾左侧,抢救组长

(1)明确宣布自己负责领导本次抢救。
(2)确定心搏骤停。
(3)确定气道通畅且已经进行气道保护。
(4)确定双侧呼吸正常,吸入氧浓度 100%。
(5)确定胸外心脏按压效果良好。
(6)检查心律、心率。
(7)下达抢救用药医嘱及指令实施心脏胸外按压、电除颤。
(8)下达停止抢救指令。

5 号成员:站立于抢救患者床头左侧,负责药物和注射泵

(1)建立静脉通路。
(2)每次给药彻底冲洗静脉通路。
(3)保留所有已经使用药品的药瓶以便记录。
(4)每次给药时报告给组长再次确定,报告协调记录员。

6 号成员:站立于抢救患者床尾,承担重要职责,负责抢救协调及记录,应由高年资护士或护士长担任

(1)确保有足够的空间放置设备,隔离抢救现场。
(2)协助药物配制、获取抢救所需器械等。
(3)记录抢救时间,包括胸外按压开始时间、持续时间、电除颤次数及能量、抢救停止时间。
(4)记录每次给药时间,药物名称及剂量。
(5)抢救结束后负责监督抢救现场整理。

第七节　心肺复苏的分类

目前临床和基础研究证实一些非传统 CPR 方法与设备能够提高患者的生存率和改善神经功能预后，但尚需掌握好适应证并充分发挥各自的优势和长处，多元化的 CPR 手段尤其为特殊情况下心搏骤停患者提高了生存概率。

一、胸外按压 CPR

胸外按压是指一直以来最为广泛应用的传统按压方法，在第三节中已详细描述，此处不再赘述。

二、腹部提压 CPR

腹部提压 CPR 是一种突破传统复苏理念，我国自主研发的创新性复苏技术，采用腹部提压心肺复苏仪对腹部进行提拉与按压，通过使膈肌上下移动改变胸腹内压力，建立有效的循环和呼吸支持。实施时通过底板吸盘吸附于患者中上腹部，以 100 次/min 的频率连续交替对腹部实施向下按压（按压压力 40~50kg）和向上提拉（提拉拉力 20~30kg），达到同步建立人工循环和通气，直至自主循环恢复或复苏终止。

适应证：①开放性胸外伤或心脏贯通伤、胸部挤压伤伴心搏骤停且无开胸手术条件；②胸部重度烧伤及严重剥脱性皮炎伴心搏骤停；③大面积胸壁不稳定（连枷胸）、胸壁肿瘤、胸廓畸形伴心搏骤停；④大量胸腔积液及严重胸膜病变伴心搏骤停；⑤张力性及交通性气胸、严重肺大疱和重度肺实变伴心搏骤停；⑥复杂性先天性心脏病、严重心包积液、心脏压塞以及某些人工瓣膜置换术者（胸外按压加压于置换瓣环可导致心脏创伤）；⑦主动脉缩窄、主动脉夹层、主动脉瘤破裂继发心搏骤停；⑧纵隔感染或纵隔肿瘤伴心搏骤停；⑨食管破裂、气管破裂和膈肌破裂伴心搏骤停；⑩胸椎、胸廓畸形，颈椎、胸椎损伤伴心搏骤停；⑪传统 CPR 过程中出现胸肋骨骨折者。腹部外伤、腹主动脉瘤、膈肌破裂、腹腔器官出血、腹腔巨大肿物为禁忌证。传统 CPR 常并发胸肋骨骨折，而影响到胸外按压深度及胸廓回弹幅度，不能保证高质量的 CPR，腹部提压 CPR 弥补了传统 CPR 的不足，尤其在创伤、灾害及窒息等特殊条件下的心搏骤停抢救中已逐步显现出独特的优势，与传统 CRP 协同在完善高质量的 CPR 中发挥重要作用。

三、开胸直接 CPR

直接心脏挤压是一种特殊的 CPR 方法，可能会为脑和心脏提供接近正常的血流灌注。该方法多在胸部外伤、心脏压塞、心胸外科手术等特殊的条件下才使用。研究表明，心搏骤停早期，经短期体外 CPR 无效后，直接心脏挤压可提高患者的存活率；急诊开胸心脏挤压是有创的，可能会导致部分患者死亡，不提倡常规实施开胸直接心脏挤压的 CPR。

开胸心脏挤压 CPR 可用于某些特殊情况，但不应作为复苏后期的最后补救措施。目前心搏骤停开胸的指征包括：胸部穿透伤引起的心搏骤停；体温过低、肺栓塞或心脏压塞；胸廓畸形，体外 CPR 无效；穿透性腹部损伤，病情恶化并发心搏骤停。

四、膈下抬挤 CPR

膈下抬挤 CPR 在规避徒手胸外按压和开胸心脏挤压不足的同时,结合临床实际针对不同境遇下出现的心搏骤停,依据只有贴近心脏的挤压才能保证较好心排血量的原则,由我国医师设计的剖腹经膈肌下向上向前抬挤心脏的 CPR 方法。如果患者剖腹手术时出现心搏骤停,常规应用胸外按压进行 CPR,由于腹部切口敞开,胸外按压难以充分发挥"心泵"和"胸泵"的作用,使临床 CPR 成功率大幅降低。使用经膈下抬挤 CPR 法,可以用手经腹部切口自左侧膈肌将心脏直接挤压至胸壁内侧,实现对心脏的挤压,产生 CPR 的效果。

具体操作方法:施救者将右手从手术切口伸入膈肌下方,将 2~5 指并拢,放置于心脏后下方膈肌贴附面处,左手掌置于胸骨中下 1/3 处固定后,双手配合以右肘关节协调带动右手 2~5 掌指有节律冲击性地向胸骨处抬挤,使膈肌上移 4cm~5cm,然后迅速放松使膈肌回至原位,如此交替进行,抬挤心脏频率为 100 次 /min~120 次 /min。

五、体外膜肺 CPR

体外膜肺氧合(ECMO)已经是非常成熟的常规心肺重症治疗技术。通过紧急建立急诊体外循环也可作为心搏骤停治疗的循环辅助措施,该方法是通过股动脉和股静脉连接旁路泵而不必开胸。实验和临床研究已经证实,救治延迟的心搏骤停时,ECMO 可改善血流动力学状况及存活率和神经功能预后。鉴于该项复苏技术的复杂性以及昂贵的使用成本,ECMO 不能作为一种常规复苏选择,只有在可能对患者很有利的情况下才考虑使用,例如存在可逆的病因(急性冠脉闭塞、大面积肺栓塞、顽固性室颤、深低温、心脏损伤、重度心肌炎、心肌病、充血性心力衰竭和药物中毒)或等待心脏移植。2019 年 AHA 心肺复苏急救指南更新:无充分证据建议心搏骤停患者常规使用体外 CPR。在有熟练的医师迅速实施的情况下,如果常规 CPR 努力失败,可考虑将体外 CPR 作为某些患者的抢救治疗。

六、机械复苏装置 CPR

机械复苏装置的一个优点是始终保持一定的按压频率和按压幅度,从而消除了施救者疲劳或其他因素引起的操作变动,延长了高质量胸外按压的时间,但仅限于成人使用。然而所有机械复苏装置都有一个缺点,即在安装和启动仪器时需中断胸外按压。目前,尚无证据显示机械复苏在改善血流动力学指标和存活率方面比传统 CPR 有更好的优势,因此不推荐常规使用,人工胸外按压仍是治疗心搏骤停的救治标准,但在进行人工胸外按压困难时或危险时的特殊条件下(如转运途中在救护车内、野外环境、长时间 CPR、人员不足或在血管造影室内 CPR 等),机械复苏可以替代传统 CPR。

目前,较成熟的机械复苏装置有活塞式机械复苏装置、主动式胸部按压 - 减压复苏装置、压力分布带式复苏装置和微型机械复苏装置。

1. 活塞式机械复苏装置　活塞式机械复苏装置虽可以模拟徒手按压的手法,但此类仪器放置或操作不当,会造成通气和 / 或按压不充分。此外,按压器加在胸部的重量会限制减压时胸部回弹和静脉回流,尤其在发生单根或多根肋骨折时更为明显。

2. 主动式胸部按压 - 减压复苏装置　主动式胸部按压 - 减压复苏装置按压时与传统按

压类似,而放松时因上提手柄而使胸壁主动上提。与传统 CPR 相比,主动式胸部按压-减压装置 CPR 可改善 CPR 时血流动力学,临床应用的长期预后也优于传统 CPR。这两类机械复苏装置本身也存在一些问题,例如 CPR 过程中按压位置的移动可造成胸骨骨折、价格昂贵、难以搬动(因体积重量的限制)及活塞脱位等;另外,按压部位可能移动的风险也限制了其在转运中的应用。

3. **压力分布带式复苏装置**　压力分布带式复苏装置是一类特殊设计的机械复苏装置,该装置的按压板作用于胸前壁大部分区域,胸部加压时两条拉力带可防止胸廓向两边扩张,从而提高了按压效率。与传统复苏技术相比,压力分布带式复苏装置是一种安全有效的 CPR 机械复苏装置,因为它可以保证持续有效的胸部按压。该复苏装置的独特设计使按压位置不易移位,甚至是在转运过程中仍能保持高质量的 CPR,这使该装置可作为野外救援、转运和 CT 检查中维持 CPR 的首选推荐。另外,该装置在急诊经皮冠脉介入治疗(PCI)时不遮挡视野,因此它也是心搏骤停患者在急诊 PCI 时实施 CPR 唯一可行的方案。

4. **微型机械复苏装置**　微型机械复苏装置也称 Weil MCC 装置,该装置采用第三代 3D 按压技术,通过 CPR 的"胸泵"和"心泵"机制,高效地改善血流动力学效应,减少复苏过程引起的损伤。由于采用微型化技术,使用该装置时能够缩短设备准备和转换的时间窗,能够进一步提高机械复苏的抢救效能,但其仍需更多的临床数据支持。

第八节　心肺复苏后的综合管理

自主循环恢复后,系统性的心搏骤停后管理能改善存活患者的生命质量。心搏骤停后的管理对减少早期由于血流动力学不稳定导致的死亡,晚期多脏器衰竭及脑损伤的发病率和死亡率有显著的意义。

一、气体交换

用脉搏血氧饱和度测定仪持续监测患者氧合情况。复苏的开始阶段可使用纯氧,但要逐步调整吸氧浓度到较低水平,维持脉搏血氧饱和度在 94%~99%。确保输送足够的氧,也应避免组织内氧过多。当血氧饱和度为 100% 时,对应的动脉血氧分压可在 80~500mmHg,因此当血氧饱和度达到 100% 时,应适当调低输入氧的浓度,以避免肺或其他脏器发生氧中毒。

二、血流动力学

应评估生命体征及监测心律失常复发。在自主循环恢复后、住院期间都要进行连续心电监护直至患者稳定。在心搏骤停后救治中,应该避免和立即矫正低血压(收缩压低于 90mmHg,舒张压低于 60mmHg),平均动脉压应不低于 65mmHg。

三、目标体温管理

目标体温管理是唯一经过证实的能改善神经系统恢复的措施,在自主循环恢复后,对言语指令缺乏有意义的反应的昏迷患者均可考虑使用。强调将患者的核心体温降到 32~36℃

并至少持续 24 小时,复温时应将升温速度控制在 0.25~0.5℃/h。降低体温方法可采用冰毯、冰帽、大量冰袋或输注等渗冷冻液体等方法。

在一些观察性研究中,发现目标体温管理后恢复体温时会恶化神经损伤,不过研究存在矛盾。由于目标体温管理后预防发热相对有益,而发热可能产生危害,故建议预防发热。

四、血糖

对于心搏骤停后自主循环恢复的成人患者,应该控制血糖在 8~10mmol/L(144~180mg/dl)。

五、冠状动脉造影

对于疑似心源性心搏骤停,且心电图 ST 段抬高的心搏骤停患者,应急诊实施冠状动脉血管造影。对于特定(如心电或血流动力学不稳定的)成人患者,若发现疑似心源性心搏骤停而昏迷,且无心电图 ST 段抬高的情况,实施紧急冠状动脉血管造影是合理的。而对于需要冠状动脉血管造影的心搏骤停患者,无论其是否昏迷,都应当实施冠状动脉血管造影。但对于昏迷的患者,应充分向其亲属交代不良预后和风险。

六、鉴别诊断

针对各种导致心搏骤停的病因,如低血容量、缺氧、任何病因的酸中毒、高钾/低钾血症、严重的低体温、中毒、心脏压塞、张力性气胸、冠脉栓塞或肺栓塞等,积极进行去除病因的治疗。

七、不良神经功能预后评估

研究表明心搏骤停后用神经保护药物并不能改善预后。有条件可行脑电图、诱发电位、神经影像学对神经功能进行评价,但其意义仍不明确。对于没有接受亚低温治疗的患者利用临床检查预测不良神经功能结局的最早时间是在心搏骤停发生 72 小时后,心搏骤停 72 小时后仍无瞳孔对光反射及角膜反射是预后恶劣的可靠指标,但若怀疑有镇静的残留效果或瘫痪干扰临床检查时,还可以进一步延长时间。亚低温治疗的患者神经功能预后评估,应在体温恢复正常 72 小时后才能进行。有助于临床判断与此相关不良神经系统预后包括:①心搏骤停后 72 小时或以上无瞳孔对光反射;②心搏骤停后最初 72 小时内出现肌阵挛状态(不同于单独的肌肉抽动);③心搏骤停或恢复体温 24~72 小时后,无体感觉诱发电位皮质波;④心搏骤停 2 小时后,脑部 CT 显示灰质-白质比显著减少;⑤心搏骤停后 2~6 天脑部磁共振成像出现广泛的弥散加权受限;⑥心搏骤停后 72 小时脑电图对外部刺激持续无反应;⑦恢复体温后脑电图持续暴发抑制或难治性癫痫持续状态,无机体活动、伸展姿势或肌阵挛不能单独用来评估预后;⑧休克、温度、代谢紊乱、之前用过镇静剂或神经肌肉阻滞剂及其他的临床因素也需要认真考虑,因为这些因素可能会影响某些测试的结果或相应的解读。

八、器官捐献

所有心搏骤停患者接受复苏治疗,但继而死亡或脑死亡的患者都应被评估为可能的器官捐献者。未能恢复自主循环而终止复苏的患者,当存在快速器官复苏项目时,可以考虑为可能的肝肾捐献者。

第九节 特殊情况的心肺复苏处理

一、急性冠脉综合征

对于可能发生了急性冠脉综合征的患者,应尽早获取 12 导联心电图,必要时行 18 导联心电图,以确定是否有 ST 段抬高型心肌梗死(STEMI)的证据以便尽早启动导管室。

若可采用溶栓治疗 STEMI,或可直接转入 PCI 中心,则倾向于直接转入经皮冠状动脉介入治疗(PCI)中心。如果 STEMI 患者不能及时转诊至能够进行 PCI 的医院,可以将溶栓治疗和常规转诊进行血管造影作为无法立即转诊进行直接 PCI 的替代方案。如果在不能进行 PCI 的医院中对 STEMI 患者进行了溶栓治疗,则应在溶栓治疗后最初的 3h~6h 内,最多 24h 内,对所有患者尽早转诊进行常规冠状动脉造影,而不能只在患者因缺血需要血管造影时才转移溶栓治疗后患者。在能够行直接 PCI 中心,对于即使心肺复苏,脑未复苏的急性心肌梗死患者也应在向其亲属充分交代危险下,尽快开通闭塞的冠状动脉靶血管,挽救患者生命。特殊情况下对于反复电除颤及药物治疗无效的急性心肌梗死患者,可在胸外心脏按压及气管插管人工抱球辅助呼吸情况下行急诊 PCI,给患者一线生存希望。

心源性休克或合并其他高危因素的患者,如冠脉多支病变,在 PCI 术中及术后发生不良事件的风险增高,可考虑应用心室辅助装置、主动脉球囊反搏术(IABP)和 ECMO 支持循环、辅助 PCI 治疗。

二、阿片类药物过量

对于已知或疑似阿片类药物成瘾的患者,如果无反应且无正常呼吸,但有脉搏,可在提供标准基础生命支持救治的同时,给予患者纳洛酮 0.4mg 静脉注射或 2mg 肌内注射,可在 4min 后重复给药。切记,不可因纳洛酮给药而延误启动标准复苏程序。

对于已知或疑似阿片类药物成瘾的患者,没有明确脉搏的患者可能发生了心搏骤停,或者是脉搏微弱缓慢而无法检测到。这类患者应作为心搏骤停患者处理,标准复苏程序应优先于纳洛酮给药,重在高质量 CPR(按压和通气)。由于患者可能是呼吸停止而非心搏骤停,故应考虑给予纳洛酮。

三、孕期妇女心肺复苏

(一) CPR

治疗心搏骤停的首要任务是提供高质量 CPR 和减轻主动脉及下腔静脉压力。如果宫底高度超过肚脐水平,徒手将子宫向左侧移位有助于在胸部按压时减轻主动脉及下腔静脉压力。

(二) 急诊剖宫产

当孕产妇发生不可存活的创伤,或无脉搏时间延长时,即对孕妇做复苏抢救显然无效时，必须马上实施濒死剖宫产（perimortem cesarean delivery，PMCD）。如果孕产妇自主循环未恢复，则可在孕产妇心搏骤停出现或复苏抢救开始后 4min 时考虑进行 PMCD。PMCD 可以让医护人员对胎儿做单独复苏，且能极大减轻主动脉及下腔静脉压力，这可能也能改善孕产妇的复苏结果。应考虑临床环境和骤停情况，决定紧急剖宫产的时间。由于操作者和团队培训的水平、患者因素（如骤停病因、胎儿孕龄等）及系统资源等方面的差异，实施 PMCD 的临床决策很复杂。

四、肺栓塞相关性心搏骤停

肺栓塞可能是休克与心搏骤停的可逆性病因。由于肺动脉阻塞，右室压力急剧增加，同时释放血管活性介质导致心源性休克。急性肺栓塞相关性心搏骤停患者不到 5%，病死率为 65%~90%。肺栓塞相关心搏骤停发生在症状出现后的数小时内，5%~13% 不能解释的心搏骤停病因是危重肺栓塞。肺栓塞相关心搏骤停的特点是有传统栓塞的危险因素、前驱期呼吸困难或呼吸窘迫及目击骤停。无脉搏电活动占骤停心律的 36%~53%，原发性室颤罕见。根据最新收集的证据总结，2015 年 AHA 心肺复苏与心血管急救指南建议：①确诊肺栓塞者：对确诊肺栓塞是心搏骤停诱因者，首选溶栓、手术切除、机械栓子切除是合理的（Ⅱa C-LD）；②怀疑肺栓塞者：对怀疑肺栓塞是心搏骤停病因者，溶栓是可以考虑的（Ⅱb C-LD）。

五、静脉脂肪乳剂处理中毒性心搏骤停

静脉脂肪乳剂首次用于局麻药丁哌卡因导致心搏骤停的抢救。局部麻醉药的全身毒性表现为暴发性心血管晕厥，对标准复苏拮抗疗效欠佳。根据收集的相关证据 2015 更新指南就中毒性心搏骤停的脂肪乳剂应用提出修正推荐意见：①对局麻药全身中毒患者，结合标准复苏抢救，给予静脉脂肪乳剂是合理的，特别是丁哌卡因中毒引起神经毒性先兆或心搏骤停的患者（Ⅱb C-EO）；②对其他药物中毒形式，经标准措施无效，给予静脉脂肪乳剂亦是合理的（Ⅱb C-EO）。

（赵 昕 杨晓旭 顾崇怀 王效增 王祖禄）

参 考 文 献

1. Field JM, Hazinski MF, Michael R, et al. 2010 American Heart Association Guidelines for Cardiopulmonary Resuscitation and Emergency Cardiovascular Care. Circulation, 2010, 122 (Suppl 3): 640-946.
2. Neumar RW, Shuster M, Callaway CW, et al. 2015 American Heart Association Guidelines Update for Cardiopulmonary Resuscitation and Emergency Cardiovascular Care. Circulation, 2015, 132 (Suppl 2): S315-S589.
3. Kleinman ME, Goldberger ZD, Rea T, et al. 2017 American Heart Association Focused Update on Adult Basic Life Support and Cardiopulmonary Resuscitation Quality: An Update to the American Heart Association Guidelines for Cardiopulmonary Resuscitation and Emergency Cardiovascular Care. Circulation, 2018, 137 (1): e7-e13.
4. 王立祥，孟庆义，余涛，等. 2016 中国心肺复苏专家共识. 中华灾害救援医学, 2017, 5 (1): 1-23.

5. Hazinski MF, Nolan JP, Aickin R, et al. 2015 international consensus on cardiopulmonary resuscitation and emergency cardiovascular care science with treatment recommendations. Resuscitation, 2015, 95: 1-261.
6. Olasveengen TM, de Caen AR, Mancini ME, et al. 2017 international consensus on cardiopulmonary resuscitation and emergency cardiovascular care science with treatment recommendations summary. Circulation, 2017, 136 (23): 424-440.
7. Monsieurs KG, Nolan JP, Bossaert LL, et al. European resuscitation council guidelines for resuscitation 2015: Section 1. Executive summary. Resuscitation, 2015, 95: 1-80.
8. 宿英英, 黄旭升, 潘速跃, 等. 心肺复苏后昏迷评估中国专家共识. 中华神经科杂志, 2015, 48 (11): 965-968.
9. Sung Oh Hwang, Sung Phil Chung, Keun Jeong, et al. 2015 Korean Guildelines for Cardiopulmonary Resuscitation. Clin Exp Emerg Med, 2016, 3 (Suppl): 1-68.
10. Halperin JL, Levine GN, Al-Khatib SM, et al. Further evolution of the ACC/AHA clinical practice guideline recommendation classification system: a report of the American College of Cardiology/American Heart Association Task Force on Clinical Practice Guidelines. Circulation, 2016, 133: 1426-1428.
11. Atkins DL, Berger S, Duff JP, et al. Part 11: pediatric basic life support and cardiopulmonary resuscitation quality: 2015 American Heart Association guidelines update for cardiopulmonary resuscitation and emergency cardiovascular care. Circulation, 2015, 132 (suppl 2): 519-525.
12. Kitamura T, Iwami T, Kawamura T, et al. on behalf of the Implementation Working Group for All-Japan Utstein Registry of the Fire and Disaster Management Agency. Conventional and chest-compression-only cardiopulmonary resuscitation by bystanders for children who have out-of-hospital cardiac arrests: a prospective, nationwide, population-based cohort study. Lancet, 2010, 375: 1347-1354.
13. Goto Y, Maeda T, Goto Y. Impact of dispatcher-assisted bystander cardiopulmonary resuscitation on neurological outcomes in children with out-of-hospital cardiac arrests: a prospective, nationwide, population based cohort study. J Am Heart Assoc, 2014, 3: 000499.
14. Naim MY, Burke RV, McNally BF, et al. Association of bystander cardiopulmonary resuscitation with overall and neurologically favorable survival after pediatric out-of-hospital cardiac arrest in the United States: a report from the Cardiac Arrest Registry to Enhance Survival Surveillance Registry. JAMA Pediatr, 2017, 171: 133-141.
15. Fukuda T, Ohashi-Fukuda N, Kobayashi H, et al. Conventional versus compression-only versus no-bystander cardiopulmonary resuscitation for pediatric out-of-hospital cardiac arrest. Circulation, 2016, 134: 2060-2070.
16. 中国研究型医院学会心肺复苏学专业委员会. 2016 中国心肺复苏专家共识. 中华灾害救援医学, 2017, 5 (1): 1-23.
17. Kleinman ME, ZD, Rea T, et al. 2017 American Heart Association Focused update on adult basic life support and cardiopulmonary resuscitation quality. Circulation, 2017, 136: e1-e8.
18. Panchal AR, Berg KM, Hirsch KG, et al. 2019 American Heart Association focused update on advanced cardiovascular life support: use of advanced airways, vasopressors, and extracorporeal cardiopulmonary resuscitation during cardiac arrest: an update to the American Heart Association guidelines for cardiopulmonary resuscitation and emergency cardiovascular care. Circulation. 2019 Dec 10; 140 (24): e881-e894.

第六章 床旁经皮主动脉内球囊反搏术

冠心病发病率和总死亡人数居全部疾病首位,也是当今危害人类生命健康的最主要疾病之一,其中危重复杂病变患者的病死率和致残率更高。冠心病是引起心脏性猝死的主要死因,而其中又有约 2/3 的患者死于左心室衰竭和心源性休克。面对这一严重威胁,人们开始寻找各种救治方法。主动脉内球囊反搏术(intra-aortic balloon pump,IABP)是通过穿刺股动脉将一球囊导管放置在胸降主动脉,球囊在心脏舒张期快速充气以增加冠状动脉的灌注压,增加冠状动脉血流以辅助功能衰竭的心脏,改善心肌供血、供氧,减轻心脏负担,改善左心室功能。该技术可应用于心源性休克、顽固性不稳定型心绞痛、高危患者的冠状动脉造影、冠状动脉介入治疗等。随着技术进步,反搏装置及气囊导管不断改进,IABP 在临床的应用越来越广泛,已经成为心脏重症患者治疗不可或缺的手段。IABP 在帮助高危冠状动脉疾病的患者渡过介入治疗及心外科手术围术期方面具有重要价值,目前已经广泛应用于心血管急危重症患者的治疗,是心脏导管室、冠心病监护室、心脏外科手术室和重症监护室的常规设备,在重症心血管疾病的救治中发挥着越来越重要的作用。

第一节 经皮主动脉内球囊反搏术的发展史

1953 年 Kantrowitz 发现延长收缩压的时间,增加动脉舒张压及冠状动脉灌注压,可使冠状动脉血流量增加 22%~53%,首先提出应用机械辅助心功能差的心脏。1958 年 Harken 描述了主动脉内气囊反搏的概念。1961 年 Clouss 等在实验中试用心脏收缩时从主动脉抽出一定量的血入泵,在舒张期时加压注回主动脉,以辅助心脏循环。同年 Jacohy 在动物实验中证实了反搏法对急性冠脉血管阻塞的疗效,但在操作技术上仍有很大的局限性并有溶血。1962 年 Moulopoulos 将可膨胀的乳胶管放入狗的胸主动脉内,建立了主动脉内气囊反搏的动物实验模型。1967 年 Kantrowit 首次在临床上使用主动脉内气囊反搏,救活一例心源性休克的患者。1970 年 Goets 发明了双囊导管,产生单向血流。1973 年 Buckley 将 IABP 用于 26 例心脏手术体外循环后难以脱机者,结果 22 例顺利脱离体外循环。1975

年研制成功了可连接测球囊内压力的 IABP。1978 年 Bregman 发明经皮主动脉内球囊导管，主机也不断更新，操作也更加简便省时。1981 年双腔 IABP 应用于临床。1986 年有多种驱动模式的 IABP 问世。1990 年全世界主动脉内气囊反搏导管用量已超过 10 万例。全球约有 100 万人接受过 IABP 辅助治疗，在美国每年约有 7 万人置入 IABP，国内尚无相关的统计数据。

第二节　经皮主动脉内球囊反搏的组成及工作原理

一、IABP 的组成构件

IABP 由气囊导管和驱动控制系统两部分组成。目前使用的是双腔气囊导管，除与气囊相连的管腔外，尚有一个中心腔，后者通过压力传感器检测主动脉内压力。气囊导管的气囊由高分子材料聚氨酯制成，呈长纺锤状，其顶端有米粒大小不透 X 线的标志点。常用气囊导管大小为 30ml（或 34ml）、40ml 和 50ml 三个规格，可根据患者的身高选择相应的型号，身高不足 157cm 者可选择 30ml（或 34ml）球囊导管，高于 175cm 者可选择 50ml，其余大多数患者均适合 40ml 的球囊导管。驱动控制系统由电源、驱动系统（氦气）、检测系统和触发系统组成，其触发模式包括心电触发、压力触发、起搏信号触发和内触发。

二、IABP 工作原理

IABP 工作原理是位于锁骨下动脉与肾动脉之间的降主动脉内的 IABP 球囊，在心电或压力信号的触发下，在心脏的舒张期气囊迅速充气，使主动脉内的舒张期压力升高，在舒张早期主动脉瓣关闭后瞬间立即充盈气囊，大部分血流逆行向上升高主动脉根部压力，增加大脑及冠状动脉血流灌注；小部分血流被挤向下肢及肾脏，轻度增加外周灌注。在等容收缩期主动脉瓣开放前瞬间快速排空气囊，产生"空穴"效应，降低心脏后负荷、左心室舒张末期容积及室壁张力，减少心脏做功及心肌耗氧，IABP 可以使主动脉舒张压较辅助之前提高 30%~70%，增加心排血量 10%~20%，冠状动脉峰值血流速度增加（图 6-1）。球囊在心脏收缩期迅速放气，主动脉压（心室舒张期末主动脉压）随之降低 5%~30%，左心室后负荷降低，同时心排血量增加 0.5~1.0L/min，最高增加 30% 左右。心排量的增加是主动脉球囊的泵吸作用所致。IABP 会使心率增加约 10%，部分原因是心排血量和每搏量的增加所致。同时 Frank-Starling 曲线左移提示左室功能的改善。IABP 能够明显改善心肌氧供需平衡，增加心肌的氧供同时降低氧耗。

外周血管的血流取决于压力、阻力、血流经过的长度和内摩擦力。IABP 舒张期充盈，血压升高，继之动静脉压差增加，血流增加；同时允盈的球囊容积作为心排血量的一部分，使心排血量增加，从而激活主动脉的压力感受器，使延髓的血管收缩反射受到抑制，外周血管的阻力下降，血流改善。研究显示 IABP 反搏可以提高术后肾脏的灌注，增加桥血管的血流量，改善心室舒张功能。

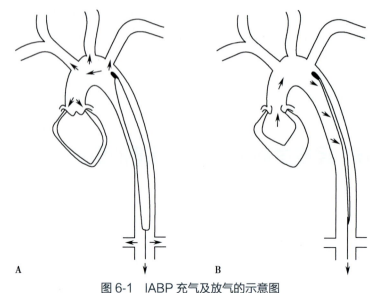

图 6-1　IABP 充气及放气的示意图
A. IABP 在心脏的舒张期充气；B. IABP 在心脏的收缩期放气。

第三节　经皮主动脉内球囊反搏术的适应证及禁忌证

一、主动脉球囊反搏适应证

（一）心外科围术期应用适应证

1. 存在高危因素，术前预防应用危重冠状动脉旁路移植术（CABG）患者，急性心肌梗死行急诊 CABG 患者，LVEF<30% 的 CABG 患者，晚期风湿性心脏病及血流动力学不稳定手术危险性大的复杂患者。

2. 心脏直视术后脱机困难，急性心肌梗死左心衰竭患者，复搏后血压无法维持，必须依赖人工心肺机辅助患者。脱离体外循环机血流动力学不稳定：心脏指数 <2L/(min.m^2)；平均动脉压 <8.0kPa(60mmHg)；体循环阻力 >2 100dgne；左心房压力 >2.7kPa，CVP>15cmH$_2$O；尿量 <20ml/h；末梢循环差，四肢发凉。

3. 心脏直视术后出现低心排血量，心力衰竭。

4. 心脏移植手术的辅助治疗，术前心脏功能差及无供体心脏，术后心功能差需进一步辅助。

5. 人工心脏的过渡治疗。

（二）心内科相关治疗应用适应证

1. **急性心肌梗死合并下列情况者**

（1）心源性休克：纠正了心律失常，试用内科常规治疗 1 小时后，收缩压仍低于 100mmHg，周围循环差，尿量 <20ml/h，有左或右房压力增高（肺淤血、肺水肿）者。

（2）合并严重左心衰竭，LVEF<40%，左室舒张末压 >20mmHg。

（3）合并室间隔穿孔、乳头肌或腱索断裂引起急性二尖瓣关闭不全或室壁瘤形成，拟行紧急介入手术（封堵 + 支架术）或外科修补术 +CABG。

(4) 持续缺血性胸痛,梗死范围继续扩展。

2. 多支、广泛的冠脉狭窄合并单纯二尖瓣膜病变拟行换瓣术的围术期辅助循环。

3. 危重患者(如严重左主干加三支病变者,特别是伴有左心功能不全)进行冠脉造影、介入治疗及心室造影的支持治疗(保护性或预防性 IABP)。

4. 顽固性缺血性严重心律失常药物治疗无效患者。

5. 难治性左心衰竭或弥漫性冠状动脉病变不能冠状动脉旁路移植术患者。

6. 完善药物治疗效果不良的严重不稳定心绞痛。

7. 神经外科需要增加脑血流灌注的情况。

8. 其他低心排血量的情况(如烧伤性休克)及低血压状态。

二、主动脉球囊反搏绝对禁忌证

1. 严重主动脉瓣关闭不全。

2. 主动脉窦瘤破裂。

3. 主动脉夹层。

4. 脑出血急性期及不可逆的脑损伤。

5. 出血性疾病及极重度贫血患者(血红蛋白 < 30g/L,血小板计数 < 20×10^9/L)。

6. 严重感染[中度以上发热(体温 ≥ 38℃)伴白细胞计数 ≥ 20×10^9/L]。

7. 严重腹主动脉病变(瘤样扩张、严重迂曲、高度狭窄)及严重周围血管病变使球囊导管插入困难者。

三、主动脉球囊反搏相对禁忌证

1. 心率过快(>160 次/min),或早搏频发者,宜先纠正心律失常,使心率 <120 次/min。

2. 血压过高,收缩压 >180mmHg 或舒张压 >120mmHg 者,宜先控制血压接近正常范围,然后行反搏。

3. 严重贫血,血红蛋白 <60g/L,血小板计数(20~50)× 10^9/L。

4. 合并急、慢性肾功能不全,尿毒症期需血液透析的患者。

5. 严重周围动脉迂曲和下肢动脉狭窄的患者。

6. 低至中度发热(体温 37.2~38℃)或白细胞计数(10~20)× 10^9/L。

7. 右室急性心肌梗死因主要病理生理改变是动脉系统容量不足,故不主张应用,如合并左心急性心肌梗死及肺水肿需权衡具体病情后慎用。

8. 严重的凝血功能障碍,有可能增加出血的并发症。

9. 恶性肿瘤或其他疾病晚期的患者。

第四节　床旁经皮主动脉内球囊反搏的置入操作

一、置入术前准备工作

1. 取得家属同意,并向患者做好解释工作(手术必要性、过程、可能的疗效及并发症等)。

患者及家属共同签署手术同意书,重点说明可能发生肢体缺血、主动脉损伤、假性动脉瘤、血栓、气栓及感染等并发症。

2. 了解双侧股、足背动脉搏动状态,听诊股动脉区有无血管杂音并详细在术前讨论中记录。术前注意是否有禁忌证所列情况。

3. 检验血常规、凝血(含 D- 二聚体)、血液传染病、肝肾功能项目等。

4. 双侧腹股沟区及会阴部备皮。

5. 建立静脉通道。

6. 检查 IABP 处于常规充电状态,具有各种型号的 IABP 球囊导管及三通连接管,并保证氦气瓶充满或能满足工作状态。

7. 手术穿刺前联接好 IABP 仪器上的心电导联,打开 IABP 电源开关,调整好 IABP 仪心电示波图形。

二、置入操作方法

1. 患者取平卧位,急性左心衰患者不能平卧取半卧位,躯体抬高 30° 左右。采用 Seldinger 方法经皮穿刺技术,穿刺股动脉放置 8F 动脉鞘管,股动脉穿刺后立即静脉给予肝素 5 000U。只能使用 Datascope 提供的 0.020 英寸导丝至主动脉,送导丝前在患者体表粗略测量应留鞘管外导丝长度,以免导丝尖端送入左心室引起恶性心律失常。若外周股、髂动脉病变严重,可用扩张器预扩张后,直接送入 IABP 球囊导管(即无鞘 IABP 术)。提倡无鞘 IABP 术,以减少外周血管损伤,减少患者肢体制动。

2. **IABP 球囊使用注意事项** IABP 球囊导管从包装盒中取出前,需用 50ml 针筒加单向阀从球囊中再抽取真空 30ml;之后球囊平直拉出;将导丝经球囊导管中心腔引出,直至球囊顶端应位于左锁骨下动脉开口以远处的降主动脉,相当于第二、三肋骨之间;球囊尾端应在肾动脉之上。床旁紧急情况下非透视插管时需事先体外测量胸骨角至股动脉穿刺点的距离,以便在确定插管深度时参考。选择型号合适的反搏球囊导管,特别强调要轻柔操作,保证无阻力推送 IABP 导丝及球囊,置入后需拍床旁胸片以了解 IABP 球囊位置、防止其位置过高或过低,并随时调整 IABP 球囊位置。

3. 球囊到达预先设定位置后,撤出导丝,连接高压盐水 500ml+ 肝素 5 000U,冲洗 IABP 中心腔,联接好压力系统。用肝素水冲洗中心腔,连接反搏泵的压力系统,调节好传感器零点,并将 IABP 球囊尾端至充气系统反搏动泵的氦气输出口连接。检查气罐内氦气储备量,打开氦气瓶开关。

4. 连接心电监护,并将心电信号调节至合适幅度。根据血流动力学,尤其是血压情况调整相应的参数设置,以尽量达到理想的反搏效果。

5. 根据具体病情确定触发模式(如心电 / 压力触发及起搏与心率的比例 1∶1、1∶2 或 1∶3)。IC 100(或 CS300)新型反搏仪无须人工调整触发模式。开通反搏泵辅助开关,开始球囊导管的自动排气和充气,完成后反搏泵自动转入反搏工作状态。

6. IABP 球囊使用及中心腔管理注意事项:开始反搏工作后,活化全血凝固时间(ACT)化验时,不要从中心腔管采血样。推荐每 1h 冲洗中央腔,冲洗时加肝素(或以其他方式在使用肝素)。若中心腔管开始堵塞:抽取并弃置 3ml 血液;快速冲洗以清理压力延长管;连续冲洗至压力导管无血液,充满肝素盐水。

7. 如果遇到下列情况则应立即停止床旁操作转至导管室完成：①推送 IABP 球囊困难，不能除外合并严重外周动脉狭窄；②球囊导管充气异常，不能正常工作，已除外机器故障和外部附属导管打折或漏气，不能确定 IABP 球囊位于对侧肢体动脉内。

8. 根据 Datascope 厂家介绍，为安全起见原则上每个球囊最长应用时间为 1 个月，其后应当更换球囊。

第五节　主动脉内球囊反搏术参数的调节和管理

一、IABP 置入后的参数调节

主动脉内球囊反搏的支持效果与各种反搏参数的设置和调整有直接关系。

1. 触发方式的选择和调整　目前的反搏泵均具有心电、压力、起搏触发和固定频率 4 种触发方式供选择，可根据患者的情况，选择合适的触发方式。在具有自身心搏且心率较稳定的情况下，一般首选心电触发模式；若心搏停止，测不到血压的患者可选固定频率反搏支持，在该模式下，一旦出现有效的 R 波，现代新型机器会自动转为心电触发模式，如患者的心脏恢复射血功能，不宜继续使用固定频率的反搏模式。

心电图触发，选择 R 波高尖的最佳导联，确保 QRS 波大于 0.5mV，低于 0.5mV 不易触发，也可通过调节心电图增益来提高 QRS 波的辨识度。当患者为起搏心率时选择起搏触发。IABP 辅助首选 1∶1 触发，1∶2 触发时辅助效果明显下降。当心率 >150 次 /min 时，IABP 辅助效果降低，选择控制心率而不是降低辅助频率。球囊反搏在心率 80 次 /min~100 次 /min 效果最佳，当心率 >120 次 /min，球囊泵频率可降至 1∶2。心率 >120 次 /min、反搏效果不佳者，应先控制心率 ≤ 100 次 /min（用毛花苷丙和 / 或 β 受体阻滞剂）。当心电图不能触发时，可选用压力触发，此时主动脉收缩压应 >50mmHg。机内触发（固定频率）只适用于严重低心排血量、心搏骤停、严重低血压、无理想的动脉波形患者。

2. 时相的选择　时相是指球囊在动脉压力波形上的充气和排气位置，合适的充气和排气相的选择对主动脉内球囊反搏的辅助效果至关重要。球囊充气相应该开始于主动脉瓣关闭后主动脉压力曲线重搏切迹处，而球囊排气相应该刚好在主动脉瓣开放前主动脉压力曲线的最低点开始。即通过心电触发反搏应使球囊在 T 波顶部时充气，于 QRS 波前即刻放气。通过压力触发反搏时应在动脉瓣尚未关闭时充气，充气的气囊阻碍心脏的排空，使心脏后负荷增加，心肌耗氧量增加。球囊充气延迟，舒张压升高不明显，冠脉血流增加不明显，反而使辅助循环效果降低。球囊放气过早的情形与充气延迟相似，球囊放气延迟与充气过早相似。调节反搏时相应控制球囊在心脏舒张期充气，在心脏收缩前放气。尽管目前的 IABP 机器均带有自己的软件精确的计算反搏的时相，当出现反搏效果下降、主动脉舒张末压较无反搏时下降，应注意有无以下情况：充气过早或过晚；放气过早或者过晚（图 6-2）。充气过早：如图 6-2A 所示，球囊充气过早，压力曲线上的反搏起始点明显高于重搏波切迹。由于此时主动脉瓣尚未关闭，球囊充气反搏时，其近心端会受到主动脉前向血流的阻力，从而影响冠状动脉的灌注。同时，可导致主动脉瓣提前关闭，减少了每搏量。调整方法：逐渐推迟充气时间，直至反搏起始点与重搏波切迹基本在同一水平；充气过晚：如图 6-2B 所示，球囊充气发生在重搏波切迹出现之后。

此时,主动脉瓣已经关闭,更多血液流向了远端血管床,而滞留在主动脉内的血液进一步减少,所以充气过晚时,反搏压无明显增加,冠状动脉血管床的流量也不会明显增加。调整方法:逐渐提早球囊充气时间,直至压力曲线上的反搏起始点恰好落在重搏波切迹上;放气过早,如图6-2C所示,球囊充气达到反搏压峰值后压力迅速下降,反搏辅助下的舒张末与下一次动脉内压力上升之间还有一小段低压缓慢上升区。这种反搏提早结束的情况会导致反搏不充分,后负荷减低不明显,反搏辅助下的收缩压不能明显低于无反搏辅助的收缩压,因此不能有效减少心肌耗氧。此外,在左室射血之前遗留的低压力可能导致冠状动脉内血流逆流至主动脉根部,诱发心肌缺血。调整方法:延迟放气时间,直至球囊放气末尾恰好位于动脉压力即将显著上升前的时间点,此时应能看到反搏辅助下的动脉内压力有所下降;放气过晚,如图6-2D所示,球囊放气发生在主动脉瓣开放、左室射血之后,反搏后的舒张末压明显高于无反搏的舒张末压。由于左室射血时,球囊内尚有气体充盈,心脏后负荷明显增加,导致心肌耗氧增加。调整方法:提早放气时间,使反搏后的舒张压恰好位于下一次动脉内压即将升高前的时刻,此时能观察到辅助下的舒张末压显著低于无辅助的舒张末压。

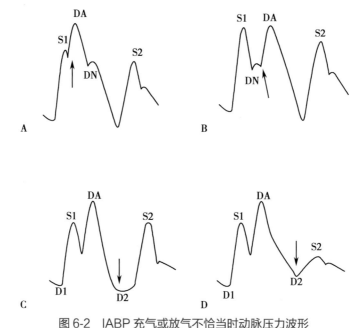

图 6-2　IABP 充气或放气不恰当时动脉压力波形
A. IABP 充气过早;B. IABP 充气过晚;C. IABP 放气过早;D. IABP 放气过晚。
S1:未辅助时的收缩压;DA:反搏增压;DN:重搏凹痕;S2:反搏辅助后的收缩压;D1:未辅助时的舒张压;D2:反搏辅助后的舒张压。

3. IABP 辅助有效的表现　血压的明显回升是反搏有效的直接表现。辅助有效的其他表现为患者循环功能提高后的病情改善,包括心排血量增加、心律失常缓解、心率恢复正常、尿量增加、血管活性药物用量减少、末梢循环改善等表现。

4. 提高 IABP 效果的方法　IABP 只有在一定循环功能的基础上才发挥辅助作用,因此应用 IABP 除机体本身具备一定条件外,应尽可能创造有利反搏条件。反搏压的提高需要一定的血管张力,正性肌力药等血管活性药物的使用必不可少。循环功能不全造成组织灌注不良,易导致酸中毒,而酸中毒降低肌收缩力,因此实施反搏应积极纠正酸中毒。正常的循环血容量是维持循环功能稳定的前提,血容量不足易引起低血压、心率增快,液体过多会加重心脏负担,反搏中应维持血容量正常。监测心率和心律,心律失常会干扰 IABP 球囊的触发、充气和放气,及时发现早期处理。在房颤时 IABP 球囊会自动选择 R 波放气。室速、室颤和心搏骤停时可选择固有频率反搏。纠正心律失常提高反搏效果亦至关重要,根据心律失常类型选择不同药物纠正心律失常。

二、IABP 置入后的相关管理

1. 置入 IABP 后尽快检查球囊的位置是否位于左锁骨下动脉开口以远(胸片示第 2 肋间)、肾动脉以上以免影响肾动脉血流(图 6-3)。

2. 熟悉预警系统,包括触发、漏气、气源不足及系统报警的处理。

3. 注意穿刺局部有无渗血和血肿,严密观察置入 IABP 肢体的动脉搏动,皮肤温度、颜色以及大小腿围等并与对侧进行比较。发现异常积极处理。也可用血管多普勒探头测定足背动脉血流情况。

4. 置入 IABP 后,由于机械损伤、出血以及肝素诱导的血小板减少等原因,血红蛋白水平及血小板计数会出现下降。定期检查患者有无出血倾向,如穿刺部位出血或血肿,皮下瘀斑、口鼻出血以及生命体征不稳,血红蛋白持续下降需要输血的大出血等。每 1d~3d 常规查血常规、肾功能一次,每日记录尿量,注意早期发现 IABP 导致的溶血。

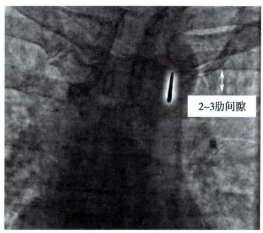

图 6-3 胸片确认 IABP 的位置

5. 注意 IABP 管路固定、无菌操作同时预防感染。嘱患者插管侧肢体制动,以防止导管移动致局部出血、血肿或导管远端损伤主动脉壁。

6. **注意预防以下可能发生的并发症** ①下肢缺血,一般发生于穿刺部远端;②主动脉损伤,常发生于合并严重主动脉粥样硬化的患者;③股动脉穿刺处损伤,造成局部出血、血肿或假性动脉瘤及感染,最严重者可能造成术侧肢体血运中断,导致截肢;④血栓栓塞或因球囊破裂造成气栓栓塞;⑤全身感染;⑥血细胞减少,尤其是血小板减少和溶血性贫血;⑦肾功能不全。

7. 置入 IABP 后要求患者体位相对固定,半卧位不能超过 45°。加强心理护理,清醒以及躁动患者必要时适当镇静。术后每 1d~2d 对穿刺局部换药 1 次。

第六节 主动脉内球囊反搏术后的抗凝治疗

一、IABP 置入后抗凝治疗的必要性

IABP 置入后,通过中心腔导管进行压力监测,连接标准动脉血压监测装置,同时使用

3ml/h 的肝素盐水冲洗中心管保证其通畅。为了预防 IABP 导管置入相关的血栓形成以及随之而来的血栓栓塞导致的肢体缺血,大的临床中心以往的推荐都是置入球囊后给予普通肝素抗凝,维持活化部分凝血活酶时间（APTT）在 50s~70s（ACT 在 150s~180s）,但是尚没有证据支持这一理论。Benchmark 注册研究发现 IABP 置入相关的并发症在使用 9.5F 导管的患者发生率只有 2.6%,严重的肢体缺血的发生率在 0.5%。Meisel 报道 161 例接受 IABP 辅助的患者置入 8F 导管需要接受血管介入治疗的肢体缺血仅有 2 例。随机对照研究证实置入 8F 的 IABP 导管,非抗凝组与接受肝素抗凝相比并不增加肢体缺血的发生率,而肝素组出血的风险增加。Cooper 等通过前后对比的方法分析常规肝素抗凝与有选择的肝素抗凝两组患者之间的差异来评价肝素抗凝的临床净效应,研究显示置入 8F 的 IABP 球囊导管血栓栓塞的发生率只有 0.4%,且两组发生率差异无统计学意义。同时肝素抗凝不减少肢体缺血的发生率,反而增加出血风险。有选择的肝素抗凝优于常规肝素抗凝。

由于肢体缺血主要与周围血管病变、IABP 球囊导管直径以及留置主动脉内的时间相关。经皮股动脉置入 IABP 导管不可避免的会影响穿刺点远端的肢体血流灌注,血管直径与导管直径比值对远端血流彼此之间存在密切但是非线性关系。一根直径 12F 的导管置入内径 5mm 血管,只有 19.9% 正常血流到达远端。而一根直径 6F 的导管则能通过 92% 的正常血流。若股动脉内径在 5mm,那么目前 8F 导管对血流不会有显著的影响。所以,IABP 导管的直径大小是决定远端肢体缺血发生的主要因素。在无抗凝的条件下,工作状态中的 IABP 导管表面无论肉眼还是电子显微镜扫描下观察均未发现有血栓形成。

二、IABP 置入后抗凝治疗的策略

尽管前面的临床研究没有充分证实 IABP 置入后抗凝治疗的必要性,但是在目前的临床工作认为抗凝治疗在 IABP 置入后还是非常重要的。目前主要采取的治疗策略是：

1. 置入 IABP 前,有条件的单位应首先评价双侧股动脉的情况,选择动脉粥样硬化程度轻的一侧置入,对于严重病变不能置入的选择其他途径。

2. **有选择的抗凝方案** 对于围术期心肌缺血、房颤、瓣膜置换、近期或复发的静脉血栓、持续血滤,以及存在血栓形成高危因素的患者如对于有周围血管病变、女性以及高龄的患者给予静脉肝素抗凝,维持 APTT 在 50s~70s（ACT 在 150s~180s）,同时密切观察有无皮下出血、瘀斑等及时调整肝素的剂量,必要时停用。禁用肝素者可选择阿加曲班、比伐卢定等不同抗凝机制的药物。长期应用 IABP 反搏的患者可用华法林、利伐沙班等抗凝。

3. **配制冲洗中心腔的肝素盐水** 方法：高压盐水 500ml+ 肝素 5 000U,冲洗 IABP 中心腔,1 次 /30min,每次推注 3ml~5ml,每 12h 更换一袋肝素盐水。当患者应用肝素期间出现血小板计数下降,可减少肝素用量,高压盐水 500ml+ 肝素 2 500U~3 000U,或改用磺达肝癸钠,2.5mg,1 次 /d。

4. **全身肝素化** 持续静滴或泵入肝素；目前更主张皮下注射低分子肝素（速碧林）4 100IU,2 次 /d；或达肝素钠（法安明）5 000IU,2 次 /d；应用 IABP 时间短于 1 周者可应用依诺肝素钠（克赛）40mg~60mg,2 次 /d。应用普通肝素持续静滴者保持 ACT 在 150s~180s,根据 ACT 结果调整肝素泵入速度。

第七节　主动脉内球囊反搏的脱机指征及方法

一、IABP 脱机指征

经 IABP 辅助患者循环功能改善后逐渐降低反搏频率。
1. 血管活性药物用量减少或已停用。
2. 心排量增加 0.5L/min 以上或心脏指数 >2.5L/(min·m^2)。
3. 尿量 >0.5ml/(kg·h) 或尿量 > 40ml/h。
4. 静脉血氧饱和度 >65%，血乳酸水平逐渐下降。
5. 周围循环改善，肢暖。
6. 患者心悸、呼吸困难明显缓解，肺部啰音明显减少或消失。
7. 心电图无恶性心律失常或心肌缺血的表现。

二、IABP 脱机方法

1. 逐渐减少 IABP 反搏比率，顺序为 1∶1 → 1∶2 → 1∶3。每次变换比率间隔应在 1h 以上。
2. 1∶3 比率至少持续 2h 以上，其间血流动力学仍保持稳定方能停止反搏，如血流动力学不稳定，可应用生理盐水 250ml+ 多巴胺 80mg~100mg 或（和）间羟胺 10mg~20mg 静滴，保持拔管前后及拔管时血压稳定，注意静滴滴数，维持收缩血压为 100mmHg~120mmHg 为宜，以免过多多巴胺引起心率快、恶心、呕吐等副作用。
3. 停止反搏后立即拔管，以免 IABP 球囊形成血栓，计划拔管在最后一次低分子肝素皮下注射 8h 后进行。
4. 拔管前球囊停止充气，使球囊完全排空。
5. 不必过度抽负压。将球囊后撤，与鞘管一同拔出体外。不应过度用力将 IABP 球囊撤入股动脉鞘内，以免将 IABP 球囊破损导致碎片遗留在体内。正确的拔管方法：左手压穿刺点上方，右手将球囊和鞘管一同撤出，撤管后从穿刺部位喷出 1~2 个心搏的血液，以清除鞘管内可能存在的血栓碎片。
6. 局部压迫 20~30min，加压包扎并沙袋压迫 12~24 小时。其间注意肢体远端血运。
7. 24h 后更换绷带，听诊局部有无血管杂音，触摸局部有无搏动性包块。
8. 为防止 IABP 停用后心力衰竭的反跳，应当减少液体输入量。必要时减少负性肌力药（如 β 受体阻滞剂）使用剂量，适量增加强心、利尿药物的使用剂量。

第八节　主动脉内球囊反搏术效果不佳相关原因

IABP 临床应用尽管反搏有效，但患者病情改善不明显，出现这种情况的原因有以下几方面：

1. 患者病情重,心肌收缩力明显降低,IABP 辅助仍不能满足机体脏器的血液供应。应使用其他循环辅助方式。IABP 在心脏具有一定收缩功能,维持一定血压水平的情况才有效。

2. 手术后低心排综合征应用 IABP 效果不好应考虑手术原因,即 CABG 术后有无主要冠状动脉旁路梗阻,先天性心脏病畸形矫正是否满意。手术因素引起的应尽早再次手术解决。

3. IABP 应用无效的另一个原因是患者病情重、组织灌注差,造成组织器官发生不可逆损伤。

第九节　主动脉内球囊反搏术报警及处理

报警信息显示在监视屏幕的报警信息(ALARM MESSAGES)部分,IABP 辅助终止,同时机器发出连续的固定声响。

一、触发报警(表 6-1)

表 6-1　触发报警原因及其处理

提示	原因	处理
No Trigger(无触发) 没有有效的触发信号	电极脱落或所选的导联电压过低	检查心电监护导线连接是否完好,有无打折、扭曲现象,电极有无脱落及时处理
No Pressure Trigger Zero Transducer (压力传感器没有调零)	选择压力触发,但传感器没有调零	传感器通空气(三通关至患者方向);按 Zero Pressure 键 2s 可于显示器看到压力波形及数值;关闭传感器
No Pressure Trigger (无压力触发)	当使用压力触发时,没有有效的触发信号	可以改变触发信号选择,随后按 ASLAT/STANDBY 键,恢复泵的工作

二、导管报警(表 6-2)

表 6-2　导管警报原因及其处理

提示	原因	处理
Leak in IABP Circuit (导管回路漏气)	慢性漏气,少量的气体丢失或增多	检查所有的连接部位导管和延长管、或者是导管回路的自动排气导管和排水阀门,排除漏气
Rapid Gas Loss (快速气体丢失)	IABP 导管或延长管严重漏气	检查 IABP 导管和延长管是否连接不紧密,重新连接
IABP Disconnected (IABP 导管分离)		IABP 导管或延长管脱离,立即重新连接

续表

提示	原因	处理
Check IABP Catheter（校正 IABP 导管）	IABP 导管或延长管扭结或球囊没有充分展开	使患者保持良好卧位并检查 IABP 导管及延长管,如有扭结将其拉平
Blood Detected（发现血液）	由于 IABP 导管破损,血液进入球囊导管或延长管。	立即停止机器工作并通知医生,需要撤除球囊
Autofill Failure（自动充气失败）	没有足够的氦气,IABP 导管不能完成自动充气程序	检查 IABP 导管或延长管是否有扭结现象
Autofill Failure No Helium（自动充气失败 - 无氦气）	由于氦气没有足够压力,IABP 导管不能适当充气	应打开氦气瓶开关,必要时更换氦气瓶
Auto Required（需要自动充气）	机器从手动转换到自动充气状态或在待机状态下超过 2h	按 IBP FIL 键,完成充气;再按 ASIST/STANDBY 键,恢复机器工作

三、警告信息

警告信息显示在监测屏幕上的报告（ADVISORY）部分。在警告的同时,泵不停止工作。机器发出双音声响信号,重复持续 30 秒（表 6-3）。

表 6-3 警告信息原因及其处理

提示	原因	处理
Augmentation Below Limit-Set（增压低于报警下限）	舒张压增压降到预定报警下限以下	提升患者血压或调整报警下限数值
Heart Rate Low（心动过缓）	心率 <40 次 /min	调整患者心率
Low Helium（低氦气压）	氦气充气储备不足	更换氦气瓶
Low Battery（蓄电池低电流）	蓄电池的工作时间将少于 30min	连接外部电源

特别警告:机器在工作过程中,患者出现室颤并需要进行除颤,必须将机器与患者的心电导线断开后,方可除颤。否则可造成 IABP 机的损坏。

第十节　主动脉内球囊反搏术的并发症

IABP 有其局限性,IABP 不能主动辅助心脏功能,心排血量增加依赖自身心脏收缩及稳定的心脏节律,且支持程度有限,对严重的左心功能不全或持续快速性心律失常效果欠佳。IABP 也不适用于股动脉较细或动脉粥样硬化严重的女性和老年患者。此外 IABP 不能增加冠状动脉狭窄远端的血流,放置时间过长会引起肢体缺血等并发症。

一、下肢缺血

下肢缺血是 IABP 并发症中比较多见的一种情况,有文献报道下肢缺血发生率最高可达 5.7%,其发生的主要原因有动脉硬化、血管痉挛、导管粗细不适宜、股动脉细小、血栓形成或粥样硬化斑块阻塞股动脉、低血压等。有文献报道其导致的缺血原因包括血管腔闭塞、血管血栓形成、末梢血管栓塞、血管壁损伤、撕裂及动脉断裂等。Trost 认为 IABP 下肢缺血的高危因素主要有 ①高龄患者:年龄 ≥ 75 岁;②辅助时同时患有外周血管疾病患者;③糖尿病患者;④女性患者;⑤体表面积 <1.65m² 患者。对具有以上高危因素的患者行 IABP 辅助之前,应选择搏动较好的一侧股动脉进行操作,并选择大小较为合适的气囊导管。插管前若发现下肢动脉细小或有动脉粥样硬化、糖尿病患者可以采用无鞘穿刺置管的方法以减少并发症的发生。

发生下肢缺血的患者最初的主要表现为术肢皮温下降、水肿、苍白、足背动脉搏动减弱。因此对于使用 IABP 的患者应当适当抗凝,同时在护理过程中密切观察插管侧肢体血运情况十分重要,应定期观察并记录下肢足背或后腓骨动脉搏动情况及皮温、皮色等情况,这对于早期发现十分重要。如发现有下肢缺血表现,应首先给予抗凝解痉治疗,必要时应停止反搏。症状轻者拔管后可能缓解,如病情需要继续反搏支持循环,则在对侧插管或选择肱动脉、锁骨下动脉等其他途径置管。此外,拔管时喷出少量鲜血可冲出已形成的小血栓防止栓塞。对于已经发生栓塞的患者,要积极手术拉栓或切开取栓,下肢严重肿胀应予以切开减压以防止骨筋膜室综合征。如已出现坏死,则可考虑切除患肢以保全患者生命。

二、出血

出血发生率报道不一,但多在 10% 以下。IABP 相关性出血包括穿刺点出血、血红蛋白下降 >30g/L 及腹膜后出血或血肿等大出血。

导致穿刺点出血及血红蛋白下降的原因包括:①应激性凝血功能紊乱;②大剂量抗凝药物的使用;③穿刺点血栓形成或血栓碎裂;④鞘管与穿刺口嵌合不良;⑤机械损伤造成血小板减少等。而穿刺点过高、穿刺过程中操作过猛导丝损伤髂内动脉内膜导致内膜损伤穿孔则是引起腹膜后出血的重要原因。成人腹膜后间隙可积存 3 000ml~4 000ml 的积血,因此腹腔内出血往往发现较晚,临床上患者只有出现低血容量性休克时才有明确症状(图 6-4)。一经发现立即输血。因此对于使用 IABP 患者应定期观察患者神志、腹膜刺激症状(腹部压痛、反跳痛及肌紧张)、呕吐物、大小便的颜色,如有异常立即留标本送检。盆腔腹膜后血肿可有排便次数增多和里急后重感。术后 24h 及 3 次/周行血常规检查,监测红细胞比容、血红蛋白水平及 ACT 或 APTT,术后 24h 内血红蛋白下降 >30g/L,应该行腹部 B 超检

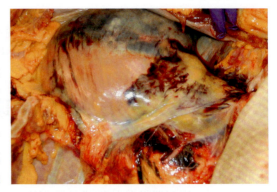

图 6-4 腹膜后血肿

查腹膜后积血、积液情况,腹部 CT 检查,有助于腹膜后血肿的定位。常规置入 IABP 后使用纱布或中心区有小纱块的伤口敷料覆盖股动脉穿刺点,防止感染及出血。股动脉穿刺点有大量渗血时,向血管内轻推鞘管尾端。使用弹力绷带交叉固定加压包扎。若出现出血并发症后,根据患者生命体征、血流动力稳定程度及临床各项检查后估计出血量。及时调整抗凝药物种类及剂量,必要时应用止血药,及时拔出 IABP,休克者给予输血及补液对症治疗。腹膜后血肿大伴有血流动力学不稳定者,应考虑外科手术治疗。

三、感染

IABP 相关的感染可分为全身性感染和穿刺部位感染,全身性感染的发生多是循环淤血、卧床时间长、免疫力下降、介入性操作等因素的结果,而穿刺部位的感染多与穿刺点渗血、无菌操作不严格等因素有关。患者可表现为发热、乏力、肺部及泌尿系感染,穿刺部位的发红、发热、肿胀或渗出等。针对感染,在管理方面应强化基础管理和营养支持,鼓励患者多进食营养丰富、易消化的多纤维素食物,提高机体抵抗力,同时预防肺部、皮肤及泌尿系感染的发生。术中应严格遵守无菌操作。术后为患者提供高热量少渣饮食,每日监测体温。定时翻身、叩背,及时协助排痰。及时更换敷料,保持局部清洁干燥。

四、血小板减少

血小板减少是置入 IABP 最常见的并发症。其定义为:①置入 IABP 前,血小板计数正常($>120 \times 10^9$/L);②置入 IABP 3d 后血小板进行性降至 $<60 \times 10^9$/L,或血小板计数较应用肝素前下降 ≥ 30%,③拔除 IABP 后血小板计数恢复正常;④排除其他引起血小板减少的原因。IABP 导致血小板减少的主要原因为抗血栓药物的应用(如肝素诱导血小板减少和血小板膜糖蛋白Ⅱb/Ⅲa受体拮抗剂引起的血小板减少)和球囊导管的充、放气导致血小板受机械性损伤。血小板减少患者出血风险增加,应置入 IABP 后监测血小板计数。血小板下降后,应尽快拔出 IABP,若血小板计数 $<50 \times 10^9$/L 则应立即拔出,拔出 IABP 鞘管时应延长穿刺点压迫时间,必要时加压压迫 0.5~1.0 小时。对于血小板下降严重患者应及时输注血小板以减少不良事件发生。对于不适合停用 IABP,不能马上拔出 IABP 球囊又合并血小板减少患者可以应用比伐芦定或磺达肝癸钠抗凝治疗。应用比伐芦定持续静脉泵入,检测 ACT 在 150~180 秒。

五、主动脉穿孔或夹层

置入 IABP 为有创治疗,多数情况下采用经皮穿刺置入,有时也会采用切开置入的方式。当置入过程缺乏 X 线引导,患者存在股动脉或胸腹主动脉迂曲,或在穿刺过程中操作过猛导丝损伤动脉内膜时都易引起主动脉夹层及穿孔。一旦夹层形成或主动脉穿孔患者可出现剧烈疼痛或失血性休克等严重后果。疼痛性质呈搏动样、撕裂样、刀割样,并常伴有血管迷走神经兴奋表现,如大汗淋漓、恶心、呕吐和晕厥等。疼痛以肩胛间区、后背颈部、咽部、额或牙齿疼痛常提示夹层;疼痛具有游走性,沿着分离的路径和方向走行,引起头颈、腹部、腰部或下肢疼痛,并因夹层血肿范围的扩大而引起主动脉各分支的邻近器官的功能(神经、消化、泌尿及呼吸系统)障碍。夹层或血肿累及冠状动脉时,可出现心绞痛或心肌梗死；血肿压迫上腔静脉，可出现上腔静脉综合征；夹层血肿破裂到心包腔时，可迅速引起心包积血，导致急性心脏压塞而死亡。为防止此类并发症发生，在切开法插入导管时认清解剖层次；经皮穿刺法置入时，穿刺针回抽血液畅通，以保证穿刺针在血管腔内。操作应准确轻柔，遇阻力时可旋转导管方向，不可暴力强行插入。如发生主动脉血管损伤，需要立即手术。

六、栓塞

IABP 使用过程中可能会出现脑、下肢栓塞，亦可累及肠、肾和脾。栓塞的后果取决于栓塞的部位和局部的侧支循环情况以及组织对缺血的耐受性（图 6-5～图 6-7）。当栓塞的动脉缺乏有效的侧支循环时，可引起局部组织的梗死。其主要原因在于：①动脉管腔内涡流形成导致局部血小板聚集；②球囊拍击导致粥样斑块碎裂脱落；③球囊导管末端血栓形成或局部栓子脱落等。肺栓塞发生主要由于置入 IABP 后患者卧床，下肢活动受限所致。下肢静脉或附壁血栓的栓子，因体积较大，常栓塞于肺动脉主干或大分支，众多小的血栓栓子，广泛阻塞多数肺动脉分支时，可引起患者猝死。患者表现为突发性呼吸困难、胸痛、咳嗽、面色发绀、休克等。大部分栓塞患者需要手术干预治疗，仅少数患者可以非手术治疗。溶栓治疗为非手术治疗的重要方法：当较小血管栓塞，栓塞部位位于不容易接近的地方，患者的全身状态不允许手术，并且无溶栓禁忌证时，应尽快采用溶栓治疗。溶栓治疗一般对发生于 3 天以内的新鲜血栓效果好，而超过 7d 者效果差；采用区域性动脉导管滴注比全身用药效果好。关于溶栓药物的使用各家采取的剂量、方法有所差异。其他药物包括解痉、止痛及血管扩张剂，如山莨菪碱(654-2)、阿托品、吗啡类等。基因治疗的研究最多的是血管内皮生长因子(vascular endothelial growth factor, VEGF)和成纤维细胞生长因子(fibroblast growth factor, FGF)。手术治疗分为动脉切开取栓术和 Fogarty 球囊导管取栓术。

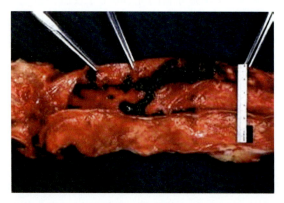

图 6-5　血栓栓子

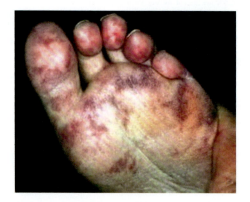

图 6-6　下肢栓塞

为了防止血栓形成，应使用 2~3ml 的肝素盐水每小时对压力套装组件进行 1 次高压冲洗。腹腔压力增高后，立即检查压力套组有无血液反流。选取最接近穿刺点的接口，进行抽吸、冲洗，保证 IABP 机工作状态，协助患者翻身以保证术侧腹股沟伸直并及时更换监护电极。选择反搏比例为 1:2 的同时降低球囊充盈度以代替反搏比例 1:3 预防球囊上形成血栓。保证试停机时间不超过 30 分钟。

七、气囊破裂

早期气囊破裂主要原因是插管时的机械损伤或操作技术问题。机械损伤主要见于三种情况：①插入气囊导管时，尖锐物损伤气囊；②动脉粥样硬化斑块刺破气囊；③工作状态下气囊未全部脱出鞘管，鞘管反复摩擦导致气囊破裂。此外，导管置入角度不当导致气囊扭曲，也可造成气囊损伤。

气囊破裂主要表现为安全囊内有血液吸入，反搏时机器有泄漏报警及反搏期间出现增量波消失。为防止出现气囊破裂，在应用IABP前应常规检查气囊有无破裂，气囊导管送入后气囊尾端应在鞘管外，保障气囊充分充气。一旦发现气囊破裂漏气，立即将患者置于头低脚高位，防止脑部气栓，暂停机器并立刻拔出导管，必要时可将动脉切开取出气囊。然后视患者病情决定是否再次置管。

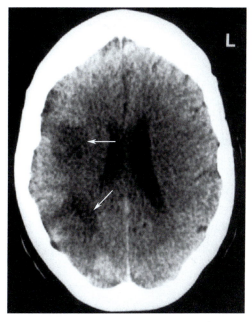

图 6-7 脑梗死

八、气囊导管误入股静脉及对侧股动脉

经皮穿刺经验不足易导致气囊导管误入股静脉，必要时可采用血气分析进行区分。在IABP置管成功后也不应急于启动，应通过中心腔测压以确定导管是否在降主动脉内。若发现异常应立即停止反搏。在没有X线引导的床旁进行"盲穿"操作时导管可能会进入对侧股动脉，对于髂动脉与腹主动脉交界处有狭窄的患者尤为多见。当导管误入股动脉时可出现反搏后患者桡动脉压力波形观察不到反搏波、对侧股动脉触及异常搏动；X线胸片未发现气囊顶端高密度影、机器发生高压报警、气囊充放气波形异常等情况。一旦确定应立即停止反搏，拔除气囊导管。

第十一节　主动脉内球囊反搏术置入路径的新选择

对于腹主动脉、髂动脉、股动脉闭塞或者上述部位手术，置入IABP可以考虑经升主动脉、锁骨下动脉、腋动脉或肱动脉置入。在所有的供选择路径中术中或者术后经胸主动脉弓置入是最常见的路径，占总体1.9%~6.2%。多在股动脉置入失败后选择。与经典的经股动脉置入相比，经胸主动脉置入IABP，不增加置入相关的并发症。多项研究表明对于需要IABP长时间辅助的患者，经腋动脉或锁骨下动脉置入，有利于患者康复训练以及救护车转运，且安全性良好。经肱动脉置入IABP多选择左侧，原因是避免经右侧置入IABP，影响右颈动脉供血。肱动脉直径较股动脉细，采用股动脉的8F鞘管容易导致前臂缺血、疼痛，这是经肱动脉途径受限的主要原因(图6-8)。对于经股动脉置入失败或者对于腹主动脉、髂动脉、股动脉闭塞患者,可以考虑经肱动脉途径置入 IABP。

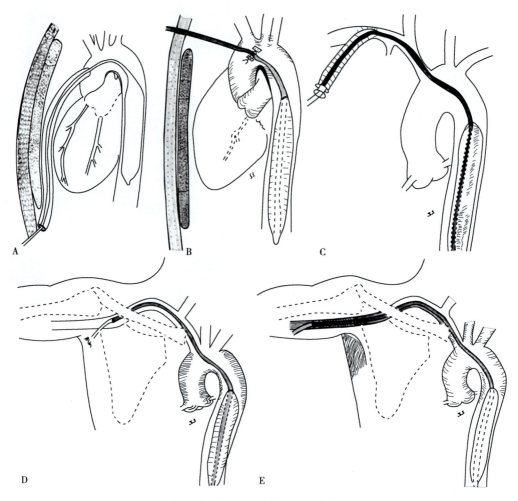

图6-8 IABP 置入路径的其他选择
A. 通过人工血管经胸置入;B. 直接经胸置入;C. 通过人工血管经腋动脉置入;
D. 直接经腋动脉置入;E. 经肱动脉置入。

(赵 昕 王 斌 王效增 陶贵周 张效林)

参 考 文 献

1. Trost JC, Hillis LD. Intra-aortic balloon counterpulsation. Am J Cardiol, 2006, 97 (9): 1391-1398.
2. Parissis H. Haemodynamic effects of the use of the intraaortic balloon pump. Hellenic J Cardiol, 2007, 48 (6): 346-351.
3. Lewis PA, Mullany DV, Townsend S, et al. Trends in intra-aortic balloon counterpulsation: comparison of a

669 record Australian dataset with the multinational Benchmark Counterpulsation Outcomes Registry. Anaesth Intensive Care, 2007, 35 (1): 13-19.
4. Ferguson JJ III, Cohen M, Freedman RJ, et al. The current practice of intra-aortic balloon counterpulsation: results from the Benchmark Registry. JACC, 2001, 38: 1456-1462.
5. Zaky SS, Hanna AH, Sakr Esa WA, et al. An 11-year, single-institution analysis of intra-aortic balloon pump use in cardiac surgery. J Cardiothorac Vasc Anesth, 2009, 23 (4): 479-483.
6. Parissis H, Leotsinidis M, Akbar MT, et al. The need for intra aortic balloon pump support following open heart surgery: risk analysis and outcome. J Cardiothorac Surg, 2010, 5: 20.
7. Baskett RJ, Ghali WA, Maitland A, et al. Theintraaortic balloon pump in cardiac surgery Ann Thorac Surg, 2002, 74 (4): 1276-1287.
8. Lorusso R, Gelsomino S, Carella R, et al. Impact of prophylactic intra-aortic balloon counter-pulsation on postoperative outcome in high-risk cardiac surgery patients: a multicentre, propensity-score analysis. Eur J Cardiothorac Surg, 2010, 38 (5): 585-591.
9. Wang J, Yu W, Gao M, et al. Preoperative prophylactic intraaortic balloon pump reduces the incidence of postoperative acute kidney injury and short-term death of high-risk patients undergoing coronary artery bypass grafting: a Meta-analysis of 17 studies. Ann Thorac Surg, 2016, 101 (5): 2007-2019.
10. Poirier Y, Voisine P, Plourde G, et al. Efficacy and safety of preoperative intra-aortic balloon pump use in patients undergoing cardiac surgery: a systematic review and meta-analysis. Int J Cardiol, 2016, 207: 67-79.
11. Zangrillo A, Pappalardo F, Dossi R, et al. Preoperative intra-aortic balloon pump to reduce mortality in coronary artery bypass graft: a meta-analysis of randomized controlled trials. Crit Care, 2015, 19: 10.
12. Sá MP, Ferraz PE, Escobar RR, et al. Prophylactic intra-aortic balloon pump in high-risk patients undergoing coronary artery bypass surgery: a meta-analysis of randomized controlled trials. Coron Artery Dis, 2012, 23 (7): 480-486.
13. Dyub AM, Whitlock RP, Abouzahr LL, et al. Preoperative intra-aortic balloon pump in patients undergoing coronary bypass surgery: a systematic review and meta-analysis. J Card Surg, 2008, 23 (1): 79-86.
14. Ranucci M, Castelvecchio S, Biondi A, et al. A randomized controlled trial of preoperative intra-aortic balloon pump in coronary patients with poor left ventricular function undergoing coronary artery bypass surgery. Crit Care Med, 2013, 41: 2476-2483.
15. Metz D, Stiller M, Silber RE, et al. Prophylactic intraaortic balloon pumping in high-risk cardiac surgery patients. Med KlinIntensivmed Notfmed, 2011, 106 (2): 125-131.
16. Shi M, Huang J, Pang L, et al. Preoperative insertion of an intraaortic balloon pump improved the prognosis of high-risk patients undergoing off-pump coronary artery bypass grafting. J Int Med Res, 2011, 39 (4): 1163-1168.
17. Wilczyński M, Krzych LJ, Bis J, et al. Effect of gender on efficacy of preoperative intra-aortic balloon pump in high risk patients undergoing surgical coronary revascularisation. Kardiol Pol, 2010, 68 (12): 1361-1368.
18. Marra C, De Santo LS, Amarelli C, et al. Coronary artery bypass grafting in patients with severe left ventricular dysfunction: a prospective randomized study on the timing of perioperative intraaortic balloon pump support. Int J Artif Organs, 2002, 25 (2): 141-146.
19. Christenson JT, Badel P, Simonet F, et al. Preoperative intraaortic balloon pump enhances cardiac performance and improves the outcome of redo CABG. Ann Thorac Surg, 1997, 64 (5): 1237-1244.
20. Litton E, Delaney A. Preoperative intra-aortic balloon pump in high-risk coronary bypass grafting. Asian Cardiovasc Thorac Ann, 2012, 20 (2): 146-152.
21. Lorusso R, Gelsomino S, Carella R, et al. Impact of prophylactic intra-aortic balloon counter-pulsation on postoperative outcome in high-risk cardiac surgery patients: a multicentre, propensityscore analysis. Eur J Cardiothorac Surg, 2010, 38 (5): 585-591.

22. Downing T, Miller D, Stinson E, et al. Therapeutic efficacy of intraaortic balloon pump counterpulsation: analysis with concurrent "control" subjects. Circulation, 1981, 64 (suppl Ⅱ): 108-113.
23. Zhang XW, Song ZG, Wang L, et al. The use of intra-aortic balloon pump in patients undergoing heart valve replacement: outcome and risk analysis. J Heart Valve Dis, 2014, 23 (4): 458-462.
24. Nakahira J, Sawai T, Minami T. Elective use of intra-aortic balloon pump during aortic valve replacement in elderly patients to reduce postoperative cardiac complications. Artif Organs, 2014, 38 (6): 503-507.
25. Arafa OE, Geiran OR, Andersen K, et al. Intraaortic balloon pumping for predominantly right ventricular failure after heart transplantation. AnnThorac Surg, 2000, 70: 1587-1593.
26. Boeken U, Feindt P, Litmathe J, et al. Intraaortic balloon pumping in patients with right ventricular insufficiency after cardiac surgery: parameters to predict failure of IABP Support. Thorac Cardiovasc Surg, 2009, 57: 324-328.
27. Nordhaug D, Steensrud T, Muller S, et al. Intraaortic balloon pumping improves hemodynamics and right ventricular efficiency in acute ischemic right ventricular failure. Ann Thorac Surg, 2004, 78: 1426-1432.
28. Tanaka A, Tuladhar SM, Onsager D, et al. The subclavian intraaortic balloon pump: a compelling bridge device for advanced heart failure. Ann Thorac Surg, 2015, 100 (6): 2151-2157.
29. Leinbach RC, Nyilas E, Caulfield JB, et al. Evaluation of hematologic effects of intra-aortic balloon assistance in man. Am Soc Artif Int Organs, 1972, 18: 493-500.
30. Meisel S, Shochat M, Sheikha SA, et al. Utilization of low-profile intra-aortic balloon catheters inserted by the sheathless technique in acute cardiac patients: clinical efficacy with a very low complication rate. Clin Cardiol, 2004, 27: 600-604.
31. Jiang CY, Zhao LL, Wang JA, et al. Anticoagulation therapy in intra-aortic balloon counterpulsation: does IABP really need anticoagulation？ J Zhejiang Univ Sci, 2003, 4: 607-611.
32. Cooper HA, Thompson E, Panza JA. The Role of Heparin Anticoagulation during Intra-aortic Balloon Counterpulsation in the Coronary Care Unit. Acute Card Care, 2008, 10 (4): 214-220.
33. Lewis PA, Mullany DV, Courtney M, et al. Australasian trends in intra-aortic balloon counterpulsation weaning: results of a postal survey. Crit Care Resusc, 2006, 8 (4): 361-367.
34. Onorati F, Santini F, Amoncelli E, et al. How should I wean my next intra-aortic balloon pump？ Differences between progressive volume weaning and rate weaning. J Thorac Cardiovasc Surg, 2013, 145 (5): 1214-1221.
35. Bignami E, Tritapepe L, Pasin L, et al. A survey on the use of intra-aortic balloon pump in cardiac surgery. Ann Card Anaesth, 2012, 15 (4): 274-277.
36. Roy SK, Howard EW, Panza JA, et al. Clinical implications of thrombocytopenia among patients undergoing intra-aortic balloon pump counterpulsation in the coronary care unit. Clin Cardiol, 2010, 33 (1): 30-35.
37. Estep JD, Cordero-Reyes AM, Bhimaraj A, et al. Percutaneous placement of an intra-aortic balloon pump in the left axillary/subclavian position provides safe, ambulatory long-term support as bridge to heart transplantation. JACC Heart Fail, 2013, 1 (5): 382-388.
38. Umakanthan R1, Hoff SJ, Solenkova N, et al. Benefits of ambulatory axillary intra-aortic balloon pump for circulatory support as bridge to heart transplant. J Thorac Cardiovasc Surg, 2012, 143 (5): 1193-1197.
39. Sarıkaya S, Adademir T, Özen Y, et al. Alternative non-femoral accesses for intra-aortic balloon pumping. Perfusion, 2015, 30 (8): 629-635.
40. 刘斌. IABP 用于高危 PCI 的价值. 北京：科学技术文献出版社, 2018.

第七章 体外膜肺氧合在心血管病急重症中的应用与管理

体外膜肺氧合（extracorporeal membrane oxygenation，ECMO）是以体外循环系统为基本设备，通过对呼吸、循环功能的辅助以挽救急危重症患者生命的一种辅助治疗手段，是一种中短期的、有效的、可靠的床旁心肺支持技术。其循环辅助功能可以用于急性心肌炎、急性心肌梗死导致的心源性休克的抢救、危重经皮冠状动脉介入治疗（PCI）术中辅助以及急性肺栓塞的抢救等，是心内科急危重症患者治疗的有效支持手段之一。

第一节 体外膜肺氧合概论

一、体外膜肺氧合的发展史

John Gibbon 等发明体外循环机并于 1954 年成功完成世界第一例开放心脏手术，标志着心脏外科诞生。由于受到设备和材料的限制，当时的体外循环机和氧合器仅能应用于短时间的心脏外科手术。随着各种膜式氧合器的发明和技术的进步，医生将体外循环操作由手术室带到 ICU 或 CCU，体外循环支持时间由数小时延长至数天乃至数十天成为现实。1971 年 J.Donald Hill 首次报道了 1 例成人呼吸衰竭患者应用长时间体外循环的临床经验，开始了 ECMO 的临床应用。此后，多家医院陆续开展了心、肺功能不全患者的 ECMO 治疗工作。然而 ECMO 最初的发展并不顺利，1975 年由美国国立卫生研究院对 ECMO 临床应用进行的调查表明 ECMO 与传统治疗方法相比并没有明显优势，使得 ECMO 的发展陷入困境。经过深刻的反思，学者发现 ECMO 治疗效果不显著的原因主要在于：①适应证选择不当；② ECMO 辅助期间未采用保护性肺通气策略；③ ECMO 应用时机太晚；④对 ECMO 病理生理理解的局限；⑤设备、耗材难以满足需要等。

基于对失败的深刻反思，1976 年被誉为 ECMO 之父的 Bartlett 率领其团队首次成功将 ECMO 用于呼吸衰竭的新生儿并进行了一系列临床研究，并于 1982 年总结了 45 例新生儿的 ECMO 病例，其生存率为 55%。随后 1988 年 Gomel 等的临床研究报道了 12 例呼吸衰竭患儿应用 ECMO，其中有 11 例存活，而用常规呼吸支持疗法的患儿无一例存活。Bartlett 在这些研究的基础上在全世界进行了 ECMO 的推广工作，进而促进 ECMO 走向成功。此后，ECMO 作为治疗严重呼吸功能不全的新方法在国外迅速发展，逐渐被人们认识和认可。随着经皮插管等技术的推广、各种涂层技术在膜式氧合器中的应用，既避免了开胸和大血管损伤，又显著减少肝素用量和出血，使得 ECMO 技术作为危重呼吸、循环功能衰竭救治的重要手段在世界范围推广。根据体外生命支持组织（Extracorporeal Life Support Organization，ELSO）数据统计 1990 年至 2004 年间注册开展 ECMO 的医院共 100~120 家，年病例数约 2 000 例，此后逐年增加，至 2017 年注册开展 ECMO 的医院增至 379 家，病例数增至万余例，发展迅速。

1958 年我国第一例体外循环心脏手术成功，推动了我国心脏外科和体外循环事业的发展。李斌飞成功在临床上应用 ECMO 救治急重症呼吸衰竭和心力衰竭患者。此后，在北京阜外医院、北京安贞医院等国内大型心脏外科中心的应用和推广基础上国内 ECMO 工作迅速开展并逐年增多。

国内 ECMO 工作具有以下特点：①开展 ECMO 的医院和患者数量逐年增加；②中国 ECMO 以循环支持为主，而国际 ECMO 以呼吸支持为主；③开展医院技术水平参差不齐；④开展 ECMO 地区不均衡。随着我国医疗卫生条件的改善、经济水平的提高，开展 ECMO 工作的条件日趋成熟，今后 ECMO 工作会越来越普及。

二、ECMO 的未来

随着生物医学工程技术的进步及临床经验的不断积累，未来 ECMO 可能通过以下几个方面的改进进一步促进 ECMO 的发展、服务于临床危重患者的救治工作。

1. 设备材料改进

（1）ECMO 对材料的要求主要包括良好的气体交换能力、抗血浆渗透、预充量小、阻力低、组织相容性好等。随着技术的进步新一代中空纤维膜肺经过涂层处理后极大的满足了 ECMO 对膜肺的要求，使得膜肺使用时间更长、预充量更小、对血液破坏更少，推动了 ECMO 技术的临床应用。

（2）ECMO 对设备要求主要包括精确性高、血液破坏小、血流无回流、小型化、便携式等。随着设备技术的进步，目前传统的第一代 ECMO 设备正逐渐被第二代 ECMO 设备所替代。与第一代 ECMO 设备相比，第二代 ECMO 设备主要体现在便携、集成方面的改进（图 7-1），A 为 Permanent Life Support（PLS）System，除了控制模块外需要额外装置固定离心泵和膜肺，B 为新一代产品 Cardiohelp，将控制模块与离心泵、膜肺很好的集成起来，极大提高了 ECMO 设备的便携性能。

2. 临床技术和观念的进步

（1）ECMO 插管技术：最初 ECMO 建立主要采用中心血管切开插管，需要外科技术协助。近年来随着导管技术的不断完善，经皮穿刺插管使 ECMO 建立速度明显加快。同时与切开相比，穿刺插管出血更少、感染发生率更低、更易于护理。

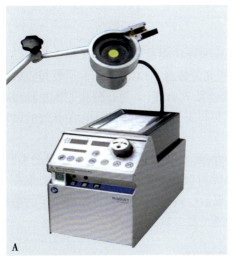 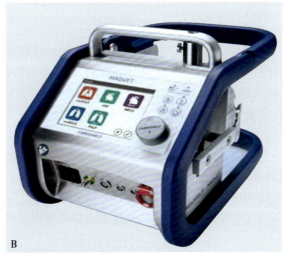

图 7-1 MAQUET 公司两代 ECMO 设备对比
A. Permanent Life Support(PLS)System,B. 新一代产品 Cardiohelp。

(2) ECMO 管理观念:以往 ECMO 患者管理多采用麻醉肌松、气管插管、呼吸机辅助,而现在 ECMO 患者管理多主张尽量维持清醒状态、维持自主呼吸。这种观念的改变,有利于护理、减少压疮的发生,有利于肠道营养和肠道菌群正常平衡。

3. 适应证不断拓展 随着技术和 ECMO 设备、材料的不断进步,ECMO 的适应证在不断的拓展,原来的禁忌证现在有些已经成为适应证(表 7-1)。

表 7-1 ECMO 适应证和禁忌证的变迁

	1990 年	2000 年	2010 年
脑出血	×	×	×
高龄	×	×	×
多脏器衰竭	×	×	×
严重出血	×	×	×
慢性脑功能损伤	×	?	?
呼吸机时间过长	×	×	?
免疫抑制状态	×	×	?
癌症	×	?	?
长途转运	×	?	v
一般性出血	×	v	v
感染性休克	×	v	v

注:× 禁忌证;v 适应证;? 不确定。

三、ECMO 的治疗特点

ECMO 主要针对常规方法治疗无效的呼吸和/或循环功能衰竭,通过 ECMO 的辅助作用维持全身氧供和血流动力学稳定,使心脏和肺得到充分休息。ECMO 对于呼吸和心脏的支持作用与传统治疗相比主要优势在于:①有效的改善低氧血症;②为心肺功能恢复赢得时间;③避免长期高浓度氧气吸入所致的氧中毒;④避免机械通气引起的损伤;⑤有效的循环支持;⑥维持内环境稳定。

虽然 ECMO 起源于体外循环(cardioplumonary bypass,CPB),但由于两者治疗目的不同,两者存在诸多差异。体外循环的目的主要是为心脏外科医师提供良好的手术条件,维持手术过程中有效的呼吸和循环。ECMO 的目的是为常规治疗效果不佳的患者提供一定的循环呼吸支持,等待心肺功能的恢复或心肺移植供体的到来(表 7-2)。

表 7-2　CPB 与 ECMO 的区别

	CPB	ECMO
氧合器	开放式聚氯乙烯	密闭式表面涂层
抗凝	常规肝素化 ACT>480s	少或不用 ACT<200s
时间	短,1h~4h	长,3d~8d 甚至数周
建立途径	开胸心脏插管	股部或颈部动静脉插管
更换	无须一次性	视具体情况更换氧合器或系统部件
目的	用于心脏手术或暂时辅助	暂时支持至恢复心肺功能接受心室辅助或心脏移植
费用	低	高
人员	1 人	团队
溶血	会	不会
动脉滤器	用	不用
成功率	高	低
并发症	低	高
地点	手术室	ICU/CCU
温度	低温	常温
血液稀释	有	小或无

注:CPB:体外循环;ECMO:体外膜肺氧合;ACT:激活的凝血时间。

第二节　体外膜肺氧合的原理和基础

一、ECMO 的原理

ECMO 是将血液从体内引到体外,经膜肺氧合再用泵将血液灌入体内,可进行长时间心肺支持。ECMO 治疗期间，心脏和肺得到充分的休息，全身氧供和血流动力学处在相对稳定的状态。此时膜式氧合器可进行有效的二氧化碳排除和氧摄取，驱动泵使血液周而复始的在体内流动，为心功能和肺功能的恢复赢得宝贵时间。

ECMO 的治疗目的不仅有支持作用，而且具有一定治疗作用。其主要目的包括：

1. 保障组织灌注 ECMO 通过体外循环，血液通过膜肺能进行有效气体交换。体外循环氧合的血液注入体内可明显改善患者肺功能。因此，对于急重症的呼吸和循环衰竭患者，ECMO 可延长生命。

2. 等待心肺功能恢复 对重症呼吸衰竭的患者，ECMO 支持时呼吸机参数可调到较低的范围，以达到肺保护性通气的目的。对重症心力衰竭的患者，ECMO 支持时会降低心脏的前、后负荷，减少正性肌力药物或血管活性药物的应用，进而使心肌氧耗减少，氧供增多。心脏的这种休息状态对于缺血再灌注损伤心肌功能的恢复有至关重要的作用。

3. 等待心肺移植 对重症慢性心、肺功能衰竭不能维持正常新陈代谢的患者，ECMO 的支持可维持充分的组织灌注和内环境稳定，阻断病理生理的恶性循环，为等待供体赢得充分的时间。

4. 供体捐献 对于某些脑死亡患者 ECMO 支持可以改善组织灌注和内环境，提高移植供体质量并在移植后使被移植的器官功能得到尽快恢复。

二、ECMO 的类型

按照 ECMO 支持的方式和目的，可分为静脉-动脉 ECMO（VA-ECMO）和静脉-静脉 ECMO（VV-ECMO）两种。VA-ECMO 适用于同时支持患者循环、呼吸功能，VV-ECMO 适用于支持患者呼吸功能。此外，ECMO 还有几种特殊形式，如 AV-ECMO，即体外二氧化碳清除；VAV-ECMO，即静脉引出分别注入动脉和静脉，用于 VA-ECMO 过程中肺功能障碍的患者。

（一）VV-ECMO

通过静脉将患者体内的静脉血引流至氧合器，然后将氧合血液经静脉泵入患者体内，从而起到增加机体氧供的作用，使肺得到充分休息、为肺功能的恢复赢得宝贵的时间。VV-ECMO 代替肺脏的气体交换功能，但不能直接提供循环支持，因此主要用于严重的呼吸衰竭而不需要循环支持的患者。VV-ECMO 可明显改善肺循环，理论上可提供间接的右心支持。

（二）VA-ECMO

通过大静脉或右房将患者体内的未氧合血引流至气体交换装置（膜式氧合器），然后将氧合血液经大动脉泵入患者体内，保证机体血供的作用，使心肺得到充分休息，为心肺功能的恢复赢得宝贵的时间。可用于严重的呼吸衰竭和循环衰竭的患者（图7-2）。

两者差别主要见表 7-3。由于心血管病急重症以循环功能障碍为主，本文重点介绍 VA-ECMO。

第七章 体外膜肺氧合在心血管病急重症中的应用与管理

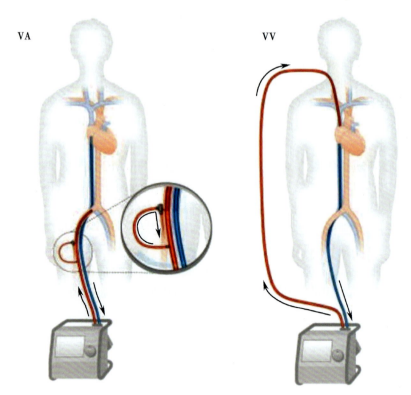

图 7-2　VA-ECMO 与 VV-ECMO 示意图

表 7-3　VA-ECMO 和 VV-ECMO 的比较

项目	VA-ECMO	VV-ECMO
心脏支持	直接	无
肺的支持	气体交换能力佳	氧合血肺灌注
中心静脉压	不准确	准确
肺动脉压	不准确	准确
肺血流	减少	正常
高氧血症	有可能	全身氧分压较低
SvO_2	准确	不准确
SaO_2	≥95%	80%~95%
氧合血液再循环	无	15%~50%
颈动脉损伤	颈动脉结扎（儿童）	避免
全身栓塞	可能	较少
机械呼吸	少量	中度

三、ECMO 的病理生理基础

ECMO 的生理学目标是为机体提供足够的氧合血液,满足其代谢需要并改善代谢废物的排除。VA-ECMO 模式是在自身心肺循环基础上并联一套人工心肺装置,暂时承担机体的血液和氧供。

1. 氧代谢监测指标

(1) 动脉氧分压(PaO_2):生理状态下,PaO_2 反映肺的氧合功能和动脉血氧合程度,正常值约为 100mmHg。吸氧条件下最好用氧合指数(PaO_2/FiO_2)评价,正常条件下氧合指数应 ≥ 400mmHg。

(2) 动脉血氧饱和度(SaO_2)和混合静脉氧饱和度(SvO_2):SaO_2 指动脉血中被氧结合的氧合血红蛋白(HbO_2)的容量占全部可结合的血红蛋白(hemoglobin,Hb)容量的百分比,即血液中血氧的浓度,它是呼吸循环的重要生理参数。SaO_2 可以对肺的氧合和血红蛋白携氧能力进行估计,正常人体 SaO_2 为 98%;SvO_2 指混合静脉血(右心房或肺动脉内)的氧饱和度,反映血液灌注组织后的氧饱和度,是判断组织是否缺氧的重要参考指标。一般情况下组织灌注不足时 SvO_2 下降,高灌注时 SvO_2 升高,正常人体 SvO_2 约为 75%。

(3) 动脉血氧含量(CaO_2):CaO_2 指每 100ml 动脉血中的氧含量,是物理溶解氧和血红蛋白携氧的总和,正常值为 190~210ml/L,低于正常即提示低氧血症。ECMO 管理期间,应更多关注 CaO_2,因为即使 PaO_2 正常,如果 CaO_2 低于正常即可出现机体缺氧。血红蛋白结合氧(HBO_2)$=1.34 \times Hb \times SaO_2$,溶解氧 $=0.003 \times PaO_2$,血氧含量 = 血红蛋白结合氧 + 溶解氧,即 $CaO_2=(1.34 \times Hb \times SaO_2)+(0.003 \times PaO_2)$,因为血浆中溶解氧浓度很低,因此该公式可简化为 $CaO_2=1.34 \times Hb \times SaO_2$,由此公式可以看出 CaO_2 主要取决于 Hb 和 SaO_2,PaO_2 对 CaO_2 的影响有限。有关 PaO_2、氧饱和度和氧含量的关系见图 7-3。在不同血红蛋白浓度条件下,静脉和动脉血氧含量列于其上,正常血液 PaO_2 40mmHg 时氧含量比贫血时血液 PaO_2 90mmHg 的氧含量要高。

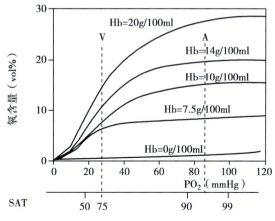

图 7-3 血液中 PaO_2、氧饱和度和氧含量的关系图

(4) 心排血量(CO)与心脏指数(CI):CO 指心室每分钟输出到周围循环的血量,心排血量(CO) = 每搏量(SV)× 心率(HR)。CO 主要由前负荷、后负荷、心肌收缩力和心率四个因素决定。CI 是以单位体表面积(m^2)计算出的 CO。CO 正常值为 4~8L/min,CI=CO/ 体表面积(BSA),正常值为 2.5~4L/(min·m^2)。ECMO 辅助时,CO 需要整合考量包括静脉回心血量、外周血管阻力、周围组织需氧量、血容量、体温、呼吸方式、心率和心肌收缩力等多重指标。

(5) 血乳酸监测:乳酸是糖酵解的产物,内脏、大脑和骨骼肌等高代谢器官是乳酸生成的主要来源,乳酸代谢主要在肝脏 50%,肾脏 25%,骨骼肌和心肌 25%,其正常值 1.3mmol/L 左右。高乳酸血症的定义为乳酸浓度 >2.25mmol/L。生理状态下,乳酸生成和消除维持动态平衡,乳酸的生成增加或消除减少都会产生高乳酸血症,乳酸酸中毒指乳酸浓度 >5mmol/L, pH<7.3 或 HCO_3^- 浓度 <20mmol/L。乳酸监测具有反映组织缺氧酸中毒、乳酸代谢障碍、预测 ECMO 循环呼吸辅助患者转归的作用。

(6) 氧供(DO_2):DO_2 指单位时间输送到外周组织的氧量。$DO_2 = CO \times CaO_2 \times 10ml/(min \cdot m^2)$,正常值为 500~600ml/(min·m²)。DO_2 由 CO、SaO_2、Hb 和 PaO_2 四个因素决定,正常动脉血氧含量为 200ml/L。人体自身有维持全身氧供在正常水平的倾向。贫血时,心排血量会增加直到达到正常 DO_2;缺氧时,心排血量增加,而慢性缺氧时,在促红细胞生成素的作用下,红细胞会增生到全身 DO_2 正常水平。因此,在 ECMO 辅助期间,我们不仅需要关注 PaO_2,对 CaO_2 也要重视,避免因为血液稀释或出血的原因引起的血红蛋白降低导致 CaO_2 不足引起组织缺氧的发生。

(7) 氧耗(VO_2):VO_2 指机体实际消耗的氧量,表示组织单位时间内实际摄取的氧量。可通过反向 Fick 公式计算,VO_2 = 动脉氧供(DaO_2) – 静脉氧供(DvO_2)=($CaO_2 - CvO_2$)×CO=[(1.34×Hb×SaO_2) – (1.34×Hb×SvO_2)]×CO =CO×Hb×13.4×($SaO_2 - SvO_2$),正常值为 110ml~160ml/(min·m²)。VO_2 由组织代谢率决定,在静息、麻醉和低温时降低,在肌肉运动、感染、发热、儿茶酚胺与甲状腺素增加时增多。DO_2 和 VO_2 正常的比值为 5:1,当代谢率发生变化时导致 VO_2 随之改变,DO_2 则通过增加或减少 CO 进行调节,使得维持正常 DO_2 和 VO_2 的比值。

(8) 临界 DO_2 值:氧供临界值代表充足的组织氧合所需的最低水平 DO_2,如果 DO_2 低于这个水平,VO_2 就会低于正常水平,理论上讲,这种情况发生于 DO_2 与 VO_2 比值小于 1:1 时,但由于全身氧供会分布到氧耗少的皮肤、脂肪等组织,实际上 DO_2 与 VO_2 比值小于 2:1 时即可发生。在 DO_2/VO_2 比值的临界点 2:1 到正常比值 5:1 的范围内,氧供减少被增加血液氧释放所代偿,从而维持正常血流动力学和呼吸功能稳定。因为 SvO_2 可以准确反映这个比值,所以对于危重患者 SvO_2 是重要的监测指标。

2. ECMO 辅助期间的氧供和氧耗

(1) 膜肺的氧供:血液在膜肺的氧合主要由膜肺本身的性能,血红蛋白浓度和进入膜肺的血氧饱和度决定。这些指标确定了膜肺的最大血流量(额定流量):单位时间内将静脉血氧合血红蛋白比例由 75% 提高到 95% 的血流量。循环血流量低于最大血流量时,血液离开膜肺时可以完全被氧合。

(2) ECMO 期间氧供的影响:ECMO 辅助期间氧供受 ECMO 流量、膜式氧合器氧合情况、患者自身心排量、肺内氧合情况等决定。其中,血液在膜式氧合器的氧合程度受多种因素影响,起决定作用的主要是血红蛋白浓度和血液进入膜肺前的氧饱和度,由于 ECMO 的辅助流量通常小于膜式氧合器的最大流量,因此,通常情况下血液离开膜肺时是完全氧合的。由于 ECMO 治疗期间机体动脉氧分压和氧供是患者自身心肺和 ECMO 支持共同作用的结果,因此 VA-ECMO 期间的动脉血气理解较为复杂。机体氧含量 = 体外灌注血液氧含量 ×(ECMO 流量/总流量)+ 左心室血氧含量 ×(过肺血流量/总流量)。在 ECMO 流量不变,肺功能改善时;ECMO 流量不变,CO 下降时;CO 不变,ECMO 流量增加时机体的 PaO_2 均会升高,但是 ECMO 动脉插管部位和血气采样部位对血气结果的判定有很大影响。例如,股动、静脉插管时,冠脉血流和右上肢血流来自患者左心室,是经过自身肺氧合的血液,反映患者肺功能情况,而下肢血液主要是经 ECMO 氧合后的血液。

3. ECMO 对血流动力学及心脏功能的影响

(1) VA-ECMO 辅助对血流动力学的影响:血压受血容量、外周血管阻力、心排血量的影响。ECMO 辅助期间,心排血量由 ECMO 流量和自身心排量组成。多数 VA-ECMO 患者辅助期间会出现低血压,排除低血钙原因后通常是由于有效循环血量不足、VA-ECMO 辅助流量不稳定引起。当 VA-ECMO 辅助流量稳定时,如果血压仍较低,则可能与炎症反应导致的血管扩张或麻痹有关。此时,可以适量应用收缩血管药物维持动脉血压,但需要注意血压升高同时存在降低左心室排血量和 ECMO 辅助流量的不良反应。因此,在不影响心脏功能和组织有效灌注的前提下,VA-ECMO 期间平均动脉压维持 70mmHg~90mmHg 即可。

(2) VA-ECMO 辅助与右心功能:VA-ECMO 辅助后大部分回心血量被 ECMO 引流至 ECMO 环路,右心室充盈压明显降低,即右心室前负荷明显降低。此时,右心室搏出量下降,肺血流量减少。由于 ECMO 是闭合环路,血液的引流与回输速度相同,因此 VA-ECMO 辅助时中心静脉压(CVP)高低仍可以反映心脏的前负荷状态,指导容量管理。研究报道:少数心脏移植患者术后早期出现右心衰竭,接受 VA-ECMO 辅助可取得较好的临床效果。这些经验表明 VA-ECMO 对右心功能有直接的辅助作用。

(3) VA-ECMO 辅助与左心功能:VA-ECMO 辅助能够为患者组织和器官提供稳定的血液供应,但也存在增加衰竭左心室后负荷的风险,合并主动脉瓣关闭不全的患者尤为明显。心力衰竭患者接受 VA-ECMO 辅助后,左心室前负荷、后负荷及体循环血管阻力均发生变化。研究表明:随着 VA-ECMO 辅助流量增加,左心室前负荷增加、动脉压升高、射血量减少、后负荷增加,心肌氧耗量增加。VA-ECMO 辅助流量越大,左心室后负荷增加越显著,导致自身心脏射血量越少。因此,循环衰竭患者在接受 VA-ECMO 辅助时应选择合适的辅助流量,在满足机体灌注需要的同时,尽可能避免 VA-ECMO 本身对衰竭的左心室带来负面影响。一旦 VA-ECMO 辅助期间出现心肌顿抑现象,在应用利尿、扩血管或 IABP 辅助不能缓解时要积极进行左心减压,主要方法包括:经皮房间隔造口、开胸放置左心减压引流管、联合应用 Impella 或其他心室辅助装置,以实现左心室真正卸负荷,促进衰竭的左心室功能恢复。表 7-4 介绍了各种左心减压方法的特点。

表 7-4 各种左心减压方法的特点

方法	缺陷
联合 IABP 辅助	左心减压力度有限,增加股部穿刺相关并发症,增加下肢缺血风险
经皮房间隔造瘘	人为房间隔造口,需要再次处理房间隔缺损
经皮放置 Impella	左心充分减压,费用高,安装 Impella 相关并发症,禁用于主动脉瓣机械瓣置换或左心室血栓患者
外科插管左心引流	左心充分减压,安装和撤除需要开胸,增加出血感染风险

(4) VA-ECMO 辅助时血流分配:VA-ECMO 辅助流量主要由 ECMO 泵速决定,同时受到静脉插管直径限制,并受平均动脉压影响。VA-ECMO 辅助时,体内血液有自身心脏射血与 ECMO 供血两部分组成。当股动脉作为供血管时上述两部分来源不同的血液在体内混合时

存在"分水岭"现象,其混合血平面位置由自身心脏功能和 VA-ECMO 流量决定。当自身心脏功能较差时,来自 ECMO 的血流沿降主动脉向上,达到升主动脉和头臂血管,为大脑和心脏供血;当左心室能够克服 ECMO 引起的压力负荷时,自身射血逐渐增加,ECMO 辅助流量也有所降低,"分水岭"向下移动,患者上半身血液有自身肺氧合,供应大脑和心脏。如果此时合并肺部功能障碍,左心室主要是来自肺氧合的低氧合血,患者上半身血液有自身心脏射出的低氧合血供应,而下半身由 ECMO 提供较高氧含量的动脉血供应,这种情况成为"红蓝综合征"或"南北综合征"。此外,需要注意通常情况下 VA-ECMO 辅助期间,冠状动脉血流、头臂血管的血液主要来自心脏射血,因此临床中监测指氧饱和度时应放置在右手指,其监测结果可以反映衰竭的心肺功能。

4. ECMO 特殊插管方式简介 无论 VV-ECMO 还是 VA-ECMO,通常均采用两部位插管。然而,对于同时存在呼吸循环衰竭的患者,两部位插管往往不能满足机体灌注需求。三部位插管作为一种较为新颖的 ECMO 辅助模式可以在一定程度上解决上述问题,三部位插管 ECMO 一般范围 VVA 或 VAV 模式。

(1) VVA 模式:VA-ECMO 主要提供循环支持,可以减轻心脏前负荷。但在合并呼吸衰竭的患者可能存在上半身缺氧的情况,这种现象称为差异性低氧。在大体重患者使用了较细的插管、流量受影响的情况下,这种差异性低氧表现更明显。在 VA-ECMO 基础上再增加一个静脉引流可以通过 ECMO 的流量减轻一些病例的差异性低氧现象(图 7-4)。

(2) VAV 模式:在同时合并心肺衰竭的患者可以应用 VAV 模式,这种模式动脉血液被分成两部分,分别回输到右心房和主动脉,相当于 VA-ECMO 和 VV-ECMO 在同一个环路中,可以同时提供心肺支持(图 7-5)。需要注意的是 VAV 模式中,动脉血分成两部分,需要用管道夹子和流量监测探头分别监测两部分灌注管路的流量,以避免出现分布不匹配甚至灌注到动脉端堵塞的情况。VAV 模式中呼吸支持一般是比较充分的,但循环支持通常只是常规 VA-ECMO 的一半左右。

四、ECMO 的适应证和禁忌证

随着 ECMO 辅助的经验的积累和设备材料的改进,ECMO 的适应证和禁忌证都有所改变,许多以前的禁忌证现在已取得较好的辅助结果,严格的适应证和禁忌证的界限并不明显。

1. VV-ECMO 的适应证与禁忌证 VV-ECMO 的基本适应证为传统呼吸衰竭疗法治疗无效的可逆性肺部疾病,在 2~4 周内自身肺脏功能可以恢复的患者,终末期肺部疾病等待肺移植供体的患者。VV-ECMO 可成功应用于各年龄段的急性呼吸衰竭的患者,满足 ECMO 适应证的急性呼吸衰竭(acute respiratory failure,ARF)的患者都可首选 VV-ECMO 辅助。但对于 ARF 伴有循环系统功能不全的患者是否选择 VV-ECMO 支持应视具体情况而定。目前尚无 ARF 患者需行 VV-ECMO 辅助的绝对标准,选择合适的 ECMO 支持模式需要对患者进行仔细的评估:对于 VV-ECMO 期间静脉引流量不足和气体交换不足的患者;感染性休克、难以控制的休克、难以控制的心律失常伴低血压的患者不推荐 VV-ECMO,采用 VA-ECMO 更合理。

急性呼吸窘迫综合征(ARDS)的辅助指征:经典治疗指征可以分为快进入标准和慢进入标准(表 7-5)。

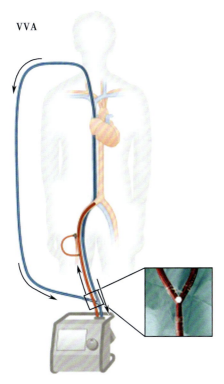

图 7-4 VVA-ECMO，分别引流颈内静脉和股静脉的血液，氧合后注入股静脉，可提供较大流量的 ECMO 支持

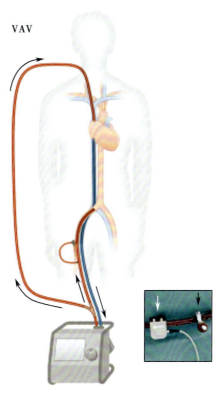

图 7-5 VAV-ECMO，静脉引流血液经过氧合后分别注入股动脉和右心房，同时支持心肺功能

表 7-5 ARDS 的辅助指征

快进入标准	吸入气中的氧浓度分数（FiO_2）为 1.0、呼气末正压通气（PEEP）$\geq$ 5cmH_2O、PaO_2 $\leq$ 50mmHg 超过 2 小时
慢进入标准	FiO_2 为 0.6、PEEP $\geq$ 5cmH_2O、PaO_2 $\leq$ 50mmHg 超过 2h，最大限度的内科治疗超过 48 小时

VV-ECMO 的其他指征还包括：①肺氧合功能障碍，PaO_2<50mmHg 或肺泡 - 动脉血氧分压差（$DA-aO_2$）>620mmHg；②急性肺损伤，PaO_2<40mmHg、pH<7.3 达 2h；③机械通气持续 3h，PaO_2<55mmHg、pH< 7.3；④机械通气出现气道压伤。

VV-ECMO 的主要禁忌证见表 7-6，但近期的文献报道很多禁忌证正在逐渐转为适应证。

表 7-6 VV-ECMO 禁忌证

不可恢复性中枢神经系统损伤
严重慢性肺疾患
伴有重度预后不佳的疾患（如终末期肺癌）
免疫抑制性疾患

多器官功能衰竭
由于肝素涂层管路的应用,抗凝禁忌性疾病已不作为绝对禁忌证
颅内出血＞Ⅱ级

2. VA-ECMO 的适应证和禁忌证 ECMO 由于其自身特点,近年来被广泛应用于各种原因导致的急性循环衰竭的抢救治疗。其特点主要包括:适用于所有年龄患者;可进行双心室辅助;可同时辅助心肺;可在床旁局麻下完成操作;费用相对低廉等。主要适应证包括:①心脏术后心源性休克;②各种原因引起的心搏骤停或心源性休克:急性心肌梗死、暴发性心肌炎、心脏介入治疗突发事件、等待心脏移植等;③高危冠心病患者介入或搭桥手术再血管化保障;④创伤、冻伤、溺水、一氧化碳中毒、药物中毒等患者的抢救等。主要治疗指征包括:①心脏指数＜2L/(min·m^2),持续3h;②代谢性酸中毒 BE<-5mmol/L,持续3h;③平均动脉压(MAP)降低,新生儿<40mmHg;婴幼儿<50mmHg;儿童<60mmHg;④尿量<0.5ml/(kg·h);⑤术后大量血管活性药治疗效果不佳,难脱机者(基于确切手术)。

VA-ECMO 的禁忌证与 VV-ECMO 的禁忌证基本相同,其他禁忌证见表 7-7。

表 7-7 VA-ECMO 的其他禁忌证

慢性器官功能不全
肺血管阻力 >4wood
肝衰竭:门脉高压、肝硬化
年龄 >70 岁(相对禁忌证)
介入时机过晚
长时间心肺复苏

第三节 体外膜肺氧合的设备与材料

ECMO 的设备和材料主要来自于体外循环设备,主要包括驱动泵、氧合器、插管和管道以及其他各种辅助和监测设备。

一、驱动泵

驱动泵主要有滚压泵和离心泵。由于目前使用的滚压泵是通过泵头不断挤压泵管将血液泵入人体内。在长时间体外循环中血液破坏严重,容易产生微栓,并且可以由于前段梗阻导致泵压增高并迸裂的风险,因此 ECMO 中通常采用离心泵作为驱动泵,因此本文仅介绍离心泵。

(一) 原理和结构

1. 原理 物体在做同心圆运动时产生一个向外的力,为离心力,其大小与转速和质量成正比,离心泵即是根据此原理设计而成。

2. 结构　离心杯包括内置磁铁、锥体形叶轮和有两个开口的透明塑料室,三者依靠特殊技术紧密结合。内置磁铁在电机的带动下,使锥形叶轮高速旋转,带动液体流动,叶轮旋转速度越快,液体产生的离心力也越大,离心力作用于液体,液体在离心杯侧壁形成压力,由侧壁开口流出;同时在离心杯中央形成低压区,液体即可随叶轮转动进入离心杯,从而产生有效的血液灌注。过高的旋转速度有可能导致离心杯解体,因为叶轮和锥体无法与驱动装置一样高速旋转。离心杯既可以通过电动磁铁控制,也可以在断电情况下通过手动方式使之高速转动。在转速一定的情况下,杯体压力随着流速的增加而降低。

3. 特点　离心泵逐渐普遍化的原因主要是它不像滚压泵那样产生压力超负荷,即在动脉入口端发生梗阻时,离心泵只能产生 700~900mmHg 的正压,不致发生泵管迸裂。但与滚压泵相比,当入口端受到限制时离心泵同样也可以产生 –500~–400mmHg 强大的负压。离心泵设计为非闭塞型、前负荷依赖和后负荷依赖。当叶轮停止转动时,液体可以从泵头端流向另一端(非闭塞型),即血液倒流。这种血液倒流可能导致患者放血或空气从管道接头处进入血液循环。因此当离心泵没有转动时,泵后管道必须阻断。

（二）离心泵

在 ECMO 中应用的离心泵是 ECMO 中血液供应的直接驱动力。但离心泵在前负荷增加或后负荷减低时,泵流量均升高。所以在离心泵转速不变的情况下,血流量随患者全身血管阻力的变化自动调节。由于离心泵流量受上述因素影响,在 ECMO 期间为了确切掌握血流量需要精确的流量探头进行适时监测,该探头可以连接于离心泵后循环管路的任何位置用来精确测量进入患者体内的血流量。离心泵常用的流量探头包括电磁流量探头或超声流量探头。电磁流量探头是根据"右手原则"的电磁学特点,当血流通过电磁场时局部磁力发生变化从而连续测量流量;电磁探头需要和血液接触,测量时存在探头和管道之间的特殊连接。超声探头无须接触血液而用特制的塑料接头连接在泵后管道,监测装置与该接头相连即可,多普勒信号的变化频率与通过管道血流速度有关,标准超声流量探测仪测量血流的最大速度而后根据血液分层流动的原理计算出确切流量,而电磁探头只估算平均流速。

（三）主流离心泵简介

目前国内市面上可获得的离心泵产品主要包括美敦力、迈科维、索林三家公司的产品。其中,美敦力公司采用电磁流量传感器,而迈科维和索林公司均采用超声流量传感器。图 7-6 为上述离心泵及驱动装置,A、B、C 分别为美敦力、迈科维、索林三家公司的驱动装置;D、E、F 分别为美敦力、迈科维、索林三家公司的离心泵。如果将这三款产品定义为第一代产品,目前迈科维公司生产的 Cardiohelp 产品可以定义为第二代产品(图 7-6 右图)。其主要特点是控制系统体积小、重量轻、移动性能强、集合性能高、能实时进行流量、压力、温度、气泡、血细胞比容和血氧饱和度监测。

二、氧合器

氧合器具有排出二氧化碳、氧气交换和血液温度调节等功能,ECMO 使用的氧合器根据其材质可分为两大类:硅胶膜氧合器和中空纤维氧合器。

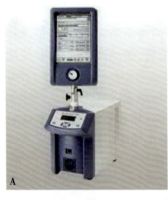
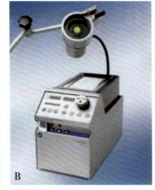
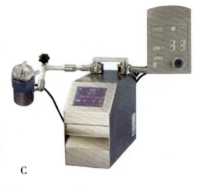
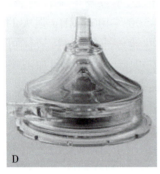
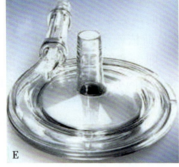
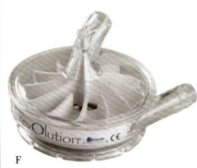

图 7-6 主流离心泵和驱动装置

(一) 硅胶膜氧合器

目前硅胶膜氧合器只有美敦力公司生产的 AVCOR 一种被美国食品和药物管理局（FDA）允许长期使用。硅胶膜缠绕在聚碳酸酯核心外面,装在硅胶套筒内。这样的构造使得血液从一端通过与另一端反向通过的气体进行交换,使气体交换率最大。目前国内临床未见使用此种氧合器的报道。

(二) 中空纤维氧合器

1. 中空纤维氧合器的工作原理 气体行走于中空纤维内,血液行走于中空纤维外。血液与微孔膜接触时立即产生血浆的轻微变化和血小板的黏附,使微孔膜涂上一层极薄的蛋白膜,微孔膜使气体交换更加迅速,血液自由流动,气体不直接接触微孔膜,减轻了血浆蛋白的变性和血小板的黏附。

2. 中空纤维氧合器变温 变温材料仍以金属、塑料为主。绝大多数膜式氧合器采用血液先变温后氧合的排列方法,也有变温氧合同时进行的膜式氧合器在临床大量应用,二者均取得了满意的临床效果。

3. 涂层技术 目前中空纤维氧合器的涂层技术可以在不影响气体交换的情况下做到膜表面光滑、无微孔,增加了氧合器的生物相容性,加强了氧合器抗血浆渗漏能力,提高了氧合器的使用时间。

目前越来越多的 ECMO 中心将中空纤维氧合器使用在 ECMO 系统中,其使用时间可达 30d。因为中空纤维氧合器具有以下优点:①易于预充;②纤维表面易于涂层,可以减少血小板接触异物产生活化;③表面积更小、可以减少血小板活化,气体交换能力更好;④阻力极低,硅胶膜氧合器的跨膜压往往在 100~150mmHg,而中空纤维氧合器的跨膜压在

10mmHg~20mmHg,阻力越低,红细胞破坏越少。

三、插管和管道

ECMO 管道可分为插管和循环管道两部分。ECMO 插管是 ECMO 系统与自身循环系统之间的桥梁。ECMO 循环管道要求预充量小,生物相容性好。

1. 插管的特点 ECMO 插管需要根据患者的体重,ECMO 模式决定插管的位置和种类。ECMO 插管是提供理想的 ECMO 流量的主要限制因素之一。因为血流阻力随插管内径减小而增加,所以为了确保足够的血流量,要放置尽可能粗的插管。通常泵的流量保持在 60~120ml/(kg·min)。插管太细造成的不良影响就是不能提供足够的支持流量。因为动脉插管端的血流是有 ECMO 泵驱动的,所以动脉端阻力不及静脉端阻力来的关键。但还是要尽量减小静脉端阻力以减少溶血、管道破裂的发生,并降低 ECMO 系统的后负荷,后者在使用离心泵时尤为重要。插管规格以法制单位(F)表示。该单位表示了插管的外径;还必须考虑管壁厚度和插管长度。不同厂家生产的相同规格的插管内径可能相差很大。M 系数是根据长度、内径和侧孔位置来描述插管的流量-压力特性,可测定各种规格插管的阻力。

2. 动脉插管 动脉插管一般只有末端孔以防止动脉损伤。虽然插管需要薄壁、可弯曲以尽可能减少阻力,但必须不会扭折。目前主流的 ECMO 插管主要选用美敦力和迈科维公司生产的插管,插管内带金属丝,非常有弹性、不易扭折。图 7-7 为迈科维公司生产的 HLS 插管,其中红色接头的为股动脉插管。

3. 静脉插管 静脉插管末端和侧面都有侧孔,即使末端堵塞血流也可通过。其主要技术特点与动脉插管相似,图 7-7 中蓝色接头为股静脉插管。此外,针对 VV-ECMO 的支持特点,单管双腔 VV 插管(图 7-8)提供了一种简便的方法。这种插管在上下腔静脉开口处分别有开口将静脉血引出,同时将静脉血经插管的另一通道射入右心房。由于动脉开口正对三尖瓣,有效减少了血液在右心房内的无效循环。

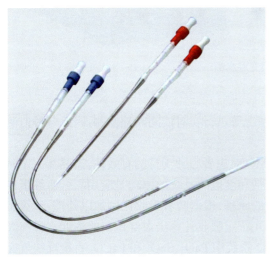

图 7-7　迈科维公司股动静脉插管

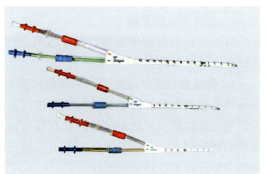

图 7-8　单管双腔 VV-ECMO 插管

四、其他设备

(一) 变温水箱

变温水箱主要是在体外循环心脏手术中主动控制患者体温的一种设备,在ECMO辅助过程中患者通常只会应用到升温或者保温功能,只有在某些特殊情况下(如心肺复苏后)才会对患者进行微降温以减少脑部损伤。目前,临床上常用的变温水箱有以下两类:

1. 普通变温水箱 普通变温水箱是指既可以用于ECMO辅助,又能用于心脏手术的变温水箱。其优点主要是同时具备升温和降温功能,能够根据临床需要设置温度(一般4~41℃);其缺点主要是体积较大、移动不方便,并且功率较高。目前市场上较为常见的普通变温水箱包括索林公司的Stochert 3T(图7-9A)和迈科维公司的HCU-40(图7-9B)等产品。

2. 便携式水箱 此类型水箱主要用于ECMO辅助,主要用于保温,通常温度范围在33℃~39℃,并不适用于体外循环手术。其优点是体积小、移动方便,可以作为ECMO装备中的一部分装备在一套ECMO系统中;其缺点是功率小且不具备降温功能。目前市场上常见的便携式水箱主要是HIRTZ公司生产的HICO-HYPOTHERM680(图7-9C)。

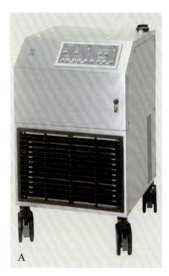 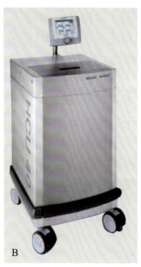 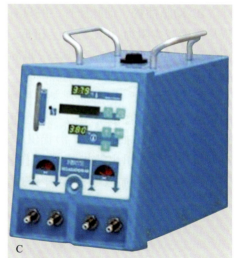

图7-9 主流变温水箱

(二) 各种监测系统

ECMO运转过程中需要对灌注效果、凝血情况等进行实时或间断地监测,因此各种监测系统是必不可少的。

1. 连续血氧饱和度监测 系统要监测ECMO对患者心肺支持的有效性,需要在一定时间采集并检查动脉和静脉血液气体分析。血氧饱和度监测系统的原理是应用氧合血红蛋白和非氧合血红蛋白对特定波长的光有吸收作用的原理,根据两者吸收比例加以处理,计算出血液的氧饱和度。一些仪器还根据血红蛋白对光特定吸收计算出血红蛋白的浓度。目前大多数中心均监测静脉血氧饱和度(S_vO_2)。ECMO系统中PaO_2、SaO_2和$PaCO_2$直接反映气交换的情况,SvO_2则反映了氧气输送的有效性、患者氧气消耗状况和患者肺功能。临床上常用的产品包括美敦力和索林公司的产品。

2. 凝血监测仪 激活的凝血时间（activated clotting time，ACT）是对肝素抗凝程度和鱼精蛋白拮抗肝素用量的常规监测手段。血液与人造物表面接触会发生凝血，所以要输注肝素抗凝。ECMO 过程中为确保凝血时间保持在可接受的范围内，需要定期监测 ACT，并根据 ACT 结果调整肝素或其他抗凝药物。目前临床上较为常用的 ACT 测试仪主要是美敦力公司生产的 ACT Plus（图 7-10）。

（三）其他附属设备

1. 空氧混合调节器 其原理是氧气和空气同时进入混合阀内，混合阀可调节不同的空气和氧气比例，最终决定排气口混合气体浓度，同时用精确流量阀，调节输出流量。ECMO 中应用的膜式氧合器是仿照生物肺的呼吸模式设计，气血各走一边，用混合气可随意调节氧合器的气体交换功能，即用通气量控制 $PaCO_2$，用氧浓度调节 PaO_2。使用前应注意检查：①空气、氧气压力要大致相等；②使用前应测试空气和氧气压力不均等

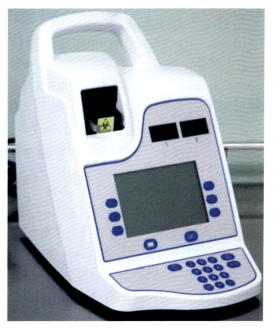

图 7-10 美敦力 ACT Plus

时是否有报警，如无则应及时修理；③检查减压阀及流量表的通气状况，是否准确可靠。

2. 转运车 ECMO 作为一种有效的心肺支持治疗手段，可为内、外科甚至院外急诊的患者提供有效的循环过渡支持治疗。但是这些地点的治疗条件还达不到 ECMO 的治疗要求，因此，就需要 ECMO 转运车来完成患者转运，转运车的尺寸不能过大过高，以便通过狭窄的门及矮小的救护车或救护飞机；车上还要有足够的空间，以便容纳下 ECMO 的所有物品。

3. 应急电源 ECMO 在转流过程中绝对不允许断电。突然断电使循环停止会造成严重的后果。但电源突然中断的情况有时会发生，为了保证血泵在突然断电的情况下能转流不中断，ECMO 都应该备有双重电源：外接交流电源与电池电源。目前，许多离心泵或滚压泵的应急电源是与血泵组装在一起，在交流电源断开时自动切换成电池电源。

第四节　体外膜肺氧合的建立

体外生命支持组织（ELSO）已经推荐 ECMO 可以适用于几乎所有需要紧急心肺功能辅助的生命支持，从而依靠 ECMO 辅助为进一步诊断和治疗赢得宝贵时间。一旦确定患者需要 ECMO 支持治疗，ECMO 建立的系统程序就需要付诸实施。ECMO 的建立、管理、撤离涉及多学科、多部门间的团队合作。

一、ECMO 团队的建立与分工

ECMO 是一项系统工程，涉及多学科、多部门的紧密合作，是现代医学危重症治疗中

团队合作最全面、系统要求最高的治疗措施。因此,组建一支优秀的 ECMO 团队有利于 ECMO 工作的开展。

(一) ECMO 团队

组成一个 ECMO 团队应包括具有管理 ECMO 患者能力的重症监护医师、ICU/CCU 护士、胸心外科医师和灌注医师,这在开展心脏支持的 ECMO 中心是必需的。其中,经皮穿刺的经验、血管插管置入技术和 ECMO 管理是 ECMO 团队应该掌握的核心技术。ECMO 团队中的医师应具备危重症管理的经验和为危重症患者提供可靠医疗服务的能力,具有明确的职责和独立自主决策能力。总之,一支多学科合作、专业知识储备完备、彼此信任、相互协作的团队对于 ECMO 工作的开展具有十分重要的意义。

(二) ECMO 团队分工

ECMO 工作是一项团队工作,各部门人员需要对本部门在 ECMO 期间的职责非常清楚,各司其职,才能确保 ECMO 的建立、运行和管理顺利进行,避免意外情况发生,提高危重患者的脱机率和远期生存率。具体分工如下:

1. 知情同意书签署 主管医生需向患者亲属及相关监护人做全面的解释,并获得同意后签署 ECMO 知情同意书。通常 ECMO 知情同意书需注明:①何为 ECMO;② ECMO 治疗的长期性;③ ECMO 支持的常见严重并发症;④ ECMO 辅助的特点,即通过有效的体外生命支持为原发病治疗赢得宝贵时间;⑤ ECMO 治疗可能存在的风险及费用等。

2. 动静脉置管 外科医生或重症医生进行动静脉置管是 ECMO 辅助的基本条件。动静脉置管的方法分为三种:经皮穿刺置管、半切开插管及外科全切开插管(具体插管方法后面详述)。插管位置的合适与否直接影响 ECMO 辅助效果,因此,动静脉置管是成功 ECMO 辅助的第一步,也是极其重要的一步。

3. 麻醉与呼吸循环管理 由于 ECMO 插管操作多数在手术室或 ICU、CCU 内完成,因此均需要麻醉医师的管理和呼吸支持。通常情况下,患者安装 ECMO 过程中需要在全身麻醉、呼吸机辅助呼吸方式下完成,需要建立必要的有创动脉血压监测和快速输血、输液通路,为 ECMO 期间患者的生命体征监测做好准备。

4. 护士辅助外科医师完成手术操作 ECMO 安装需在无菌环境下进行,手术器械包及所需耗材应由手术室护士准备好,以备紧急之需。通常 2 名器械护士可以满足紧急 ECMO 建立期间的需要,为外科医师手术提供服务和保障。

5. ECMO 安装、预充及转运 通常需要经验丰富的体外循环医师或灌注师 2 名来负责完成。第一,需要明确 ECMO 辅助的类型(VA-ECMO 或 VV-ECMO),根据不同类型选择不同通路建立 ECMO;第二,需要根据患者的体重、病变情况选择 ECMO 插管类型及型号大小,基本原则是在保证充分静脉引流和较低的阻力的情况下,选择较细的动静脉插管,以减少血液破坏和减少插管部位的并发症;第三,确认 ECMO 系统后需要迅速预充、排气并试运行,低体重患儿及术前贫血的患者需要考虑适当预充库存血液;第四,外科医生接好动静脉插管,确认管路连接无误后可开始 ECMO 辅助支持,此时需要注意 ECMO 初期由于容量置换、血液稀释、温度变化等因素引起的血流动力学变化;最后,如果患者需要进行转运需由体外循环医师确认系统的可靠性,并全盘照顾转运过程,防止血液管路和气体通路的扭曲、牵拉,密切关注系统氧合及泵流量变化等情况。

6. ICU/CCU 医生护士职责 ICU/CCU 医护人员需做好接诊和管理患者的准备。包括调试呼吸机及监护设备,急救药品、血液制品的准备等。如果是在床旁抢救紧急建立ECMO,ICU/CCU医护人员还需要承担维持呼吸循环功能的重要角色。

二、ECMO 插管选择

通常选择插管的原则是静脉引流管压力越小越好,目前提倡 ECMO 静脉管路需要负压监测,插管水平的负压应不小于 –40mmHg。如果插管部位静脉血管粗大,建议选择较粗的插管,从而获得较低的阻力和良好的静脉引流。动脉插管由于有泵驱动,因此可以耐受较高的阻力,通常选择略细的氧合血回血插管,以目标流量下阻力不超过 150mmHg 为宜,同时还可以减少局部血管损伤。

1. **静脉插管的选择** ECMO 系统中在容量足够的情况下,流量取决于插管的阻力,插管的阻力与插管的长度成正比,与插管半径的四次方成反比,所以引流管(静脉管)的选择原则是:内径尽量大,管子长度尽量短。根据目前的惯例,管子的大小是根据管子的外径划分的,相同尺寸的管子管壁薄而坚固为最佳。另外,静脉插管一般都具有端孔、侧孔,当其中的一个孔堵塞时,其他孔还可以继续引流,这种设计主要基于静脉插管是靠重力以及虹吸引流静脉血,血流方向是进入插管,容易造成贴壁而考虑的。

2. **动脉插管的选择** 动脉插管内的血流方向由插管内动力流出,不容易贴壁,防止损伤动脉壁,所以动脉插管通常只有一个端孔。设计插管时,为了降低插管的阻力,提高流量,通常需要增加插管的弹性以及降低插管壁的厚度,这样一来插管变得容易折曲,带有钢丝缠绕设计的插管弹性好,不容易发生折曲。

3. **双腔静脉插管儿童的 VV-ECMO** 经常使用薄壁双腔插管,这种类型插管具有两个独立的腔,分别起到引流、灌注功能,由于在插管直径方面受到限制,所以该种插管在婴幼儿方面受到限制,再者这种薄壁双腔插管在临床使用过程中证明容易发生折曲。

4. **插管方式的选择**

(1)婴幼儿插管方式的选择:婴幼儿的血管细小,所以插管尤其困难。插管的方式依据所选用 ECMO 的方式、体重以及具体的临床情况不同而不同。① VA-ECMO 的插管通过右颈内静脉插管进入右心房引流静脉血,动脉插管可以通过右颈总动脉插入右头臂干进行灌注。因为婴幼儿的脑组织占体重比例较大,所以供应头部的血管相对较粗大,插管也相对比较容易。有时候也可采用中心插管,这种方式的插管在流量较高的情况下容易导致左心室射血阻力增加,因为婴幼儿的升主动脉较细。② VV-ECMO 的插管通常采用双腔静脉插管,经由右颈内静脉插入右心房。这种插管取决于右颈内静脉的粗细,因为目前最细的双腔静脉插管是 12F。如果婴幼儿的右颈内静脉过细,将会给插管带来困难,甚至插管失败。另外,也可以采用颈内静脉、股静脉插管;颈内静脉、股静脉可以分别作为引流管以及灌注管,这样可以克服因为颈内静脉过细而不能进行双腔插管。可将颈内静脉作为灌注管,股静脉作为引流管,虽然不利于引流,但可以减少再循环血量,能够较好的提高血氧饱和度。

(2)儿童插管方式的选择:①股动、静脉插管,简单易行效果好;②颈部血管,体重较小的儿童或者存在呼吸功能不全;③中心插管:不能脱离体外循环机,并且预计支持时间较短。因为儿童升主动脉较细,在流量较高的情况下可增加左心室射血阻力。

(3)成人插管方式的选择:①股动、静脉插管:股动、静脉插管能够提供良好的远端灌注,但是对主动脉弓各分支以及降主动脉近段灌注差,在合并肺功能不全的情况下,心脏射血含氧量低,将会导致上半身缺氧。要解决这种情况方法:增加一个静脉灌注插管,将动脉血通过颈内静脉灌注到体内,这样就增加了右心室血的含氧量,有些像 V-V 方式 ECMO,同时能够提供肺功能的支持。这种方式插管也同样能够增加右心室负荷,导致左心房压力升高、肺水肿等改变;也可增加一个右腋动脉或颈动脉插管,增加脑及上半身的氧合血供应。②颈内静脉、颈总动脉插管:颈内静脉、颈总动脉插管尤其适用于心脏功能不全同时合并肺功能不全的患者。这种方式插管能够对主动脉弓各分支以及远端提供良好的灌注,不足之处是提高了主动脉内的压力,增加了心脏的后负荷。③中心插管:中心插管适用于接受体外循环手术不能脱离体外循环机的患者,并且预计辅助时间较短,开胸心肺复苏等。

5. 插管口径的选择:选择合适口径的动静脉插管是维持 ECMO 系统正常运转的基础。表 7-8、表 7-9 分别给出了不同体重 VA-ECMO 和 VV-ECMO 动静脉插管的大小,以供参考。但在实际临床工作中,特别是成人 VA-ECMO 辅助工作中插管选择基本为静脉插管 19F 或 21F,动脉插管 15F 或 17F。

表 7-8　VA-ECMO 插管选择

体重	<2kg	2~5kg	5~10kg	10~20kg	20~35kg	35~70kg	>70kg
静脉插管(F)	8~10	10~16	12~17	17~19	21~23	23	23
动脉插管(F)	8~10	8~14	16~20	17~21	17~21	19~21	21

表 7-9　VV-ECMO 插管选择

体重	2~4kg	4~15kg*	15~20kg	20~30kg	30~50kg	>50kg
引流插管(F)	12~15	-	14~19	17~21	19~23	21~23
灌注插管(F)	8~10	-	14~19	17~21	19~23	21~23

*注:4~15kg 患儿不建议采用 VV 模式。

三、ECMO 插管技术

无论是 VV-ECMO 还是 VA-ECMO,选择正确的血管入路都是建立启动体外生命支持的一个重要的基本步骤。从 20 世纪 90 年代开始,伴随薄壁插管的诞生,大部分病例中插管技术均从外科切开插管转向经皮插管。

(一)切开技术

插管切开技术适用于以上各种插管方式。以股动-静脉插管为例说明切开技术,此种方法适用于成人及体重 >25kg 的儿童,是最常用的外周置管方法。

1. **暴露血管**　患者仰卧位,大腿略外展并外旋。在腹股沟韧带中点略向外下方触及股动脉搏动,沿缝匠肌内缘略向外做弧形切口,于缝匠肌内侧切开深筋膜,显露股动脉鞘,切开其外膜,游离出股动脉上段及其后内侧的股深动脉。股静脉位于股动脉后内侧,两者同位于股动脉鞘内。

2. **动静脉插管**　用血管带分别绕过股动、静脉,然后套入乳胶管,在股动脉表面用 5-0

Prolene 缝线缝双重荷包,插入合适口径的动脉供血管,收紧荷包线和股动脉套管并结扎固定好。股动脉插管之前,可短时间阻断股深动脉以防出血。用 6-0 Prolene 缝线在股静脉表面缝双重荷包,先在线圈内穿刺,插入导丝直到心房水平,然后插入右心房 - 下腔静脉引流管,收紧套管并固定。

3. 调整插管 动、静脉插管插好后即可开始 ECMO 辅助,并逐渐增加至目标流量[儿童 80~100ml/(kg·min),成人 50~60ml/(kg·min)]。如果随着流量增加,出现静脉管道抖动现象,应考虑管口贴壁或插管位置不当,应及时调整插管位置或补充血容量。

4. 远端灌注管 长时间股动脉插管可导致股动脉远端缺血,甚至造成下肢肢体坏死。为防止这一严重并发症,可在动脉供血管连接一旁路,插入股动脉远端(8F 鞘管),以向远端肢体供血。

(二) 经皮穿刺插管

自从经皮穿刺技术被引入后,经皮穿刺插管就成为 VV-ECMO 的首选插管方法。其原因主要是切开插管更加消耗时间、并发症多、会出现无法控制的出血等;而经皮穿刺插管最大的优势在于减少出血风险,同时缩短了操作时间,使护理工作更加容易进行。然而,对于 VA-ECMO 的患者,由于插管过程非常紧急,因此发生插管困难和相应并发症的比例较高。许多医疗中心建议如果尝试 1~2 次不能成功立刻转为切开插管。

成人患者在病情不太紧急的情况下,能明显触及动脉搏动的情况下,可考虑穿刺插管。穿刺方法类似深部血管穿刺,插管的外径不应大于血管直径的 80%,穿刺时可用超声引导定位。穿刺扩张一定要充分,置管前穿刺部位要切开相当于插管直径约 60% 的切口,以利于止血。穿刺插管操作简便,并发症少,但插管费用较高。

(三) 半切开技术插管

该技术是一种介于经皮穿刺插管和切开插管之间的一种方法。

1. 暴露血管 按照切开插管的方法暴露股、动静脉并预置荷包缝线。

2. 直视穿刺 预置导丝,而后在上述血管插管部位下方 2~3cm 穿刺针穿刺皮肤,皮下潜行进入动、静脉切口并穿刺,如股动、静脉,而后插入导丝、退出穿刺针,皮肤切口用锐器轻轻扩大,并用适宜大小的扩张器扩张皮下组织及血管壁,为进一步插管做准备。

3. 直视插管 通过静脉注射肝素 100IU/kg,3min 以后可以进行插管。选择好插管通过导丝在切口处直视下插入血管,从动脉插管进入皮肤处到插管尖端是 10~15cm(静脉插管 35~40cm),荷包缝线结扎固定。

4. 调整插管 调整合适的插管位置,固定插管并缝合切口。使用 2-0 丝线将插管固定在皮肤上,单根丝线缝合切口。因为不用在插管外阻断血管,所以调整插管的位置也相对简单,只需拆除皮肤固定缝线,调整插管位置,重新缝合皮肤固定线即可。

(四) 左心房插管

不管任何年龄段的患者,在左心功能非常差的情况下,由于左心室不能有效地将左心内血液射出,导致左心室胀满,不利于心功能恢复,需要安置左心房引流管,将血液引流至静脉端,然后通过泵泵入体内。左心房引流管通常需要正中开胸或胸骨旁小切口进行放置。

(五) 常见问题

ECMO 插管经常会遇到一些问题。充分的术前准备、对外科医生插管进行培训,大多数问题都能够得到避免,减少一些不良事件的发生。

1. 静脉系统或引流管常见的问题

(1) 静脉插管困难：①在新生儿或者儿童，因为静脉过细，插管相对较粗；患者血容量不足；切口较小，静脉游离不充分，以上情况都会导致静脉插管困难；②有时候患者的头过伸或者扭曲过度，致使锁骨或者第一肋骨阻碍静脉插管的进入，也会造成颈内静脉插管困难；③气胸、胸腔积液也可以导致纵隔严重移位，致使插管困难。成人的股静脉插管困难比较少见，注意正确使用导丝、导芯，多数能够顺利插入。

(2) 静脉破裂：新生儿插管时，由于血管较细小，插管困难，容易导致静脉破裂，这样使插管更为困难。这种情况下想安全快速插管，最重要的是使用阻断钳控制血管，使用导丝引导置管、缝置牵引线、静脉套带等，都有助于插管。拔管时结扎荷包线止血。如果静脉破裂不能进行插管，可改为中心插管。

(3) 静脉引流不畅：①成人股静脉引流不畅，可造成插管下肢坏死，通常下肢肿胀较重，多在短期发生。解决办法：选择合适口径静脉插管，静脉插管过粗常导致静脉引流不畅；缝置荷包进行静脉插管，不阻断插管远端静脉。②辅助初期每小时测量插管下肢固定位置的周径，并做记录，严密观察插管侧下肢皮肤温度、颜色以及甲床血运或者行插管下肢插管远端超声检查，密切关注插管远端血供。

2. 动脉系统常见的问题　股动脉插管的常见问题包括：①股动脉插管情况下肢体远端易发生缺血。虽然存在髋关节动脉网作为插管远端下肢的侧支循环，但是由于辅助时间长，常温状态下髋关节动脉网难以代偿，一些患者可出现插管侧的下肢缺血。②由股动脉插管侧孔分出动脉管，对插管远端肢体进行灌注。给肢体远端进行供血的动脉分支不必太粗，通常使用 8F 鞘管就可保证插管远端血供。③足背动脉穿刺测压可了解插管下肢远端血供情况，如果低于 50mmHg 应该设法增加血供。

四、ECMO 建立流程

ECMO 的建立与实施是多学科的团队工作，需要相关科室医务工作者通力协作，才能正确的筛选适宜的患者，快速的建立及有效的管理 ECMO 并取得满意的临床效果。

1. 病情评估　了解患者性别、年龄、身高、体重、体表面积、本次住院主诉、住院诊断、查体结果、辅助检查结果（包括胸片、CT、MRI、心电图、呼吸功能检查、超声心动图、心血管造影等）、实验室检查（包括血型、血常规、肝肾功能、血糖、凝血功能、血气及生化指标等）。

(1) 既往病史：既往心脑血管疾病、肾脏疾病、内分泌系统疾病、免疫性疾病、精神疾病、吸烟和饮酒史，既往手术史，女性生育史等。

(2) 心肺功能评估：根据当前检查结果和临床表现，进一步明确诊断，判断患者自身的心肺功能、心功能评级、左右心室功能、心脏节律、心脏大小、病变情况，肺部 X 线判断肺内病变严重程度，胸腔或心包腔积液，患者病情的变化趋势，对目前药物治疗下的治疗效果做出评估。注意患者肾功能。

(3) 外科评估：患者诊断是否明确，术前患者血流动力学情况，术后心内畸形矫正是否满意，冠脉循环建立是否确切，药物治疗是否得当，机械辅助呼吸疗效如何，需要内科、外科、ICU/CCU、麻醉和体外循环医生共同讨论进行评估。

(4) 治疗策略：常规处理不能维持生命体征，反复出现室速或室颤，动脉压力不能维持，需要高剂量血管活性药物支持,严重呼吸功能不全,无尿,可以考虑 ECMO 支持治疗,但必须考虑 ECMO 后下一步治疗方案。预计经 ECMO 循环辅助一定时间后心肺功能有望恢复,可以顺利脱机,或能够得到进一步治疗,如手术治疗、心脏移植、安装人工心脏等,无 ECMO 使用禁忌证,征得家属同意,经多部门会诊协商可行 ECMO 治疗。

2. 设备和材料选择 动力上通常选择离心泵,因为离心泵安装简便、提供的流量较大、非阻闭特点,管道不会崩裂,静脉系统有负压便于引流;膜肺主要采用无孔型中空纤维膜肺,抗血浆渗漏强,利于长时间使用;管道主要选择有肝素涂敷的管道,可以减少凝血和血栓形成;插管最好选择专用插管,壁薄,内径大,能提供充足引流,压差小,且有肝素涂层。

3. 人员配备

(1)心血管医师 2 名,负责操作,安装动静脉插管。

(2)麻醉医师 1 名,负责麻醉、呼吸循环管理。

(3)器械护士 2 名,辅助心血管医师完成操作。

(4)体外循环灌注师 2 名,负责 ECMO 安装、预充及运转。

4. 物品准备

(1)整套 ECMO 系统(目前临床上主流为迈科维和索林公司的 ECMO 套包)和插管。

(2)预充液:晶体预充液,林格氏液 1 000ml,使用复方电解质注射液进行预充更好;库血、血浆、白蛋白(一般成人预充不需要库血,只有在患者血细胞比容较低时才考虑用库血预充)。小儿一般采用库血预充,准备 2~4IU 库血或血浆。

(3)药品:主要包括普通肝素(4 支,12 500IU/ 支)、鱼精蛋白(4 支,50mg/ 支)。

(4)ECMO 转运系统准备:离心泵控制器;动静脉氧饱和度监测仪;ACT 测定仪;空氧混合器;备用 UPS 电源;便携氧气瓶;离心泵手动驱动器;其他物品,包括管道钳 4 把,无菌剪刀 2 把,三通连接板,肝素帽若干,一次性注射器等。

5. 管道预充

(1)首先检查箱体出厂日期、消毒日期,目前在使用日期内,打开 ECMO 包装,检查包装是否完整,物品是否损坏。

(2)根据不同套包的设计进行管道预充、完全排气。

(3)试运行:安装完成后打开控制器开关,自检完成无误后打开流量开关,观察离心泵运转是否正常,流量计调零,设定流量标尺和报警流量范围,负压管调零,松开离心泵进出口管道钳和动静脉管道钳,观察流量显示是否正确,检查管道各接口和膜肺有无渗漏,再次检查管道内有无气体,确保一切正常后夹闭动静脉管道,机器预充调试完毕,可以移至床旁安装 ECMO。

6. 动静脉插管并与系统连接 按照前述方法选择合适的辅助方式和目标血管,插管成功后连接 ECMO 管路。此时需特别注意与体外循环管路连接的不同:动静脉管路都不能有气体存在。

7. 运转 ECMO 检查核对无误后,可以开始运转 ECMO(先开离心泵至 1 500r/min 以上,后松管道钳,最后开启气体)。

第五节 心血管病急重症体外膜肺氧合的管理

随着近年 ECMO 技术和材料的进步，ECMO 治疗中各种并发症的发生率明显降低，将 ECMO 用于循环支持也越来越多。ECMO 循环支持的主要目标包括：①情况不明，建立 ECMO，保障组织灌注，为明确诊断赢得时间，以确定后续治疗方案；②如心脏有恢复可能，ECMO 期间让心脏充分休息，为功能恢复创造条件；③维持和改变内环境，稳定或改善脏器功能，等待心脏移植供体；④对脑死亡的患者，在 ECMO 过程中完成法律手续和医疗检查，以保障移植供体质量。对于心血管内科而言，应用 ECMO 的主要目的在于为心脏功能恢复创造条件、赢得时间。本节将分别介绍静脉-动脉体外膜肺氧合（VA-ECMO）的管理以及几种典型心血管病急重症的 ECMO 辅助策略。

一、VA-ECMO 的临床管理

（一）ECMO 的早期管理

从 ECMO 建立到血流动力学平稳这个时期为 ECMO 早期。在这段时期，机体的凝血系统及内环境发生了巨大改变，管理好 ECMO 早期，对于全身各系统的恢复具有重要意义。

1. **麻醉** 为保证插管的顺利进行，需要对患者进行适度的镇静和肌松，插管前应用哌库溴铵或氯琥珀胆碱等肌肉松弛剂，静脉给吗啡，局部给利多卡因以达到镇痛效果。通常情况下，ECMO 期间需要维持患者的镇静状态，以保证患者安静地接受治疗，减少对患者的精神刺激，避免发生躁动将管道意外拔出，但对于部分意识清楚，肺功能明显改善，血流动力学稳定的部分患者也可在清醒状态下进行 ECMO 支持，必要时可用少量镇静镇痛剂。

2. **ECMO 系统准备及插管** 将 ECMO 系统连接好，预充排气。首次肝素剂量为 100IU/kg，静脉注射后 ACT>300s 时方可进行动静脉插管（插管不需太粗，能提供 2~3L/min 流量或插管直径小于血管直径的 75% 即可）。如采用股动脉插管，则需要在插管远端肢体放置供血旁路，避免插管侧远端肢体缺血，通常要求远端肢体血压 >50mmHg，流量 >150ml。ECMO 开始后逐渐提升流量，观察系统运行情况。

3. **氧合状况** ECMO 开始时应严密监测氧合器的氧合性能。先启动驱动泵，后开通气体，而停机时则步骤相反，应先关气后停机，始终保持转流过程中膜肺的血相压力大于气相压力。要严密观察 SvO_2 和动、静脉管道内血液的颜色，判断氧合器的工作情况。如为氧合器质量问题，一般此阶段即出现氧合不佳。首先要排除气源和气体通路的错误，保证气流通畅。若气血比值已达该氧合器的高限而氧合仍不满意，确认为氧合器质量不良，需及时更换。

4. **流量管理** ECMO 开始阶段，在允许的情况下尽可能维持高流量辅助，使机体尽快改善缺氧状况。此后根据心率、血压、中心静脉压等调整到适当的流量，并根据血气结果调整酸碱电解质平衡。VA-ECMO 流量可达心排血量的 80%。

5. **血流动力学** ECMO 初期血压可偏低，血压低是由多方面原因所致，如血液稀释、平流灌注、炎症介质释放等。由于严重的内环境紊乱尚未纠正，血流动力学波动较大，血压很难维持在理想状态。ECMO 中平均动脉压不宜太高，维持在 50~60mmHg 即可。这一阶段可以在血流动力学参数趋于正常后，逐步减低正性肌力药和血管活性药物用量，进入以

ECMO辅助为主的状态,使患者的心肺得到充分的休息。

6. 温度管理 ECMO期间温度过高,机体氧耗增加,不利于内环境紊乱的纠正;温度太低,又容易发生凝血机制和血流动力学的紊乱,应根据患者具体病情维持合适的温度,一般保持体温在35~37℃。ECMO支持早期可温度稍低,以利于偿还氧债,缩短纠正内环境紊乱的时间。为防止ECMO期间体温下降,可利用膜式氧合器中的血液变温装置保持体温。

7. 血气和电解质管理 维持酸碱平衡的正常,保持水、电解质的平衡,维持内环境的稳定是ECMO管理的关键工作。进行ECMO支持的患者一般开始辅助时血气结果很差,往往表现严重的代谢性酸中毒和水、电解质失衡。此时应尽量避免使用碳酸氢钠纠正酸中毒,大量碳酸氢钠并不能从根本上缓解酸中毒,却会使机体产生高钠血症。一般情况下,血流动力学的改善常先于内环境的改善。

8. 肝、肾功能及血糖监测 ECMO支持期间,由于存在严重的代谢性酸中毒以及大量血管活性药物的应用,肝、肾等脏器也存在一定程度的缺血和功能不全状况,应注意监测肝、肾功能的变化,出现异常时,应采取有效措施积极处理,避免多器官功能衰竭的发生。还应注意对血糖的监测,ECMO支持的患者一般多存在强烈的应激反应,机体常存在严重的胰岛素抵抗,糖异生增强,糖利用减少,血糖常显著升高。过高的血糖可使血渗透压增加,引起细胞脱水,增加神经系统及其他脏器并发症的发生,胰岛素泵入是降低血糖最为有效的方法之一。

9. 呼吸机管理 ECMO提供的是部分流量的心肺支持,当单独使用ECMO效果不佳时,可联合应用呼吸机进行辅助呼吸:呼吸频率5~10次/min,通气量7~10ml/kg,氧浓度<50%。如采用低频正压通气,PEEP 20cmH$_2$O,气道峰压(PIP)20~30cmH$_2$O,平均气道压(24±4)cmH$_2$O,呼吸频率4~6次/min,潮气量100~200ml,定期膨肺,以防止发生肺不张或肺炎。

10. ECMO系统监测管理 静脉管路的负压监测反映引流是否通畅,要注意及时监测,ECMO期间静脉管路负压应<-30mmHg,如超过-30mmHg则提示静脉引流差,应查找原因。还需监测氧合器前、后压力。当跨膜压差显著增高时,应怀疑其血栓形成的可能,离心泵长时间使用底座会发热易出现血栓;当转数与流量不相符,出现血红蛋白尿等情况时,提示可能有血栓产生,此时可用听诊器听到泵的异常声音。氧合器发生血浆渗漏可导致氧合功能下降,血浆渗漏量大时,可造成低蛋白血症而增加肺水肿的可能。股动脉插管常不同程度的影响下肢血流,应定期检查下肢的脉搏。当ECMO期间出现特殊情况(如需更换氧合器和管道等),需停止循环紧急处理。此时,首先应钳夹动、静脉管路,开放管路桥;接着将呼吸机设置增加到全支持,排除或更换故障部位,快速评估是否需要重新开始ECMO支持。

11. 常规监测 条件具备时,应常规每日进行超声心动图、X线、游离血红蛋白和胶体渗透压等监测,为了解病情改善情况和并发症的防治提供依据。

(1)超声心动图:每日定时进行床旁超声心动图监测,可了解心脏畸形矫正情况和心脏功能恢复情况,为下一步的治疗提供依据。

(2)X线:X线胸片检查可了解插管的位置是否合适,并对心、肺病变的恢复情况做出判断。

(3)游离血红蛋白:一般情况下此阶段溶血较轻<100mg/L,但应注意每日监测,游离血红蛋白升高,说明血液破坏加重。

(4) 胶体渗透压：应注意监测胶体渗透压,维持胶体渗透压在 18mmHg 以上。ECMO 期间过多的水分应尽量由肾排除,用速尿、依他尼酸等药物促进肾脏排水,也可用超滤器滤水。

(二) ECMO 的中期管理

ECMO 中期是指从血流动力学平稳到心肺功能恢复的阶段,此时机体缺氧状况已经显著改善,应根据病情继续减少正性肌力药和血管活性药物的用量,同时维持好此阶段氧供和氧耗的平衡。

1. 氧代谢　ECMO 期间氧供和氧耗的平衡是维持这一阶段内环境稳定的关键环节。氧供反映膜肺氧合功能,氧耗反映组织有氧代谢的情况。ECMO 中温度降低、麻醉和肌松药的应用、自身心肺的休息状态等因素可使氧耗下降；而体温过高、儿茶酚胺分泌过多、感染等因素却可使氧耗增加。如果氧合器氧合满意、机体代谢正常,静脉氧饱和度维持在 70% 左右为最佳。

2. 血流动力学　这一阶段患者的代谢性酸中毒常已纠正,正性肌力药物和血管活性药物的用量已经降得较低,血流动力学可比较容易的维持在正常状态,此时 ECMO 辅助的主要作用使心肺充分休息,为 ECMO 进入后期阶段做准备。ECMO 中期平均动脉压维持在 60~80mmHg 即可,组织灌注的情况主要根据静脉血气、末梢脉搏血氧饱和度来估计。

3. 血气和电解质

(1) 血气管理　通过调节气体流量和氧气浓度,保持氧合后 $PaO_2 \leqslant 200mmHg$,$SaO_2 \geqslant 99\%$,$PaCO_2$ 维持在 35~50mmHg,SvO_2 维持在 70% 左右,氧气浓度一般不应低于 50%,与 ICU/CCU 医生协商调整 FiO_2 及呼吸次数等呼吸机参数。

(2) 电解质监测　监测水电解质的变化,并及时调整使之维持在正常范围。一般新生儿及儿童血液稀释度应维持在 HCT 35%~40%,成人维持在 30%~35%,不足时应及时输血补充。ECMO 期间过多水分应尽量由肾排除,也可用超滤器滤水。尿量可作为全身灌注是否足够的一个参考指标,辅助时尿量一般应在 1ml/(kg·h) 以上。

4. 呼吸机管理　ECMO 提供的是部分心肺功能支持,因此仍然需要使用呼吸机,通过提高肺泡氧分压,降低肺血管阻力,维持低压低频呼吸治疗使肺得到休息。常采用呼吸频率 5~10 次/min,通气量 7~10ml/kg,氧浓度 <50%,峰值压力 20~25cmH$_2$O,但应视实际情况进行调整。定期膨肺,以防止发生肺不张或肺炎。

5. 护理　ECMO 要求 ICU/CCU 有清洁的环境,空气流通,定时空气消毒,并常规使用强效抗生素预防感染。良好的护理配合对进行 ECMO 治疗的患者非常重要。长期的肝素化、气管插管易使口腔、鼻腔出血,要经常对上述部位进行清洗。注意伤口无菌操作,及时更换敷料,防止感染并发症。另外,患者长期仰卧,应经常适度翻身,避免压疮的发生。

6. 心理支持　ECMO 期间,各种抢救操作的刺激和镇静镇痛不足,往往可造成患者焦虑,发热感染也可加重焦虑和抑郁。患者对突然发生的疾病和采取的治疗措施缺乏心理准备,会对自身疾病的恢复产生怀疑。部分患者要由 ECMO 过渡至心脏移植,这更增加了患者的紧张、恐惧、焦虑。ECMO 小组成员应采取各种的干预措施,减轻患者的心理压力。病情稳定后家属可探视患者或交流,以增加患者和家属的治疗信心。

7. ECMO 系统意外处理　当 ECMO 期间出现特殊情况(如需更换氧合器和管道等),需停止循环紧急处理。此时,首先应钳夹动、静脉管路,开放管路桥,接着将呼吸机设置增加到全支持,排除或更换故障部位,快速评估是否需要重新开始 ECMO 支持。一旦发生氧合器故障,应立即更换,以防止气体、血液漏出。更换膜式氧合器和管道的操作流程应事先设计好方案,循环管道上预留有排气的循环通路,以便在最短的时间内安全完成氧合器的更换。如管路中出现血气栓,应立即钳夹靠近患者一侧动脉管路,防止栓子进入患者体内。如栓子已进入患者体内,则应停止ECMO,采取头低脚高体位,防止气栓进入脑部循环。驱动泵失灵时,先用紧急摇把转泵头维持循环,再查找原因进行排除。

8. 并发症防治 ECMO支持进入中期阶段后,随着支持时间的延长,各种并发症发生的概率明显增加。ECMO并发症主要包括两部分:患者机体的并发症和ECMO系统的各种异常。患者机体的并发症有出血、栓塞、溶血、肾功能不全、感染、神经系统功能异常和下肢缺血等。ECMO系统的异常包括氧合器衰竭、循环管道破裂进气和泵失灵等技术问题。ECMO支持时间长,涉及方面多,ECMO并发症常是导致治疗失败的重要原因。因此,重视ECMO并发症的防治非常重要(具体见本章第七节)。

(三) ECMO 的后期管理

ECMO后期是指心肺功能恢复到ECMO停止这个阶段。一旦确定心肺功能恢复,ECMO可逐渐降低流量进入撤机程序。这时ECMO管理延续中期管理理念,通过减少ECMO流量逐渐增加心肺负担,密切观察血流动力学变化,逐步顺利完成ECMO撤离。

1. ECMO 停机指征

(1) 常规监测:心电图、动脉和混合静脉血氧饱和度、血流动力学指标均恢复正常,PIP下降,肺顺应性改善,胸部X线片改善。

(2) 呼吸功能监测:机械通气达到$FiO_2<50\%$,吸气峰压(PIP)$<30cmH_2O$,PEEP$<8cmH_2O$,稳定一段时间后,逐渐减低流量至1.5L/min(或降至患者正常流量10%~25%)后,仍能维持血流动力学稳定,可考虑停止ECMO。

(3) 放弃原则:如ECMO辅助后出现不可逆的脑或肺损伤,重要脏器功能衰竭或顽固性出血,应终止ECMO。

2. ECMO 撤机步骤

(1) ECMO流量逐渐降低至10~20ml/(kg·min)。

(2) 调整机械通气参数和血管活性药用量,使血流动力学和血气保持稳定。

(3) 追加肝素,使ACT>300s。

(4) 如果情况稳定可停止ECMO。

(5) 拔除插管,ECMO建立自身循环,以备意外情况。

(6) 插管部位认真清创、仔细修复。

(四) VA-ECMO 热点问题

1. ECMO 抗凝管理 ECMO开始后,血液与ECMO管路非生理表面接触,启动了内源性和外源性凝血过程,因此需要外源性抗凝剂来抑制凝血。抗凝药物的使用和凝血因子的消耗可能引起患者体内出血,抗凝不足又有血栓生成的可能。出血和血栓都是ECMO的常见并发症,严重可危及生命。目前,临床上常用的抗凝剂是普通肝素。

(1) 肝素抗凝的原理:肝素抗凝通过与抗凝血酶Ⅲ(AT Ⅲ)和组织因子途径抑制剂(TFPI)结合后AT的活性增强,可加快AT Ⅲ抗凝血酶反应1 000倍,肝素是抑制凝血瀑布的末期而非开始,不能抑制体外循环中凝血酶的形成和活性,其临床效果可用ACT、ATPP、TT监测。

(2) 肝素剂量:根据ELSO组织推荐ECMO插管时的初始剂量为50~100IU/kg,根据不同中心的经验如果是心外科术后或者有明确出血的患者,ECMO运行的最初12~24小时不需要额外给予肝素。待ACT恢复到生理水平时开始使用肝素抗凝,维持ACT在180~200秒,通常肝素剂量为20~50IU/(kg·h)。根据国内各大ECMO中心的经验,中国人ECMO运行过程中肝素需要量较此数值为少。常用的肝素使用方法是采用持续泵入,具体配制方法:肝素200IU/kg+生理盐水至总量50ml,即终浓度4IU/(kg·ml)。初始肝素剂量可以从2~4ml/h开始,即8~16IU/(kg·h),监测ACT并根据目标ACT调节肝素用量。

(3)抗凝监测:肝素抗凝效果的监测方法临床上常用的主要包括ACT、APTT、抗因子Ⅹa等。其中ACT是最常用的监测手段,生理值在60~120秒,ECMO期间目标值在180~200秒。其优点是简便、实用、可行,但缺点是各种仪器检测差别较大。APTT反映因子Ⅰ、Ⅱ、Ⅴ、Ⅷ、Ⅸ、Ⅹ、Ⅺ、Ⅻ的活性,生理值<31s,ECMO期间目标值60s~80s,由于APTT对小剂量肝素比较敏感,因此比较适合于ECMO辅助过程中抗凝的监测。抗Ⅹa活性与肝素剂量有很好的相关性,很多单位使用抗Ⅹa活性作为抗凝金标准来调整肝素用量,ELSO推荐ECMO中维持抗Ⅹa在0.3~0.7IU/ml,或基础值的1.5倍,抗Ⅹa活性的不足之处是其受血浆AT水平影响较大,一些中心联合APTT评价抗凝状况。

(4)其他抗凝剂:目前国内有临床报道的ECMO及体外循环期间使用抗凝剂的报道主要是阿加曲班和比伐卢定。阿加曲班的有效剂量为0.2~1.0μg/(kg·min),使用ACT和APTT监测,其抗凝血酶生产的作用比肝素强。比伐卢定的最低剂量为0.1~0.2mg/(kg·h),最高剂量0.5mg/(kg·h)。这两种抗凝剂的缺点是缺乏像鱼精蛋白中和肝素这样的解毒剂,但上述两种药物半衰期很短,剂量较易控制,也可作为肝素以外的抗凝剂选择。

2. 清醒ECMO 清醒ECMO是指在ECMO辅助过程中拔出气管插管(或气管切开、恢复自主呼吸,使患者清醒)的策略,是减少躁动、谵妄的措施之一。清醒患者可以减少机械通气诱发膈肌功能障碍和呼吸机相关肺炎的发生,或者可以与家属、医护人员交流,进食饮水,更容易进行康复锻炼。北京安贞医院心外危重症中心总结了清醒VA-ECMO的实施指征:①神志清楚,四肢活动良好,气道自洁能力强;②血流动力学稳定;③脏器及组织灌注良好,乳酸<3mmol/L,无明显缺血性肝损伤表现,容量充足时尿量>1ml/(kg·h)或持续肾替代治疗;④胸部X线片无明显肺淤血及其他病理改变,$PaO_2/FiO_2>200$。

3. ECMO与肾替代治疗(CRRT) ECMO辅助患者常因急性肾损伤(AKI),容量超负荷或水电解质紊乱等情况应用CRRT。CRRT的主要优势包括:①提供较稳定的血流动力学;②调控电解质及水分的排除,降低液体负荷并容量管理;③清除循环中的炎症因子;④强化营养支持;⑤减少利尿剂用量。近年来CRRT已经从狭义上的肾替代转变为全身脏器的支持,治疗指征从传统意义上危及生命情况下的补救治疗,转变为早期基于个体所需的液体管理、炎症调节和毒素清除治疗。目前最常用的ECMO与CRRT的连接方法为CRRT动脉连接ECMO膜肺后,CRRT静脉连接ECMO膜肺前(图7-11),其优点包括:①可监测膜前膜后压力;②使用膜肺上预留接口;③膜肺可以阻拦空气和血栓。缺点包括:①两套设备阻碍观察患者;②可能触发动静脉端高压报警。其主要并发症风险为CRRT报警停机造成血流停止形成血栓、溶血等。ECMO+CRRT常规需要肝素抗凝治疗,通常情况下维持ECMO抗凝条件即可,在某些特殊情况下如患者出血较多ECMO需维持非常低的ACT目标值或肝素暂停时,可考虑CRRT管路局部枸橼酸抗凝。

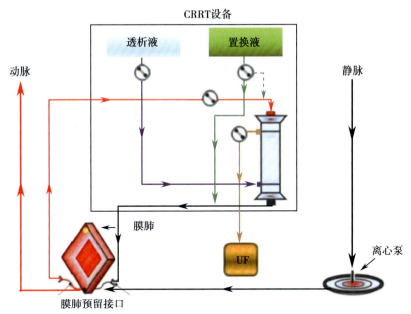

图 7-11 常见 ECMO+CRRT 连接示意图

4. ECMO 与 IABP IABP 是目前最常用、创伤最小的左心辅助装置，临床上广泛用于心源性休克的辅助治疗。其工作原理是通过 1 根放置于降主动脉内的双腔气囊的充气与放气来实现增加冠脉血流量、减轻左心室后负荷、增加左心室排血量的目的。有研究表明，IABP 能降低左心室室壁张力，降低左心室心肌氧耗。ECMO 与 IABP 的联合应用是近年来研究的热点之一，尚存在争议。两者的联合可分为两种形式：先 IABP 后 ECMO、先 ECMO 后 IABP。

（1）先 IABP 后 ECMO：此种形式通常发生在 IABP 辅助后仍不能提供稳定的血流动力学辅助的患者，联合应用 ECMO 属于无奈之举。

（2）先 ECMO 后 IABP：此种形式主要发生在 ECMO 辅助后由于心功能较差出现主动脉瓣开放困难、左心室膨胀时，通过应用 IABP 来进行左心室减压。

（3）ECMO 联合 IABP 的优势：目前的观点倾向于认为 ECMO 联合 IABP 可以降低左心室后负荷、降低左心室室壁张力、增加脑血流、为机体提供搏动灌注。研究表明 IABP 联合 ECMO 能够降低 ECMO 辅助患者住院病死率，增加 ECMO 辅助成功脱几率。除此之外，IABP 还可以作为 ECMO 辅助成功脱机后的过渡，即 ECMO 辅助成功后安置 IABP 对刚刚恢复的心脏继续进行部分辅助。

关于 ECMO 与 IABP 联合应用的优劣目前仍存在争议，需要相关研究进一步证实。

5. ECMO 辅助期间左心减压 随着 VA-ECMO 在难治性心源性休克、心搏骤停等疾病中应用越来越多，其增加左室后负荷带来的一系列问题越来越受到大家的重视。左室后负荷增加，室壁张力和心肌氧耗随之增加，进一步使左房压升高、引起肺水肿，在 VA-ECMO 流量很大的情况下，左心功能本已受损的患者可能主动脉瓣无法开放，从而形成左室血栓。这些问题都会进一步损害心功能，影响患者预后，因此左心减压在临床上越来越受到重视。目前临床上常用的左心减压方法包括：

(1) 外科手术减压：左心减压插管通过右上肺静脉直接插入左房或左室，然后通过 Y 型接头与静脉管路连接引流减压。

(2) 微创外科手术减压：此方式有两种手术入路——上腹部入路及左前外侧入路。对于已经正中开胸的患者，通常选择上腹部入路，将 16~20F 的左心减压管穿刺置入左心室然后与静脉管路连接进行左心减压；对于未正中开胸的患者，选择左前外侧入路，将左心减压管置入左心室进行减压。

(3) 经皮房间隔造孔：介入球囊房间隔造口（6mm 左右），人为制造左向右分流减压。

(4) IABP 间接左心减压：IABP 可以降低左室后负荷，增加冠脉血供，帮助左心间接减压。目前 VA-ECMO 与 IABP 的联合应用仍有争议，有的研究认为 IABP 可以提高左室功能，提高患者预后；有的研究认为它会降低脑血流或引起脊髓缺血。虽然争议很多，但在实际中，IABP 仍是很多临床医生的左室减压的首选。

(5) Impella：目前有研究报道联合应用 VA-ECMO 和 Impella 对同时存在左右心功能不全的患者进行辅助，相比于单纯应用 VA-ECMO 而言，这部分患者的生存率明显提高。

6. **Harlequin 综合征（或南北综合征）** 由于 VA-ECMO 的插管方式多采用股动脉-股静脉，此时心排血量由两部分组成：来自 ECMO 系统的血液和来自患者左心室的血液。此时，如果患者肺功能不全或呼吸机支持条件不足时，左心射出的血液含氧量偏低，导致患者头部及冠脉供氧不足。下半身血液有 ECMO 系统提供，供氧充足。此时经左上肢监测氧饱和度接近 100%，而右上肢氧饱和度偏低，这种差异性低氧在临床上称为 Harlequin 综合征或南北综合征。因此，在 VA-ECMO 辅助过程中，监测右侧指脉氧饱和度更有意义。

发生 Harlequin 综合征的处理方法包括：①增加 ECMO 流量，增加呼气末正压，使大部分静脉血经 ECMO 系统氧合后回输，减少经患者自体肺、左心向头部的血供；②增加呼吸机吸入氧浓度，增加左心供血的氧含量；③改为 VAV-ECMO 辅助，即增加一根回血管，将氧合血直接输入到右心房，以增加左心的氧含量；④如果此时患者心功能基本恢复，而呼吸功能仍未完全恢复，可考虑转为 VV-ECMO 辅助。

二、ECMO 在心肌炎中的应用

心肌炎是由各种原因引起的心肌炎性损伤所导致的心脏功能受损，包括收缩、舒张功能减低和心律失常。暴发性心肌炎是心肌炎中最为严重和特殊的类型，一般需要辅助支持治疗才能安全度过急性期。ECMO 可以为心肌炎患者心肺提供支持使患者安全度过急性期，心肺得到充分休息为其恢复赢得时间。在此仅对需要 ECMO 辅助的暴发性心肌炎进行探讨。

1. **暴发性心肌炎的概况** 暴发性心肌炎通常有病毒感染引起，在组织学和病理学上与普通病毒性心肌炎相比没有特征性差别。导致心肌损伤的病理机制包括病毒直接损伤以及免疫介导的组织损伤。暴发性心肌炎的主要病理学改变为心肌细胞水肿、凋亡和坏死，炎性细胞浸润。暴发性心肌炎另一个重要特点是急性期病情异常严重，但度过危险期后患者预后良好。

2. **暴发性心肌炎的临床评估** 暴发性心肌炎起病急骤，进展迅速，很快出现严重心力衰竭、循环衰竭（低血压或心源性休克）以及各种恶性心律失常，并可伴有呼吸衰竭和肝肾衰竭。暴发性心肌炎主要见于年轻人，冬、春季发病较多，长期疲劳易发病，无明显性别差异。

(1) 症状：暴发性心肌炎常以发热、乏力、鼻塞、流涕、咽痛、咳嗽、腹泻等为首发症状，个体差异较大。这些症状可持续3~5天,而后可能出现气短、呼吸困难、胸闷、胸痛、心悸、头晕、极度乏力、食欲下降等症状,这些症状往往是暴发性心肌炎患者的主要就诊原因。此外,血流动力学障碍是该病的重要临床特点,部分患者可迅速发生急性左心衰竭或心源性休克,出现肺淤血或休克表现,如严重的呼吸困难、端坐呼吸、咳粉红色泡沫痰、焦虑不安、大汗、少尿或无尿,皮肤苍白、发绀,甚至意识障碍等,少数发生晕厥或猝死。

(2)体征:血压、呼吸、心率等指标异常提示血流动力学不稳定是暴发性心肌炎最显著的表现,也是病情严重程度的指征。患者因严重的心功能不全及全身毒性反应引起血管活性异常导致低血压,严重时血压测不出。此外,暴发性心肌炎患者还可以出现各种类型的心律失常,包括室性或室上性早搏、室速或室上速、室颤等,也可由于传导系统损伤出现心动过缓、窦性停搏以及三度房室传导阻滞等,严重时发生阿-斯综合征危及患者生命。出现休克时表现为全身湿冷、末梢循环差及皮肤花斑样表现等。灌注减低和脑损伤时可出现烦躁、意识障碍,甚至昏迷。

(3)辅助检查:实验室检查主要表现为肌钙蛋白、肌酸激酶及其同工酶、乳酸脱氢酶、天门冬氨酸氨基转移酶及肌红蛋白升高,其中以肌钙蛋白敏感性和特异性最高。胸部 X 线和 CT 检查大部分患者心影不大或稍增大,因左心功能不全而有肺淤血或肺水肿征象(肺门血管影增强、上肺血管影增多、肺野模糊等),部分患者还可见胸腔积液。超声心动图对暴发性心肌炎的诊断和随访意义重大,表现为弥漫性室壁运动减低、心脏收缩功能异常、心腔扩大、室间隔或心室壁增厚、室壁节段性运动异常等。由于部分患者以急性胸痛就诊,与心肌梗死难以鉴别,可通过冠状动脉造影进行鉴别诊断。

3. 诊断 一般将暴发性心肌炎定义为急骤发作且伴有严重血流动力学障碍的心肌炎症性疾病。因此暴发性心肌炎更多是一个临床诊断而非组织学或病理学诊断,需结合临床表现及各种检查结果综合分析。当出现突然发病、有明显病毒感染前驱症状尤其是全身乏力、不思饮食继而迅速出现严重血流动力学障碍、实验室检测显示心肌严重受损、超声心动图见弥漫性室壁运动减弱时,即可临床诊断暴发性心肌炎。

4. 治疗 因暴发性心肌炎发病急骤,病情进展迅速,早期病死率高,而患者一旦度过危险期,长期预后良好,因此对于暴发性心肌炎的治疗应高度重视,采用各种手段,尽力挽救患者生命。根据《成人暴发性心肌炎诊断和治疗中国专家共识(2017)》建议:临床上应尽早采取积极的综合治疗方案,除一般治疗(严格卧床休息、营养支持等)和普通药物治疗(营养心肌、减轻心脏负荷、保护胃黏膜等)外,还包括抗感染、抗病毒、糖皮质激素、丙种球蛋白、血浆和血液净化、生命支持(IABP、ECMO、呼吸机辅助呼吸、临时起搏器置入等),必要时可行心脏移植。

5. ECMO 在暴发性心肌炎治疗中的作用 根据《成人暴发性心肌炎诊断和治疗中国专家共识(2017)》推荐,对于血流动力学不稳定的暴发性心肌炎患者推荐尽早使用 ECMO 进行治疗。其应用适应证包括:收缩压 <80mmHg 即使应用两种以上正性肌力药物或应用 IABP 仍然灌注不良;即使应用高剂量正性肌力药物心指数和心排血量仍然降低;心源性休克;威胁生命的顽固性心律失常。

(1)ECMO 的建立:通常选择股动脉、股静脉插管,切开、穿刺均可,采用切开插管方式时需要注意插管远端肢体的血供情况,如果远端压力 >50mmHg 可不予处理,否则需要插远端灌注管。插管完成、ECMO 系统预充完毕,全身肝素化后即可开始 ECMO 辅助。插管深度及位置由超声或 X 线确定。

(2) ECMO 辅助过程中的管理：ECMO 流量维持患者心排血量的 70% 左右即可，平均动脉压 >55mmHg，温度 36~37℃（如进行过心肺复苏，温度可维持在 35~36℃）。血管活性药物在 ECMO 运行稳定后根据情况逐渐减少，但不能完全撤除，可以留小剂量正性肌力药物维持以防左心膨胀、促进左心室射血防止血栓形成。呼吸机采用保护性肺通气策略：呼吸频率 5~10 次 /min，潮气量 6~8ml/kg，吸入氧浓度 40%~60%，PIP<20cmH$_2$O，PEEP 5~10cmH$_2$O，ECMO 期间维持机体正常动脉血气。期间需监测右侧指脉氧饱和度，可以及时反映患者肺氧合情况，据此调整呼吸机参数。对于患者呼吸功能良好，意识清醒的患者可以考虑拔出气管插管，使患者清醒接受辅助，提高患者的舒适性和依从性。持续泵入肝素，维持 ACT 180s~200s。根据插管部位出血及左心室是否有形成血栓的风险适当调整抗凝策略。容量管理方面量出为入，容量负平衡，可间断利尿，必要时可联合 CRRT 进行容量管理和内环境调节。每天需检查 ECMO 系统各组件的运行情况，特别是氧合器性能和血栓形成情况。

(3) ECMO 撤离：暴发性心肌炎患者通常辅助 3d~12d，根据患者全身情况和心脏恢复状况综合判定是否可以撤离 ECMO。主要依据包括：心功能恢复良好，强心药剂量很低，心脏超声提示左室射血分数 >40%，组织灌注良好，胸片提示肺野清晰，肺顺应性良好，心力衰竭标志物脑钠肽（BNP）逐渐下降等。撤离流程：ECMO 逐渐减低流量至 2L/min，循环依然稳定，调高肝素泵入速度，维持 ACT 200~250 秒，降低流量至 1.5L/min，观察 0.5h，循环仍然稳定可以考虑撤离 ECMO。

(4) 预后和展望：ECMO 治疗暴发性心肌炎的预后较好，存活率能达到 60%~70% 以上。2014 年 ELSO 公布了不同年龄段心肌炎患者 ECMO 辅助后的预后（表 7-10）。目前的文献报道，暴发性心肌炎应用 ECMO 辅助的效果显著优于心脏术后低心排血量或心肌梗死应用 ECMO 的患者。

表 7-10 不同年龄心肌炎患者 ECMO 辅助预后

年龄	总数	存活人数	存活率（%）
0~30 天	57	28	49
31 天 ~1 岁	209	55	74
1~6 岁	220	148	67
>16 岁	87	57	66

暴发性心肌炎常合并严重的血流动力学紊乱、心源性休克、恶性心律失常，给治疗带来很大挑战。但由于该病具有自愈性，患者若能安全度过急性期预后良好。ECMO 能够为暴发性心肌炎患者提供有效的心肺支持，使心脏得到休息，为其恢复赢得时间。目前 ECMO 技术对暴发性心肌炎患者治疗效果较好，但对于治疗时机的选择及 ECMO 管理仍需要更多经验的积累。

三、ECMO 在心源性休克中的应用

心源性休克是指由于心脏功能极度减退，导致心排血量显著减少并引起严重的急性周

围循环衰竭的一组综合征。心源性休克是心力衰竭的极期表现,由于心脏泵血功能衰竭,不能维持其最低限度的心排血量而导致血压下降,重要脏器和组织供血严重不足,引起全身微循环功能障碍,从而出现一系列以缺血、缺氧、代谢障碍及重要脏器损害为特征的病理生理过程。

1. 心源性休克的诊断标准　根据2015年成人心源性休克管理专家建议,心源性休克的诊断标准如下:①收缩压<90mmHg 30min或者平均动脉压<65mmHg 30min或者需要血管加压药维持血压≥90mmHg;②肺淤血或者左心室灌注压升高;③以下受损器官的标志至少有一个:a. 精神状态改变;b. 皮肤湿冷;c. 少尿;d. 血清乳酸水平升高。

2. 心源性休克的病因

(1) 心肌收缩力极度降低:包括大面积心肌梗死、急性暴发性心肌炎、原发性及继发性心肌病、家族遗传性疾病、药物性和毒性过敏性反应、心肌抑制因素、药物、心瓣膜病晚期、严重心律失常以及各种心脏病的终末期表现。

(2) 心室射血障碍:包括大块或多发性大面积肺梗死(其栓子来源于体静脉或右心腔的血栓、羊水栓、脂肪栓、气栓、癌栓和右心心内膜炎赘生物或肿瘤脱落等)、乳头肌或腱索断裂、瓣膜穿孔所致严重的心瓣膜关闭不全、严重的主动脉口或肺动脉口狭窄(包括瓣上、瓣膜部或瓣下狭窄)。

(3) 心室充盈障碍:包括急性心脏压塞(急性暴发性渗出性心包炎、心包积血、主动脉窦瘤或主动脉夹层血肿破入心包腔等),严重二、三尖瓣狭窄,心房肿瘤(常见的如黏液瘤)或球形血栓嵌顿在房室口,心室内占位性病变,限制性心肌病等。

(4) 混合型:即同一患者可同时存在两种或两种以上原因,如急性心肌梗死并发室间隔穿孔或乳头肌断裂,其心源性休克的原因既有心肌收缩力下降因素,又有心室间隔穿孔或乳头肌断裂所致的血流动力学异常。

(5) 心脏直视手术后低排综合征:多数患者是由于手术后心脏不能适应前负荷增加所致,主要原因包括心功能差、手术对心肌的损伤、心内膜下出血或术前已有心肌变性坏死、心脏手术纠正不完善、心律失常、手术造成的某些解剖学改变,如人造球形主动脉瓣置换术后引起左室流出道梗阻以及低血容量等导致心排血量锐减而休克。其中,心肌炎已经在前一部分进行了介绍,此处以心肌梗死后心源性休克为主进行介绍。

3. ECMO应用意义　根据2015年成人心源性休克管理专家建议及2017年AHA心源性休克的当代管理推荐:ECMO在心源性休克主要应用于需要暂时循环支持的心源性休克、需要转运至专业心脏中心进一步治疗的转运保障以及联合Impella救治心源性休克。ECMO支持能明显减低心肌梗死合并心源性休克患者的死亡率;对急性ST段抬高心肌梗死和急性非ST段抬高心肌梗死合并心源性休克的患者,ECMO支持治疗均能起到明显作用。根据ELSO组织2016年的报道,心源性休克ECMO辅助的撤机率为56%,撤机出院率为41%。另外,当危重的心源性休克患者的初诊单位救治手段有限时,可以在ECMO进行循环支持的情况下进行转运,以使患者能够接受最专业、最合理的治疗。

ECMO对于心肌梗死合并心源性休克的辅助治疗的管理策略与前文暴发性心肌炎的辅助治疗方式类似:主要通过ECMO维持内环境的稳定、降低心脏负荷,为心脏功能的恢复提供良好的环境、赢得宝贵时间。

4. 注意事项和展望　应用ECMO救治心肌梗死合并心源性休克时需要特别注意的是

由于 ECMO 会增加左室后负荷，对于一部分心功能极差的患者可能出现主动脉瓣开放受限、左心射血受限、左心室扩张的问题。对于这部分患者，应及时进行有效的左心减压，主要方法如前文所述，包括：联合 IABP、联合 Impella、经皮房间隔造孔等。

尽管目前的大部分研究均证实心肌梗死合并心源性休克中应用 ECMO 可以显著降低这部分患者的死亡率，但目前的这些研究以回顾性为主，需要大量随机对照研究作为指南证据。

四、体外心肺复苏

心肺复苏（cardiopulmonary resuscitation，CPR）是抢救生命的关键技术和方法，对心搏、呼吸骤停患者采用及时、有效的 CPR 可以明显提高生存率。然而传统的 CPR 只能提供正常心排血量的 25%~30%，在院内心搏骤停的复苏成功率为 12%~24%，而院外心搏骤停复苏成功率不足 10%。体外心肺复苏（extracorporeal cardiopulmonary resuscitation，ECPR）可以作为传统 CPR 的延伸辅助抢救措施，已经证实在心脏停搏时间短 CPR 时间长的情况下，患者经 ECPR 可获得良好的预后。

1. ECPR 的概念 心搏骤停进行 CPR 抢救超过 30min 仍不能恢复自主循环，被视为难复性心脏停搏。ECPR 是指传统 CPR 抢救难复性心脏停搏失败，没有恢复自主循环（restoration of spontaneous circulation，ROSC）时开始使用的高级生命支持方法。经 CPR 后 ROSC 的患者病情逐渐恶化，几小时后需要 ECMO 辅助的患者不属于 ECPR 范畴。

2. ECPR 患者筛选 根据 2015 年 AHA 成人心肺复苏指南推荐：对于怀疑病因可逆的患者或用 ECMO 作为安装左心辅助或等待心脏移植的过渡患者，在传统 CPR 无效，ECPR 可以快速实施的情况下，可以考虑用 ECPR 取代传统 CPR，可以为治疗潜在的可逆病症或为等待心脏移植赢得宝贵的时间，推荐级别为 IIb 级。决定是否启用 ECPR 需要考虑以下问题：心搏骤停病因是否已经纠正、CPR 持续且有效、无法复苏或短暂复苏但无法维持自主循环、具备实施 ECPR 的条件等。

（1）适应证：传统 CPR 超过 20min 且无持续 ROSC；心源性疾病、肺栓塞、中毒、低温等原因引起的心搏骤停；年龄 <75 岁；具备可以快速建立、管理、转运 ECMO 的条件。

（2）禁忌证：不可逆脑损伤；恶性疾病终末期；无法控制的创伤性出血；伴有心包积液的主动脉夹层；患者家属放弃；不可逆器官衰竭。

3. ECPR 步骤

（1）持续有效的胸部按压直到 ECMO 运转。

（2）胸部按压同时进行 ECMO 插管，通常选择股动、静脉插管。

（3）开始 ECMO 并停止胸部按压。

（4）增加心、脑、肾及其他器官氧合血灌注，同时依患者情况给予诱导性低温治疗。

（5）纠正心脏停搏病因，监测并发症，改善复苏成功率。

4. ECPR 管理

（1）物品、人员准备：ECPR 相关设备、材料可组合于可移动的"战车"上，其他耗材尽可能满足床旁随时可得。ECPR 团队合作在抢救过程中尤为重要，需要结合心外科医师、体外循环医师、ICU/CCU 医师、护士共同完成。同时 ECPR 团队需要 7d、24h 值班制，保证外科医生和 ECMO 安装运行人员随叫随到。CPR 开始后尽早通知 ECPR 团队待命，为成功抢救赢得宝贵时间。

(2)插管:ECPR的插管方式与常规VA-ECMO插管方式相同,只是ECPR插管难度更大、时间更紧急,需要团队的通力配合才能高质、高速地完成插管,尽快使ECMO运转。

(3)ECPR启动后的管理:复苏之前及复苏期间,缺血可能导致脑、肝、肾等器官损害。ECMO运转后主要的管理策略同前文讲述的VA-ECMO的管理,但有ECPR后的管理也有其自身的特点:ECPR早期(24h内)可以采用诱导性低温在12~24小时内保持患者体温处于浅低温状态33~35℃,避免心脏复苏后的发热加剧缺血缺氧性脑损伤。另外,ECPR后应在血流动力学稳定后的24小时内对患者进行神经系统评估,以明确继续ECMO辅助的必要性。

(4)ECPR并发症:由于ECPR患者一般状况差,置管时间紧迫导致ECPR后并发症发生率较高。主要并发症包括置管失败、局部血肿、血管损伤、出血、溶血、血栓、下肢缺血等。既往的研究表明ECPR相关的死亡高危因素包括ECPR前pH<7.2,非心源性心搏骤停,ECMO辅助期间心搏骤停,出现肾、肺、脑等严重并发症。

(5)ECPR终止:在进行容量管理和血管活性药物控制后患者仍不能维持MAP≥60mmHg,流量≥2.5L/min,表示ECMO辅助下患者状态不稳定。ECMO辅助后指脉氧≤80%提示患者出现毛细血管渗漏,处于多器官衰竭早期。当乳酸≥21mmol/L,纤维蛋白原≤0.8g/L,凝血酶原指数≤11%时,可认为ECMO辅助无效。在ECPR开始24h后患者出现持续严重感染、神经系统严重损伤(植物人、脑死亡)、多器官衰竭,应考虑终止ECMO。

(6)院外ECPR:院外ECPR对技术要求更高,医院内外相关人员密切配合,旨在到达医院前维持基础的全身灌注。医院外发生的心搏骤停常常不能明确心脏停搏的时间,成活率比医院内ECPR低。影响院外ECPR成败的因素包括:高质量的CPR,不至于造成严重神经系统损伤、乳酸≥16.3mmol/L预示脑神经损伤预后不良,乳酸≥21mmol/L,提示已错过ECPR最佳时机;患者经CPR后或ECPR 20min后,仍处于只有心电活动,没有脉搏,呼气末二氧化碳≤10mmHg可预示患者即将死亡。

五、ECMO在急性肺栓塞中的应用

急性肺栓塞(acute pulmonary embolism,APE)是常见的心血管系统疾病,也是常见的三大致死性心血管疾病之一。近年来,对急性肺栓塞的认识不断提高,但临床实践中仍存在误诊、漏诊或诊断不及时,以及治疗不规范的情况。未经治疗的APE死亡率高达30%,如果得到及时诊断和有效治疗,死亡率可以下降至2%~8%。高危APE患者,如果药物治疗失败或没有进一步诊治的条件,会出现生命危险,ECMO可以为APE患者提供机械辅助支持,为进一步诊治创造机会。有研究表明,使用ECMO救治高危APE的患者存活率为62%。

1. **APE的定义** 肺栓塞是由内源或外源性栓子阻塞肺动脉引起肺循环和右心功能障碍的临床综合征,包括肺血栓栓塞、脂肪栓塞、羊水栓塞、空气栓塞、肿瘤栓塞等。肺血栓栓塞症(pulmonary thromboembolism,PTE)是最常见的急性肺栓塞类型,由来自静脉系统或右心的血栓阻塞肺动脉或其分支所致,以肺循环和呼吸功能障碍为主要病理生理特征和临床表现,占急性肺栓塞的绝大多数。

2. **APE的病理生理改变** APE一旦发生,肺动脉管腔堵塞,血流减少或中断,引起不同程度的血流动力学和呼吸功能改变。当肺血管床堵塞超过30%~50%时,患者出现血流动力学改变,大块和/或多发的栓子可以突然增加肺血管阻力,超过右心室所能承受的后负荷水平,出现右心室扩张,右心室舒张末压升高,致使右心室室壁张力增加,右心室氧耗增加,导致右心室缺血,右心室收缩功能降低。当右心室压力急剧增高时,室间隔向左心室侧膨隆偏移,从而导致收缩性左室功能不全,患者出现晕厥或全身性低血压,进一步发展为休克,甚至死亡。

3. APE 的诊断及治疗策略　APE 的临床表现缺乏特异性,出现典型胸痛-呼吸困难-咯血三联征的 APE 患者 <1/3。当临床上出现原因不明的呼吸困难、胸痛、晕厥或休克时,要考虑 APE 的可能。当 APE 患者出现休克或持续低血压(收缩压 <90mmHg 或血压降低 >40mmHg,>15min 以上,除外新发心律失常、低血容量或败血症)可诊断为高危 APE。

APE 的常规治疗包括血管活性药物、呼吸支持、抗凝、溶栓、介入治疗和外科取栓。高危 APE 需要特殊的治疗策略,应接受更积极的治疗,如药物性溶栓、介入溶栓或取栓、外科取栓等。

4. APE 患者应用 ECMO 的病理生理变化　高危 APE 患者血流动力学不稳定的主要原因是急性肺动脉高压、右心功能不全和低氧血症。当 APE 患者使用 ECMO 辅助时,患者右心前负荷降低、肺血流量减少,右心功能得到辅助,体循环由于增加氧合血灌注,有效改善低氧血症,改善全身灌注,保证循环和呼吸稳定。APE 患者应用 ECMO 的目的为降低右心负荷及改善血液氧合,使心脏和肺得到充分休息,全身氧供和血流动力学处在相对稳定的状态,为患者赢得进一步诊治的机会。

5. ECMO 在 APE 患者救治中的应用　ECMO 救治 APE 患者主要包括三方面应用:①高危 APE 是威胁生命的急性事件,病死率高达 52.4%,APE 患者发生休克或心搏骤停,会出现生命危险,通过预先准备好的 ECMO 系统使患者床旁可以迅速得到 ECMO 的支持,可以快速稳定循环,为濒死患者赢得进一步诊治的机会。②高危 APE 患者需要接受更加积极的治疗,但不是所有医院都具有介入治疗和外科手术的条件,这些患者可以通过 ECMO 的辅助支持将患者转运至有条件的大医院。③对于 APE 接受外科取栓术的患者,当术后出现因肺动脉高压和右心功能不全无法脱离体外循环时,可使用 ECMO 辅助。

6. APE 患者应用 ECMO 的管理　APE 患者应用 ECMO 通常采用 VA-ECMO 模式,其常规管理同 VA-ECMO 管理策略。ECMO 运行过程中需密切关注患者的自身循环和呼吸功能恢复情况,适时过渡到自身呼吸循环,避免长时间机械通气。术前就表明有明显的脑损伤应果断放弃 ECMO 辅助。经过一段时间的辅助后,应评估有无不可逆的脑损伤,如发生严重的不可逆脑损伤,要终止 ECMO。另外,如果 4~5 天的 ECMO 辅助后肺血流和右心功能仍未恢复,可行肺血管造影明确栓塞的范围并考虑外科取栓术。

综上所述,ECMO 在治疗高危 APE 上有特有的优势,ECMO 能为血流动力学不稳定的高危 APE 患者提供快速有效的心肺支持,稳定循环和呼吸状态,挽救生命,为患者赢得进一步诊治的机会。

六、ECMO 在高危患者 PCI 中的应用

高危冠心病患者的介入治疗一直为心血管病临床医生所关注,其介入治疗的围手术期死亡及其他严重并发症发生率显著增高。高危 PCI 定义应包括以下三个方面:①患者的特点:年龄 ≥ 75 岁、女性;②临床表现特点:休克、心肌梗死、心肺复苏术后、顽固性不稳定性心

绞痛、左心室射血分数低下、肾衰竭、全身多脏器衰竭等;③病变特点:冠状动脉病变复杂(唯一供血血管狭窄,慢性完全闭塞,左主干病变、分叉、钙化、扭曲,静脉桥血管病变,及介入过程中易出现夹层或急性闭塞的病变和血栓性病变),一些患者发生过致命性心律失常,如室速、室颤、三度房室传导阻滞,也是PCI的高危人群。众所周知,对高危患者进行PCI治疗风险是明显增加的。如何使上述人群从PCI治疗中最大获益,PCI围术期如何处理,是否有必要对患者进行辅助支持以及PCI术中决策及处理策略备受关注。为了能够更好地降低手术风险及提高患者预后,在接受PCI治疗的过程中,常常需要心脏辅助装置的支持,稳定血流动力学,避免心功能恶化,赢得更多时间用于扩张球囊和放置支架,减少并发症出现。心脏辅助装置是将心脏内的一部分血液引流到辅助装置中,并通过其提供的机械动力将血液重新注入动脉,从而取代心室一部分泵血功能,降低心脏负荷,增加心肌氧供,稳定血流动力学,维持组织及器官的灌注,使心脏尽可能得到充分休息,赢得治疗时间和治疗机会。

1. ECMO在高危患者PCI中的优势 为高危患者PCI提供稳定的循环支持,临床上常用的循环支持方法包括:IABP、Impella、TandemHeart和ECMO。其中,IABP仅能提供0.3~0.5L/min的支持,TandemHeart和ECMO可以提供3.5~5L/min的支持,Impella根据型号不同可以提供2.8L/min、3.5L/min、5L/min的支持。TandemHeart需要手术安装,而IABP、Impella和ECMO均可以在床旁安装。ECMO的主要优势在于可以同时提供双心室辅助及呼吸支持,并且价格相比TandemHeart和Impella更容易接受。

对于高危PCI患者应用ECMO辅助治疗目的主要有两个方面:①让心脏充分休息减少PCI过程中出现恶性心律失常、心力衰竭等可能并发症概率;②作为桥梁作用,建立有效循环,恢复冠状动脉血运,保证PCI过程顺利进行。严重缺血或坏死急剧损害了心肌收缩及舒张,如果左室受累心肌大于20%~25%,则可出现心力衰竭,如左室梗死面积>35%,则可发生心源性休克,ELSO统计表明,术前此类患者的ECMO生存率仅仅只有34%,ECMO可有效改善心肌前后负荷,减轻心肌做功,促进冬眠心肌的复苏和顿抑心肌康复,进而改善预后,有待进一步深入研究。

在应用药物或IABP无效且血流动力学不稳定的PCI患者都可以预防性应用ECMO。研究表明ECMO用于高危PCI患者以及急性心肌梗死伴心源性休克患者急诊PCI是安全可行的,ECMO能够提供稳定的循环支持,有利于支架的顺利置入。当PCI完成血管重建后,一旦从急性损伤状态中获救,患者就可以在ECMO辅助下等待恢复,患者远期预后良好。

2. ECMO在高危PCI中的适应证及禁忌证 对于任何需要暂时性心肺支持的高危PCI患者,均是ECMO可能的使用对象,尤其是在应用药物或IABP无效且血流动力学不稳定的PCI患者。ECMO禁忌证包括①不能全身抗凝及存在无法控制的出血;②存在中、重度慢性肺部疾病;③恶性肿瘤存活周期短的患者;④多器官功能衰竭的患者;⑤中枢神经系统损伤的患者。需要注意的是:无论是ECMO呼吸辅助还是循环辅助,ECMO的适应证都应该考虑以下问题:①是否应该使用ECMO辅助?②心和肺功能是否可逆?患者是否还有生存机会?是否合并神经系统不可逆损伤?是否存在可能导致严重并发症的基础疾病? ECMO辅助是否对患者利大于弊?③什么时候使用ECMO? (如何判断传统治疗无效?心肺功能衰竭到什么程度需要辅助?)这些问题很多都没有公认的金标准,虽然有一些通行的常规,但仍需要临床医生根据实际情况和经验来具体判断,这也是在适应证把握上的困难所在。

3. ECMO在高危患者PCI中的模式选择 ECMO辅助模式的选择主要参照病因、病情,灵活选择。总体来说 VV-ECMO 方法为辅助呼吸的方式,VA-ECMO 方法为循环、呼吸联合辅助的方式。高危患者 PCI 辅助应以 VA-ECMO 辅助为主,在此基础上结合实际病情也可以采用 VAV-ECMO 等杂交模式。例如,心力衰竭合并呼吸衰竭时需注意上半身氧供的问题(Harlequin 综合征或阴阳人,因上半身血供来自自身肺的氧合不足血而发绀),此时需要转换为 VAV 模式或将插管位置改为腋(锁骨下)动脉途径。

4. ECMO 在高危 PCI 中的参数设定 在 ECMO 管道预充和插管完毕后,就需要依据患者具体情况设定相关参数。虽然高危 PCI 患者在行 PCI 过程中易发生各种危险,但总体来说,冠心病患者与其他适用 ECMO 的危重症患者想比较而言,全身功能包括肺功能、肾功能相对较好,故在高危 PCI 患者中,ECMO 设定参数一般来说按照常规设置即可,即在管道预充及插管完毕后(肝素 100IU/kg),检查核对管道,确保无误后,先打开静脉管道钳,启动 ECMO 泵,旋转流量开关,Medtronic 泵调至转数在 1 500r/min 以上,Jostra 泵调至转数在 2 500r/min 以上[泵的流量应保持在 60~120ml/(kg·min)],再打开动脉管道钳,ECMO 开始运转。观察血流方向和流量读数,打开气体流量仪,观察动静脉血颜色及动静脉氧饱和度读数,观察静脉引流情况,注意患者血流动力学变化。体外循环过渡至 ECMO 要注意其流量的平稳。中心插管患者要注意右心房的密封状态,以免管道负压进气。一般来说,在 VA-ECMO 辅助过程中初始流量一般较高,达到全流量,成人 2.2~2.6L/(m^2·min)。目的是尽快偿还氧债,改善微循环,增加组织器官的供氧,使心肺得到休息,表现为脉搏和静脉氧饱和度升高,末梢循环改善;气体参数设定方面,当 ECMO 开始运转后先将膜肺氧浓度调至 70%~80%,气流量与血流量比为(0.5~0.8):1,必要时使用纯氧和高气流量,观察 ECMO 动静脉氧饱和度,动脉氧饱和度应达到 98% 以上,静脉氧饱和度 65% 以上,如果静脉氧饱和度较低,要考虑辅助流量是否充分,体温是否过高,下半身高氧等因素,增加流量,适当降温,调高氧浓度。若患者血压、心率等基本生命体征保持平稳,则可以进一步实施 PCI 手术解除患者冠状动脉病变(图 7-12)。

自 2017 年 11 月开始,新疆医科大学第一附属医院心脏中心及北部战区总医院心内科在 ECMO 辅助下,行高危 PCI 患者手术已有 60 余例,下面简要介绍 ECMO 辅助高危患者 PCI 的经验(表 7-11、表 7-12)。

表 7-11 ECMO 期间呼吸机参数调整

最高吸气压力(cmH_2O)	25
PEEP(cmH_2O)	4~6
呼吸频率(次/min)	6~12
吸呼比	I:E=2:1
通气量(L/min)	5
FIO_2	40%
pH	7.35~7.45
PCO_2(mmHg)	50~60

表 7-12　不同体重患者 VA-ECMO 动静脉插管选择

体重	<70(kg)	≥70(kg)
插管直径(V)	22F	22F
插管直径(A)	17F~19F	21F

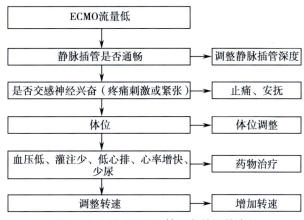

图 7-12　VA-ECMO 管理参数调节流程

5. ECMO 在高危 PCI 术后撤机时机及标准　在 ECMO 辅助下，冠状动脉血管开通后，患者一般情况良好：①心电图无明显动态演变；②动脉和混合静脉氧饱和度恢复正常；③血流动力学参数恢复正常；④PIP 下降，肺顺应性改善；⑤血气和水电解质正常；⑥机械通气达到 $FiO_2<50\%$，$PIP<30cmH_2O$，$PEEP<8cmH_2O$；⑦循环流量降至患者正常血流量的 10%~25%，仍能维持血流动力学稳定或正常代谢时，可以考虑试行停止 ECMO。

6. ECMO 辅助高危 PCI 并发症预防及处理　ECMO 辅助高危 PCI 患者因时间相对较短，发生并发症概率较长期支持治疗并发症低，但仍不能忽视，其可能出现并发症主要包括出血、栓塞、溶血、肾功能不全、感染、神经系统功能异常、下肢缺血以及插管部位出血及意外等。而且，ECMO 并发症常是导致治疗失败的重要原因之一，因此，重视 ECMO 并发症的防治非常重要。①出血与栓塞：除常规 ECMO 抗凝管理外，如采用穿刺插管，插管前预埋 PercloseProglide 血管缝合器缝合效果满意，缝合器可有效降低术区出血风险，一般穿刺点位于股总动脉（股骨头中上 1/3 处），而穿刺点位于股动脉分叉及股浅动脉则需重新穿刺。②感染：PCI 患者感染发生率较其他 ECMO 患者低，但仍不能忽视，发生感染的原因可能与深部动静脉置管、手术创伤、机械辅助治疗时间长、管理操作不到位等因素有关。③肾脏损伤：ECMO 治疗期间，肾脏是常见的受累器官。急性肾损伤可能是继发多器官功能衰竭的表现，因介入手术特殊性，大剂量对比剂极有可能加重患者肾脏损伤可能，一旦发生肾损伤，应早期应用 CRRT，CRRT 可直接连接在 ECMO 管路上，无须重新穿刺，减少出血风险。④神经系统并发症：神经系统并发症主要受年龄、插管、血管活性药物的使用、凝血功能障碍等因素影响，抗凝药物使用不当导致的出血事件和血栓形成、脑血管自我调节功能紊乱（高血压和低血压事件）、缺血缺氧继发性脑损伤都是引起 VA-ECMO 发生神经系统并发症的原因。适当提高患者的血压，增加脑部灌注，减少缺血缺氧、连续监测血糖均可有效减少神经系并发症的发生。

ECMO 在高危患者 PCI 中可以提供循环支持是毋庸置疑的,但同时会增加 ECMO 相关并发症的风险,同时也增加患者的负担。因此,应用 ECMO 的指征就显得尤为重要,指征过宽可能造成医疗资源的极大浪费,指征过严又可能引起 ECMO 应用较晚,使患者错过最佳的辅助时机,影响辅助效果。然而,目前尚未有高危患者 PCI 中应用 ECMO 的指南或专家共识,因此需要通过积累更多的临床经验、通过大样本的对照性研究明确适应证,才能选择最佳的治疗时机和方案,为挽救患者生命赢得机会。

第六节　体外膜肺氧合的转运

一、ECMO 转运的必要性和可行性

ECMO 作为一种高级体外生命支持技术,目前广泛应用于重症医学领域。对于一些严重的循环、呼吸衰竭的患者,由于病情过于严重,十分不稳定,在不采用 ECMO 技术时,往往认为转运是不安全的。然而,随着 ECMO 技术的发展,如今应用 ECMO 建立体外循环,可以提供有效的呼吸、循环支持,使患者的病情很快稳定下来,这就使得 ECMO 成为一种危重症患者转运的有效工具和手段。

ECMO 转运概况

高危患者的转运,本身就是复杂且风险极高的工作。ECMO 患者转运过程中可能发生插管脱出、出血等严重的不良事件。因此,ECMO 转运的实施需要有明确的流程和指南,以最大限度地降低风险。

1. ECMO 转运的必要性　ECMO 转运主要适用于两种情况:一是院内进行必要的检查;二是转运至其他医院接受进一步治疗。由于 ECMO 转运有很大风险,患者面临风险与收益的选择,因此,无论对于上述两种情况的哪一种,在决定实施 ECMO 转运时必须明确其必要性。如果诊断性检查、干预性治疗以及转诊接受上级医院进一步治疗会影响到患者管理的决策或预后,就应该实施转运。

2. ECMO 转运的可行性　一旦决定实施 ECMO 转运,就要综合考虑转运的可行性。这其中涉及合适的交通工具、途中能否提供紧急抢救措施、ECMO 团队能否安全转运、ECMO 运行是否稳定、患者能否耐受转运等。综合衡量其风险及可行性,包括评估转运风险、制定转运计划、准备防范及处理突发事件、接收单位接收患者的安排等。此外,最重要的一点是 ECMO 转运前一定要取得患者和家属的同意。

3. ECMO 转运的准备工作　包括人员准备和物品准备。①人员准备:ECMO 转运团队是单独为特殊转运而建立的。牵涉人员众多,一般包括内科或外科医生、灌注医生、麻醉医生、重症医生和护士等。所有参与转运的成员都必须非常熟悉自己的任务,并对其他人的任务有大概的了解。团队需要任命一个总指挥,负责转运线路的设计、对有害事件的紧急处置方案以及与其他部门沟通等工作。其余团队成员各尽其责,确保转运过程中泵、膜肺及其他设备、物品的正常运行,保障整个转运过程的安全、可靠。②物品准备:ECMO 转运所需的物品基本包括 ECMO 建立过程中的全部设备和耗材,包括离心泵、ECMO 套包、动静脉插管、空氧混合器、

血氧饱和度监测仪、ACT 测定仪、不间断电源、瓶装氧气等。ECMO 转运所有物品需要集中存放,设立物品清单并注意无菌材料的使用日期,小件物品放在箱内,便于携带。

ECMO 转运是一个复杂的团队工作,没有经验的团队应该进行适当的模拟演习,以使各个成员能协调配合,物资准备到位,这样才能最大可能的降低转运风险。

二、ECMO 院内转运与院外转运

(一) 院内 ECMO 转运

1. 转运目的　ECMO 患者院内转运主要是由于常规诊断和治疗的需要而进行的转运,主要包括病房、急诊、ICU/CCU、手术室等之间的转运,以及到导管室、放射科等进行检查和治疗的患者运送。其目的主要包括:①为了确定患者还未确定的病因进行必要的进一步诊断;②长时间应用 ECMO 的患者进一步评估其效果,发现可疑存在的严重并发症,指导未来的治疗方案;③对某些 ECMO 患者进行必须的无法在床旁实施的进一步治疗(如房间隔开窗、永久起搏器植入等)。

2. 操作流程　院内 ECMO 转运一般不需要特殊设备,使用现有的 ECMO 设备即可。转运过程需要注意:①明确转运目的地,联系对方安排接诊;②检查 ECMO 必需物品,备用电源是否正常工作,电力是否充足,如发现供电不足,不要盲目转运;③瓶装氧气是否足够维持途中所需,检查管道有无泄漏情况;④准备离心泵手动摇把和管道钳;⑤搬动患者时注意 ECMO 系统管道不要扭曲、挤压、拉扯,固定好管道、插管,防止意外滑脱;⑥应配备监护仪以方便观察患者病情变化;⑦提前联系电梯,避免耽误时间,途中控制好 ECMO 转运车与病床之间的距离,防止发生磕碰、挤压;⑧减少搬动次数,减少转运时间,保持平稳移动,最终安全到达;⑨进行必要的途中监测是 ECMO 安全转运的保障:如静脉管路负压监测可以反映引流是否通畅,血氧饱和度监测可以反映气源和氧合器情况等。

(二) 院外 ECMO 转运

1. 转运目的　ECMO 患者院外转运的主要目的是由于患者病情危重,目前所在的医院缺乏有效的治疗手段,需要到上级医院或专科医院进行后续治疗。

2. 转运范围　院外 ECMO 转运的应用范围取决于 ECMO 团队的转运能力和能够获得的交通工具。其中,公路转运适合两地距离较近的医院,预计几个小时能够到达目的地,不会超过 ECMO 电力和气源的供应安全时间。救护车要求宽大,足够 ECMO 转运车和陪同人员进入,有紧急电力供应;空中转运需要有专业的救护飞行设备,有受过培训的专业医护人员,并通过相应的电气测试,保证不会对飞行器的导航和控制系统造成干扰。空中转运时间短,但涉及部门多,花费昂贵,目前国内应用较少。公路转运是院外 ECMO 转运的基础,即使采用空中转运,一定距离的公路转运往往也是必不可少的。

3. 操作流程　相对于院内 ECMO 转运,院外 ECMO 转运较为复杂。除了院内 ECMO 转运需要注意的问题之外,还需要注意:①事先通过通信手段了解患者的基本情况、病情发展、治疗方案等;②必须带全 ECMO 所需的全部物品;③多备血制品以便转运回程途中使用。

三、ECMO 转运意外及处理

无论院内还是院外,ECMO 转运均存在一定的风险。转运过程中任何环节出现问题都可能造成意外发生,产生难以预料的后果。因此在转运前制定详细的转运计划,模拟转运流程,为可能出现的意外情况积极准备应对措施是十分必要的。

1. **电源** 电源故障是转运过程中最常见的故障。备用电源数量不足,电池老化及充电不足,驱动系统电力故障都会造成 ECMO 系统设备失去电力,不能进行有效的循环辅助。所以一定要在转运过程中准备充足的备用电源。一旦出现 ECMO 失去电源的情况,应迅速启用手摇驱动器驱动离心泵,积极寻找故障原因,快速处理。平时需要有专人维护 ECMO 设备,定期检测,及时更换老化电池,准备备用电缆,手摇驱动装置。

2. **氧气** 氧气供应是 ECMO 转运必不可少的,短途转运可以只用纯氧,不会对患者造成影响,长距离长时间转运最好同时有压缩空气,通过空氧混合器提供合适浓度的氧气。转运途中氧气瓶压力不足、氧气泄漏、氧气管意外脱落或挤压,都会造成膜肺氧合不良,表现为动脉血颜色加深,血氧饱和度持续下降。此时要快速检查氧气管道、气源压力,及时恢复气体供应。在 ECMO 转运前要准备充足的氧气,宁多勿少。

3. **管道** 转运途中管道可能出现扭曲、打折、脱落、划伤等情况导致开放性出血并管路进气,处理起来十分棘手,因此转运过程中要格外小心,一旦出现问题快速用备用管道替换。

4. **膜肺** 膜肺作为 ECMO 的核心部件,转运途中一定要妥善安放,如果因为碰撞、接头折断等原因导致膜肺损伤,后果不堪设想。因此转运过程中膜肺要放置在不易碰到的位置固定妥当,注意途中抗凝,怀疑氧合不良时需加大通气量和氧气浓度。

除上述主要意外,ECMO 转运途中还有许多难以意料的问题,一旦出现首先要分清意外的主次,分先后处理,快速寻找解决办法,恢复正常循环支持,保证患者安全。

第七节　体外膜肺氧合的并发症

ECMO 运行过程中的并发症影响 EMCO 的成功率和患者的治疗效果,预防和处理并发症是 ECMO 成功的重要环节。ECMO 并发症的发生与使用装置、使用方式、ECMO 过程中的管理、患者原发病等密切相关。

一、机械相关并发症

(一)血栓形成

血栓形成是 ECMO 最常见的机械并发症。ECMO 设备和耗材与血液接触的界面均为非生理界面,因此这些部位最容易形成血栓。血栓形成将影响 ECMO 装置功能,增加红细胞和凝血因子的破坏,甚至血栓进入体内导致体循环或肺循环栓塞。

1. **原因** ①抗凝不足;②血流过缓;③血液接触面无肝素化处理。
2. **预防** ①调整肝素用量,适当增加流量;②应用肝素涂抹表面,减少血液成分激活和破坏;③定期检查 ECMO 管路,及早发现可能的血栓形成。
3. **处理** ECMO 系统内血栓形成影响 ECMO 的正常运行,如短时间内仍不允许结束 EMCO 辅助,应积极对有血栓形成的局部或整套 ECMO 系统进行更换。

(二)插管意外

插管意外主要由于操作者的经验不足,产生并发症,主要表现为出血、血栓、缺血、神经系统等并发症。

1. 原因 ①ECMO插管时血管损伤,如颈内静脉或上腔静脉撕裂、主动脉内膜剥脱;②静脉插管方向和位置错误,导致静脉引流不通畅。引流管扭折也是影响静脉回流的常见原因;③插管远端缺血:股动脉血管痉挛,插管占据大部分管腔,远端容易产生缺血坏死;④插管操作时间长,又未抗凝,容易在插管内形成血栓;⑤插管与血管夹角过大,在夹角处发生持续性渗血;⑥由于插管与ECMO管道固定不牢,在患者躁动、搬运过程中易发生脱管现象。

2. 预防 ①插管时动作轻柔,避免损伤血管;②X线、超声检查插管位置,如方向或位置不当,及时调整;③插管及患者体位固定,防止插管扭折、脱管;插管前常规给予适量肝素。

3. 处理 ①动脉损伤一旦确认需要进行重新插管,并对损伤血管进行修复;②插管位置不当一旦发现及时根据X线和超声结果进行调整。

(三) 气栓

ECMO是一套密闭的系统,一旦空气进入将对系统或患者造成巨大风险。

1. 原因 ①静脉端气栓是由于静脉引流管部分开放或全部脱出血管,使气体从引流口端的侧孔进入循环管道或者泵运行时,静脉管路被钳夹或扭折,产生负压,致使气体从血液中逸出;②动脉端气栓一般是由于氧合器中空纤维膜破裂,如氧合器出气口被堵塞,氧合器内气相压力高于液相压力时,可导致大量气体进入中空纤维膜内,最终进入血液循环路径。

2. 预防 ①控制动脉氧分压水平,保持氧合血PO_2<600mmHg;②定期检查ECMO管路尽早发现可能出现的问题;③监测静脉端压力,避免过度负压,密切观察静脉引流状态。

3. 处理 ECMO静脉端少量进气可以通过氧合器捕捉,对ECMO转流无明显影响,大量进入空气则需要暂停ECMO转流,排尽静脉管路内的空气后重启ECMO转流;ECMO动脉端甚至人体内进入气体需要立即停泵,同时钳夹动、静脉管路,预充液排空ECMO系统内气体。如怀疑气体进入患者体内,采用头低位,局部冰帽,对症处理,条件允许尽早进行高压氧治疗。

(四) 氧合器故障

氧合器故障的发生率仅次于血栓形成。主要表现为血浆渗漏、气体交换功能下降、血栓形成等。

1. 原因 ①氧合器使用超过其工作时限;②气体交换膜损毁;③氧合器血栓形成。

2. 预防 积极评估氧合器工作状态,注意下列问题:①气体交换功能下降;②氧合器内见血栓形成;③氧合器跨肺压差显著增大;④严重血浆渗漏;⑤血小板数量显著下降、游离血红蛋白及纤维蛋白单体水平明显上升等。

3. 处理 ①尽量选择安全工作时限长的氧合器;②对于氧合器功能失效的情况,应及时更换ECMO氧合器或整套ECMO系统。

(五) 驱动泵失灵

1. 原因 ①突然停电,保险丝烧断;②离心泵泵头、氧合器或管道内血栓形成,导致流量降低,异常声音和溶血;③机器故障。

2. 预防 定期检查机器运转情况,有问题及时通知有关人员;准备备用电源、离心泵、紧急摇把等应急物品。

3. 处理 如故障原因为动力或机器故障应迅速解决动力问题,必要时改为手摇,并及时处理机器故障;如故障原因为泵头血栓应及时更换离心泵或整套ECMO系统。

(六)变温器异常

1. 原因 ①氧合器质量问题;②变温机器故障;③安装过程中剧烈碰撞等。

2. 预防 ①ECMO 前应进行漏水实验,应有一定的时间和压力;②安装时注意动作轻柔;③定期检查机器和探头。

3. 处理 ①发现质量问题及时更换氧合器;②如发生变温器中水血接触问题,应用大量抗生素预防感染。

二、患者相关并发症

(一)出血

ECMO 过程中的出血可以发生在插管部位、外科创面、气管、胃肠道、颅内等部位,甚至弥散性血管内凝血(DIC),是 ECMO 患者最具威胁和最难处理的并发症之一。

1. 原因

(1)全身肝素化:全身肝素化是出血最主要的原因。

(2)凝血因子缺乏:凝血因子缺乏是新生儿 ECMO 期间出血的常见原因。

(3)血小板减少:ECMO 期间,血小板激活并黏附于管道,在肺、肝脏和脾脏内灭活,血液稀释,组织缺氧抑制造血器官的活性从而导致血小板生成减少等原因,均可造成血小板减少。因此在此期间应经常测定血小板计数。严重的组织缺氧是 ECMO 后导致血小板减少的相关因素。

(4)肝素诱导血小板减少综合征:虽然仅占肝素治疗患者的 2%~6%,但是对于行 ECMO 支持治疗的患者,一旦发生血小板减少综合征,将会导致患者持续出血,成人往往比新生儿更为常见。

(5)其他常见原因:插管及手术部位止血不彻底,大血管损伤,插管脱出血管外,对 ECMO 支持患者行胸腔引流、耻骨上膀胱引流、腰椎穿刺等各种有创操作,以及先天性肠病修补术后。

2. 临床表现及诊断

(1)插管部位及手术切口渗血。

(2)出现血红蛋白持续下降、心动过速、低血压或 VA-ECMO 时 PaO_2 升高等症状或体征,提示患者体内存在急性出血。ECMO 期间,出血并发症可发生在颅内、胃肠道、腹腔内和腹膜后。因此,患者出现癫痫发作、瞳孔散大、脉压减小(心脏压塞)、腹部膨隆、血便、鼻饲管吸出血液等症状,应立即进行超声和/或 CT 检查,以确定出血部位。

3. 预防

(1)手术部位电凝止血、分离出血管后再进行全身肝素化、插管后局部应用止血剂彻底止血等措施可减少插管部位出血并发症的发生。ECMO 动、静脉插管用双股丝线结扎,以防止滑脱。

(2)ECMO 呼吸支持的 ACT 目标值设置在 180~200 秒,循环支持 ACT 目标值设置在 150s~180s,有出血倾向时 ACT 目标值再缩短 10%~15%。对于带涂层的 ECMO 装置,安装当天一般可不使用肝素。

(3)应用肝素涂层的 ECMO 管道可减少肝素用量或不需全身肝素化,同时还可减少血小板、白细胞、补体和激肽系统的激活,从而降低出血并发症的发生率。

4. 处理原则 处理出血并发症的关键是判断出血部位及出血量的多少。

(1) 小面积少量渗血多来源于插管及手术切口部位的小血管,采取指压、调整肝素用量降低 ACT 至 150~160 秒、维持血小板计数 >125×10^9/L,以及局部应用止血剂等措施可有效控制出血。

(2) 出现大量出血,应高度警惕是否存在大血管损伤、插管滑脱等致命性并发症的发生,如颈内静脉或上腔静脉撕裂,动、静脉插管脱出血管外。一旦明确诊断,应立即进行外科手术修补破损血管、恢复插管的合适位置。

(3) 颅内、腹腔内、腹膜后出血必须进行有效的引流或手术探查,一旦出现压迫症状,不但处理困难,而且可导致严重的血流动力学不稳定。根据血流动力学指标积极输血、输液以补充血容量的不足。如保守治疗无效,则必须手术探查止血。如出血伴随压迫症状和血流动力学不稳定,则应延迟闭合伤口。

(4) 胃肠道出血可能是由于应激性溃疡和轻度胃炎,除上述治疗外用冷生理盐水洗胃以及应用抗酸剂和质子泵阻滞剂可能有效止血。特殊情况下,也可应用垂体加压素治疗。食管出血的治疗方法与上同,或可应用球囊压迫止血。

(5) 药物治疗:ECMO 期间出血的主要原因是全身肝素化而非外科因素。因此特殊情况下,可用提高 ECMO 流速间断停止肝素输注的方法来促进凝血,但是这会增加循环管路中血栓形成的危险,尤其在膜式氧合器中;血小板减少综合征的患者,血小板计数 >50×10^9/L,如无出血,则不必进行治疗;如果患者血液中检测到肝素诱导的抗血小板抗体,则必须停用肝素,改用其他抗凝剂,如果此时给患者输血小板,非但出血难以控制,而且可导致动脉和/或静脉内血栓形成。

(二) 溶血

1. 原因

(1) 离心泵内血栓形成。
(2) 静脉引流负压过大。
(3) 循环管路扭折、血栓形成。
(4) 心脏术后畸形矫正不彻底,如瓣周漏、房间隔和室间隔修补术后存在残余分流等。

2. 临床表现及诊断

(1) 血红蛋白浓度进行性下降。
(2) 肉眼可见血红蛋白尿。
(3) 实验室检查:游离血红蛋白 >100mg/dl(正常范围 10~40mg/dl)。

3. 处理原则

(1) 检查循环管路有无血栓、扭折、变温水箱或膜前压力等有无异常。
(2) 减小负压,方法包括增加容量、调整管道。
(3) 更换管路和离心泵头。
(4) 碱化尿液或维持尿量 ≥ 3ml/(kg·h),防止肾小管堵塞(呋塞米、甘露醇等)。
(5) 严重溶血可行血浆置换。

(三) 感染

1. 原因

(1) 插管和静脉导管感染:ECMO 治疗过程中有很多插管,如股动、静脉插管,静脉留置导管(尤其是中心静脉置管),护理不慎、留置时间过长或插管部位血肿形成,很容易成为病原菌侵入血液的途径,如形成感染灶,可成为不断播散病菌或毒素的来源;

(2)肠源性感染:肠道是人体中最大的"储菌库"和"内毒素库"。健康情况下,肠黏膜有严密的屏障功能。而 ECMO 可使肠黏膜屏障功能受损或衰竭,肠黏膜通透性增加,致使肠内致病菌和内毒素经肠道移位而导致肠源性感染。

(3)免疫功能抑制:ECMO 期间由于血液与大量人工材料表面接触,导致全身炎症反应综合征,补体激活、过度消耗、调理作用降低,导致患者的免疫功能抑制。

(4)其他:糖尿病、营养状态欠佳、长期应用激素及免疫抑制剂、ECMO 前存在肺部及其他部位的感染等。

2. 表现及诊断

(1)ECMO 期间,患者需持续药物镇静,呼吸机辅助呼吸,热交换器调节体温,血管活性药物维持循环,因此,感染的症状和体征不明显。

(2)实验室检查:白细胞计数 >12×10^9/L 或 <4×10^9/L,痰液、伤口分泌物、血液、深静脉导管尖端培养出致病菌,可明确感染的存在。

(3)影像学检查:超声检查可以探测肝、胆、肾等病变及是否存在胸腔积液、腹水等,X 线检测可发现胸内病变,还可确定腹腔内游离气体,肠管内积气、液的存在。

3. 预防

(1)行插管及各种有创操作时,应严格遵守无菌原则;插管及中心静脉置管部位每日消毒、更换敷料;深静脉置管超过 5d 应拔出或更换;严密止血,防止插管及手术部位血肿形成。

(2)加强肺部护理,定时吸痰,防止痰液淤积和肺不张;必要时行纤维支气管镜检查,清除气道内痰痂及凝血块,操作时注意遵守无菌原则。

(3)ECMO 患者因体内插管较多,易引发感染,因此所有患者都应预防性应用抗生素。

(4)对呼吸功能尚可,清醒能合作的患者可考虑无气管插管 ECMO。这样可减少气道污染,同时进食维持肠道菌群平衡。

4. 处理原则

(1)局部处理:保护感染部位,不受挤压损伤,以免感染范围扩展;清除血肿,形成脓液后及时使脓液排除,切开或扩大破溃口引流;感染的伤口创面则用换药方法处理;深在的病变,应视其所在的组织器官以及进展程度,参考全身情况,直接施行手术处理或先用非手术疗法。手术处理为切除或切开病变,留置引流物,或在超声、X 线等引导下穿刺引流。非手术疗法用抗菌药物、补充液体和营养成分等,并密切观察病情变化,病情好转时继续用药,否则应手术处理。

(2)抗菌药物应用:尽早查明感染病菌,根据病原菌种类及细菌药物敏感试验结果选用抗菌药物;按照药物的抗菌作用特点及其体内过程特点选择用药;抗菌药物治疗方案应综合患者病情、病原菌种类及抗菌药物特点制定。

(3)改善全身状态:维持体液平衡和营养代谢,以免脱水、电解质紊乱、能量不足和体内蛋白消耗过多;积极纠正贫血、低蛋白血症或白细胞减少,适当输血、白蛋白或补充血液成分;同时治疗感染发生前已有的病症,例如调控糖尿病患者的血糖和纠正酮症。

(四) 神经系统并发症

1. 原因

(1)缺血缺氧、高碳酸血症、酸中毒、脓毒症、癫痫、出生时创伤、晶体液或高渗液输注速度过快。

（2）胎龄小于37周的未成熟婴儿是导致ECMO期间颅内出血的高危因素。

（3）ECMO期间，血液与大量的人工材料表面接触，导致血小板减少综合征、血小板功能改变、补体和白细胞激活，这是造成颅内出血或出血程度加重的另一潜在危险因素。

（4）右颈内动脉结扎破坏了正常的灌注方式，右颈内静脉插管过粗，影响了脑静脉血液的回流，致使脑静脉压力升高等。

（5）与VA-ECMO相比，VV-ECMO神经系统并发症的发生率较低。VV-ECMO时头部颈静脉引流可增加头部血液回流量，降低颅内静脉压力。新生儿VA-ECMO结扎颈动脉可能影响脑的正常发育。

2. 临床表现及诊断　①停镇静药后，出现意识障碍；②瞳孔改变：散大、固定、对光反射消失或双侧瞳孔不等大；③生命体征：呼吸、循环改变，心律失常等；④颅内压升高，视盘水肿；⑤CT、脑诱发电位、脑部超声检查对确定受损部位、判断病情严重程度和预后有帮助。

3. 预防　①防止组织缺氧和高碳酸血症，纠正酸中毒；②调整肝素输注速度，防止过度抗凝；③维持循环的稳定，避免血压过高，一旦出现立即调整；④ECMO前对患者进行脑部超声检查，以鉴别术前是否存在颅内出血；⑤胎龄小于34周的未成熟婴儿禁用ECMO；⑥VA-ECMO撤离后尽快修复颈动脉。

4. 处理原则　①调整肝素用量，维持ACT在较低的水平；②如出现新的出血或原有出血范围扩大，则终止ECMO。

（五）肾脏功能不全

1. 原因　①ECMO期间低血压、低血容量，肾脏灌注不足；②血液破坏、溶血、游离血红蛋白增多堵塞肾小管。

2. 临床表现及诊断　①少尿；②氮质血症；③水电解质紊乱和酸碱平衡失常；④超声检查排除肾脏解剖异常造成的肾功能不全；⑤实验室检查：血液检查、尿液检查。

3. 预防　①防止低血压和低血容量，ECMO初期一过性低血压很常见；②避免肾脏毒性药物的应用，如需要应用，应根据情况适当减少用量；③血液保护，应用离心泵和肝素涂抹管道。

4. 处理原则　①维持循环稳定，防止肾灌注不足；②利尿；③尿少和无尿时积极进行血液超滤或透析；④必要时碱化尿液。

第八节　体外膜肺氧合患者的营养支持和护理

一、ECMO患者营养支持

营养支持是指为治疗或缓解疾病，增强治疗效果而根据营养学原理采取的膳食营养措施。营养支持是维持与改善器官、组织、细胞的功能与代谢，防止多器官功能衰竭的重要措施。ECMO患者应激反应导致代谢率显著增高，掌握ECMO患者的代谢状况、代谢储备和营养，可以合理、有效地对ECMO患者进行营养支持，可能会减轻患者体重的下降，降低并发症的发生率和死亡率。

(一) ECMO 患者的代谢基础

1. ECMO 患者的代谢变化 ECMO 患者与其他重症患者类似，其代谢反应的标志是骨骼肌蛋白的加速分解，导致循环中氨基酸转运活跃。这一过程通过炎性反应和组织修复必需的快速蛋白合成提供氨基酸，未被利用合成蛋白质的氨基酸则在肝脏内通过糖异生作用形成葡萄糖，从而可以有效保障碳水化合物代谢的需要。根据患者本身疾病的严重程度，ECMO 患者由于急性相反应可以表现有高水平的急性相蛋白和炎性介质白介素-6（IL-6）。无论疾病本身过程如何变化，疾病导致的代谢变化总是伴随体内激素和细胞因子的变化。此外，通过骨骼肌的分解来提供用于组织修复的氨基酸并产生葡萄糖来产生能量是短时间的自主适应过程。如果骨骼肌蛋白严重丢失，可能导致呼吸并发症和心功能不全，增加感染发生率和死亡率。因此，ECMO 患者的营养要求是迅速改善净蛋白平衡并维持患者体重。

2. ECMO 患者的代谢储备 成人与小儿机体组成的主要区别是蛋白质含量。成人的蛋白质和脂肪储备均较高，碳水化合物的储备各年龄段相近。新生儿和小儿储备能力较低，但基础代谢率较高（新生儿基础代谢率是成人的 3 倍，蛋白需要量是成人的 3.5 倍）。因此新生儿和小儿 ECMO 患者对长时间分解代谢更加敏感，需要在 ECMO 辅助后立即开始营养支持，成人患者对营养支持不如小儿那样急迫，但也应尽可能早期营养支持。

(二) ECMO 患者的营养需求

对 ECMO 患者进行营养支持就需要确定 ECMO 患者对各种营养成分的需求，主要包括对蛋白质、总能量、碳水化合物、脂肪等需求。

1. 蛋白需求 氨基酸是生长发育和组织修复的关键原料，绝大部分氨基酸合成了蛋白质，其余则储存在游离氨基酸库内。蛋白质分子处于连续分解和合成的动态变化中（蛋白质周转）。ECMO 会加速患者的蛋白质周转，以满足蛋白质快速合成保障炎性反应和组织修复的需要。ECMO 支持下患者的蛋白质表现为机体蛋白质降解和合成均增加，但由于蛋白质降解占优势导致患者表现为蛋白质代谢负平衡。这种分解代谢增强的趋势在 ECMO 撤离后 3 周依然存在。由于 ECMO 患者蛋白质分解占优势，补充足量蛋白质是 ECMO 患者保证蛋白质合成的重要营养治疗目标。ECMO 患者需要补充蛋白质或氨基酸溶液的量见表 7-13。

表 7-13 ECMO 患者蛋白质需要量

年龄（岁）	估计蛋白质需要量[g/(kg·d)]
0~2	2.0~3.0
2~13	1.5~2.0
>14	1.5~2.0

2. 能量需求 ECMO 患者需要仔细测算能量需要，因为能量分配不足可导致蛋白质难以维持，而如果能量提供过多，会增加 CO_2 生成率，加重呼吸衰竭，并会增加蛋白质的净分解。疾病本身的严重程度、病程持续时间、麻醉和镇痛以及 ECMO 管路本身可能影响能量消耗。从实用角度出发，根据健康人推荐饮食总热量的摄入量可以合理估计 ECMO 患者的热量需要（表 7-14）。足够的蛋白质需要量能够促进危重患者蛋白质的净合成。

表 7-14　ECMO 患者能量需要量

年龄(岁)	估计能量需要量[kJ/(kg·d)]
0~3	377
3~6	335
6~8	293
8~10	251
10~12	209
12~14	167
>15	126

3. 碳水化合物需求　重症患者葡萄糖的产生和储备是最重要的问题,成人创伤和败血症患者葡萄糖转化、葡萄糖氧化可增加3倍,而糖异生也加快。代谢应激反应的重要特征是通过胃肠道补充葡萄糖而不能抑制糖异生,继而导致蛋白质分解代谢持续存在。联合补充葡萄糖和氨基酸可有效改善蛋白质平衡,增加蛋白质合成。同时,ECMO 患者也需要避免过度营养,使用葡萄糖和脂肪复合营养补充能量具有重要意义。

4. 脂肪需求　重症患者的能量需要主要来自游离脂肪酸的转运和氧化,因此脂肪酸可能出现缺乏的现象。脂肪酸缺乏的临床症状包括容易细菌感染、发育迟缓、血小板减少、皮炎等。临床中可以通过使用商品化的脂肪酸溶液来补充脂肪酸,但可能会造成高甘油三酯血症、增加感染、降低肺泡氧弥散能力等风险,因此多数 ECMO 中心补给脂肪的量定为 0.5mg/(kg·d)。

(三) ECMO 营养补充途径

1. 原则　如果 ECMO 患者胃肠道功能正常,低灌注不严重,应尽早采用胃肠道营养。

2. 肠内营养(EN)　早期肠内营养在 VV-ECMO 和 VA-ECMO 患者中均表现出很好的耐受性。口服饮食耐受性良好,为接受 ECMO 支持移植的患者提供了适当的营养支持。此外,连续幽门后喂饲可减少误吸的风险,对于重症患儿可以减少并发症,降低治疗费用。

3. 肠外营养(PN)　肠外营养曾经是开始营养支持的标准形式,现在只有无法应用肠内营养时才选择肠外营养供给营养,当肠内营养喂养量不足目标量的50%时,应考虑添加肠外营养。

(四) ECMO 营养支持的注意事项

ECMO 患者分解代谢显著,需要仔细补充碳水化合物、脂肪、蛋白质等营养物质,以减轻患者体重丢失,减少并发症和死亡率。如 ECMO 患者采用肠内营养,要特别注意胃肠道变化,防止小肠结肠炎和坏死性小肠炎的发生。如采用肠外营养则需要注意置管并发症和长期胃肠道功能的维护。

二、ECMO 患者的护理问题

ECMO 患者的护理工作需要具有良好的重症监护专业的护理基础。根据患者年龄、原发病及病程,护理要求差别较大。目前 ECMO 救治患者日渐增多,ECMO 患者的护理规范也日渐成熟。

(一) ECMO 护理概况

1. 护理目标　ECMO 患者的护理目标包括让患者舒适和休息、防止并发症发生,并在患者恢复过程中提供足够的支持。

2. ECMO 护理工作特点　①ECMO 支持患者需要长时间依赖 ECMO 系统生存;②由于 ECMO 是患者最后的救治手段,一旦 ECMO 失败意味着患者的死亡,因此对于患者及其家人来说 ECMO 支持过程是一种心理煎熬;③ECMO 支持下的患者临床表现常常看起来没有实际病情严重,护理中要避免麻痹大意。

3. ECMO 护理工作要求　ECMO 护理工作包括 ECMO 患者的护理,与患者家属的沟通以及对 ECMO 管路的维护等。因此,需要 ECMO 护理人员具有良好的工作、沟通、协调以及学习能力。

(二) ECMO 应用中的护理

1. 安装前的护理　在准备安装 ECMO 过程中,首先,需要准备各种操作所需的仪器、物品;其次,在建立 ECMO 之前完成各种中心静脉和外周血管穿刺等有创操作;最后,通知建立 ECMO 相关人员到场,准备床旁抢救物品和药品。

2. 安装中的护理　主要工作包括:①相对固定 ICU/CCU 人员配合,包括配药、给药、临床观察并协助手术室护士清点术中特殊物品,记录数据等;②配合医生给药,严格执行查对制度;③观察病情变化、用药效果并随时报告医师。

3. 安装后的护理　需要重点关注的内容包括:①观察血流动力学变化情况,动态评估循环功能;②监测呼吸、氧合情况,及时调整呼吸机参数;③观察手术创面、引流管及插管部位的出血情况,及时更换敷料;④注意末梢血运情况,特别是没有进行远端灌注时密切关注插管侧的血运变化;⑤观察患者头面部是否出现肿胀;⑥定期监测凝血指标(ACT、APTT 等)、溶血情况(游离血红蛋白、血红蛋白尿);⑦协助进行床旁超声、X 线检查;⑧严格执行无菌操作,同时定期进行血液、痰等培养;⑨适时评估患者神志情况,预防烦躁、谵妄等情况发生;⑩准确记录出入量情况;⑪定期检测 ECMO 设备、材料的运转情况(膜肺是否存在血栓、膜肺氧合情况等)。

4. ECMO 撤机期间的护理　与安装前护理类似,准备好 ECMO 撤机过程中所需的各种物品,撤机过程中配合医生和手术室护士共同完成撤机工作。

(三) ECMO 并发症的护理

1. 出血　出血并发症的护理主要包括:①记录出血量;②输血时预防低体温、积极监测血气分析、防止发生电解质紊乱、观察有无变态反应;③注意肺功能监护;④严密观察心脏压塞症状,动态观察引流管引流量和血流动力学变化。

2. 血栓　对于 ECMO 系统要密切注意膜肺、离心泵头以及各接头处是否有血栓形成,一旦血栓脱落引起患者栓塞需要密切监测患者是否存在肢体、神经系统栓塞症状,并积极进行护理。

3. 感染　感染是 ECMO 辅助期间的严重并发症之一,因此需要:①保持 ICU/CCU 环境清洁、定期消毒;②严格无菌操作,动静脉有创管路实施封闭管理;③呼吸机管路定期更换;④置管及渗血部位敷料随时更换;⑤观察胃肠道功能恢复情况;⑥加强皮肤观察与护理,定期翻身,预防压疮发生。

4. 溶血 ECMO 可造成红细胞破坏产生溶血。护理中监测溶血指标,即游离血红蛋白、胆红素、尿色、尿常规、皮肤有无黄染等,配合医生将溶血并发症降到最小。

总之,ECMO 的在心血管病急重症中的主要作用就是通过给予呼吸、循环不平稳或衰竭的患者提供呼吸、循环辅助,帮助患者度过危险期、接受必要的治疗、等待心肺功能恢复或转运至上级医院接受进一步救治。因此,只要是出现呼吸、循环功能难以维持且疾病本身有恢复可能的心血管病急重症均可以应用 ECMO 进行辅助、治疗或为患者赢得接受进一步救治的机会。

(刘 宇　马 翔　王效增　荆全民　关绍义)

参 考 文 献

1. 侯晓彤. 体外生命支持理论与实践 2017. 北京:科学出版社, 2017.
2. 龙村, 侯晓彤, 赵举. ECMO-体外膜肺氧合(第 2 版). 北京:人民卫生出版社, 2016.
3. 龙村, 李欣, 于坤. 现代体外循环学. 北京:人民卫生出版社, 2017.
4. 赵举, 金振晓. 体外膜肺氧合培训手册(第 3 版). 人民卫生出版社, 2015.
5. Hoeper MM, Tudorache I, Kuhn C, et al. Extracorporeal membrane oxygenation watershed. Circulation, 2014, 130: 864-865.
6. Hou X, Yang X, Du Z, et al. Superior vena cava drainage improves upper body oxygenation during veno-arterial extracorporeal membrane oxygenation in sheep. Crit Care, 2015, 19: 68.
7. Kv M. Extracorporeal cardiopulmonary support in critical care. 4th ed. Michigan: Extracorporeal Life Support Organization, 2012.
8. Meani P, Gelsomino S, Natour E, et al. Modalities and effects of left ventricle unloading on extracorporeal life support: a review of the current literature. Eur J Heart Fail, 2017, 19 (Suppl 2): 84-91.
9. Napp LC, Kuhn C, Hoeper MM, et al. Cannulation strategies for percutaneous extracorporeal membrane oxygenation in adults. Clin Res Cardiol, 2016, 105 (4): 283-296.
10. Tomasello SD, Boukhris M, Ganyukov V, et al. Outcome of extracorporeal membrane oxygenation support for complex high-risk elective percutaneous coronary interventions: A single-center experience. Heart Lung, 2015, 44 (4): 309-313.
11. Kleinman ME, Brennan EE, Goldberger ZD, et al. Part 5: Adult basic life support and cardiopulmonary resuscitation quality: 2015 American Heart Association guidelines update for cardiopulmonary resuscitation and emergency cardiovascular care. Circulation, 2015, 132 (18 Suppl 2): S414-S435.
12. van Diepen S, Katz JN, Albert NM, et al. Contemporary management of cardiogenic shock: a scientific statement from the American Heart Association. Circulation, 2017, 136 (16): e232-e268.
13. Extracorporeal Life Support Organization. ECLS Registry report. https://www. elso. org/Registry/Statistics/InternationalSummary. aspx. Accessed August 20, 2016.
14. 中华医学会心血管病学分会精准医学学组, 中华心血管病杂志编辑委员会, 成人暴发性心肌炎工作组. 成人暴发性心肌炎诊断与治疗中国专家共识. 中华心血管病杂志, 2017, 45 (9): 742-752.
15. 中华医学会心血管病学分会肺血管病学组. 急性肺栓塞诊断与治疗中国专家共识(2015). 中华心血管病杂志, 2016, 44 (3): 197-211.
16. 中国医师协会体外生命支持专业委员会. 成人体外膜肺氧合循环辅助专家共识. 中华医学杂志, 2018, 96 (12): 886-894.

17. O'Gara PT, Kushner FG, Ascheim DD, et al. 2013 ACCF/AHA guideline for the management of ST-elevation myocardial infarction: a report of the American College of Cardiology Foundation/American Heart Association Task Force on Practice Guidelines. J Am Coll Cardiol, 2013, 61 (4): e78-140.
18. Sheu JJ, Tsai TH, Lee FY, et al. Early extracorporeal membrane oxygenatorassisted primary percutaneous coronary intervention improved 30-day clinical outcomes in patients with ST-segment elevation myocardial infarction complicated with profound cardiogenic shock. Crit Care Med, 2010, 38: 1810-1817.
19. Patel MR, Smalling RW, Thiele H, et al. Intra-aortic balloon counterpulsation and infarct size in patients with acute anterior myocardial infarction without shock: the CRISP AMI randomized trial. JAMA, 2011, 306 (12): 1329-1337.
20. O'Gara PT, Kushner FG, Ascheim DD, et al. 2013 ACCF/AHA guideline for the management of ST-elevation myocardial infarction: a report of the American College of Cardiology Foundation/American Heart Association Task Force on Practice Guidelines. J Am Coll Cardiol, 2013, 61 (4): e78-140.
21. O'Gara PT, Kushner FG, Ascheim DD, et al. 2013 ACCF/AHA guideline for the management of ST-elevation myocardial infarction: a report of the American College of Cardiology Foundation/American Heart Association Task Force on Practice Guidelines. Circulation, 2013, 127: e362-e425
22. Kar B, Gregoric ID, Basra SS, et al. The percutaneous ventricular assist device in severe refractory cardiogenic shock. J Am Coll Cardiol, 2011, 57: 688-696.
23. Ouweneel DM, Henriques JPS. Percutaneous cardiac support devices for cardiogenic shock: current indications and recommendations. Heart, 2012, 98: 1246-1254.
24. Lauten A, Engström AE, Jung C, et al. Percutaneous left ventricular support with the Impella 2. 5 assistdevice in acute cardiogenic shock-results of the Impella EUROSHOCK-Registry. Circ Heart Fail, 2013, 61: 23-30.
25. Seyfarth M, Sibbing D, Bauer I, et al. A randomized clinical trial to evaluate the safety and efficacy of a percutaneous left ventricular assist device vs. intra-aortic balloon pumping for treatment of cardiogenic shock caused by myocardial infarction. J Am Coll Cardiol, 2008, 52: 1584-1588.
26. Sheu JJ, Tsai TH, Lee FY, et al. Early extracorporeal membrane oxygenatorassisted primary percutaneous coronary intervention improved 30-day clinical outcomes in patients with ST-segment elevation myocardial infarction complicated with profound cardiogenic shock. Crit Care Med, 2010, 38: 1810-1817.
27. Cheng R, Hachamovitch R, Kittleson M, et al. Complications of extracorporeal membrane oxygenation for treatment of cardiogenic shock and cardiac arrest: a meta-analysis of 1866 adult patients. Ann Thorac Surg, 2014, 97 (2): 610-616.

第八章 左心室辅助装置在心血管病急重症中的应用

心力衰竭被称为"21世纪心血管病的最后战场",作为各种心脏疾病的严重表现或晚期阶段,其死亡风险居高不下。心力衰竭除了药物治疗外,还有许多辅助装置可以辅助衰竭的心脏,促进其功能恢复或过渡到心脏移植。这些心脏辅助装置包括离心泵、主动脉内球囊反搏(intra aortic balloon pump,IABP)、体外膜肺氧合(extracorporeal membrane oxygenation,ECMO)、心室辅助装置(ventricular assist devices,VAD)以及全人工心脏等。其中,左心室辅助装置(Left ventricular assist devices,LVAD)是在左心室不能满足患者心排血量需要时,给循环提供支持的心脏机械性辅助装置。通过改变患者的血液循环状态,维持其全身组织器官的正常血供,减轻心脏的前后负荷,减少心肌细胞的耗氧量,使衰竭的心脏得以恢复功能或暂时代替心脏功能等待心脏移植,也是严重左心衰竭强有力的抢救措施。

第一节 心室辅助装置分类

心室辅助装置能增加心力衰竭患者的心排血量,减轻心脏的前后负荷,从而减少心肌细胞氧耗,提高舒张期血压。在部分替代心脏泵功能的同时,机械循环支持(mechnical circulatory support,MCS)使得心脏处于休息状态,可使心功能有所恢复。其作用迅速肯定,是药物治疗无法比拟的。2015年美国心血管造影和介入学会(SCAI)/美国胸外科协会(AATS)/美国心脏病学会(ACC)/美国胸外科医师学会(STS)临床专家共识中指出经皮MCS设备能比药物治疗提供更好的血流动力学支持,尤其是Impella与TandemHeart设备。

心室辅助装置根据治疗目的和辅助时间的长短可分为:①暂时性的支持治疗,使患者心功能有机会得以恢复,例如急性重症心肌炎、急性心肌梗死、顽固性室性心律失常、术后低心排血量综合征等,可通过辅助循环的帮助使患者度过急性期;②移植前辅助支持(bridge to transplant therapy,BTT),用于供心短缺时需等待心脏移植的患者;③永久替代治疗(destination therapy,DT),长期代替心脏功能。

心室辅助装置按植入方式分为:①非植入式心室辅助装置,以气动式搏动泵为主,通过驱动器产生气体驱动力,使得血泵产生搏动性泵血。其优点是构造简单可靠,不受胸腔大小限制,血流为搏动性,费用较低,管理方便。但其体积较大,寿命有限,不适合植入患者体内,不能进行长期的辅助;②植入式心室辅助装置,以轴流泵为主流,可植入胸腔,驱动器携带方便,只有一根电线引出,可长时间甚至永久代替自身心脏。

心室辅助装置根据设计形式分为:①第一代为搏动泵,成功应用于临床移植过渡。有非植入式、植入式和全植入式 3 种,符合生理,自带瓣膜。非植入式泵临床应用较多的是 Thoratec PVAD 和 Berlin Heart Excor;植入式泵以 HeartMate XVE 和 Novacor VAD 为代表。非植入式泵目前仍在短期循环支持、双心室辅助和儿童心力衰竭患者中广泛应用;植入式 HeartMate XVE 已获得美国食品和药物管理局(FDA)批准用于临床 BTT 和 DT。②第二代为轴流泵,包括 HeartMate Ⅱ VAD、Jarvik 2000、Micromed Debakey VAD 和 Berlin Heart Incor。与第一代相比,体积小,耐久性好,术后并发症少,患者生活质量明显提高。目前超过 95% 的可植入式 LVAD 为轴流泵。③第三代为离心泵,采用磁悬浮技术,理论上无摩擦、产热少、损耗小、耐久性更高。主要包括 HeartWare HVAD、Duraheart 和 Levacor 等。HeartWare HVAD 体积小,可植于心包腔内,手术简单,用于体表面积小的患儿以及改良后进行双心室辅助,发展前景较好。

心室辅助装置根据辅助目的可分为:①左心室辅助装置,用于辅助单纯左心室功能不全或衰竭的患者,临时提供心功能支持,临床上可以应用的产品较多,包括:Impella 2.5、Impella CP、Impella 5.0 等;②右心室辅助装置,用于单纯右心室功能不全的患者,临床上主要使用各种离心泵装置实现;③全心辅助装置,对双心室衰竭的患者,当所有其他治疗手段失败且没有供体器官时全人工心脏(total artificial heart,TAH)植入是最后的选择。

目前,国内可以应用的心脏辅助装置 IABP 和 ECMO 前文已经详述,离心泵装置难以实现床旁操作,因此,本章将以 Impella 2.5 心室辅助系统为主,介绍左心室辅助装置在心内科急重症中的应用及管理。

第二节 Impella 心室辅助系统概述

Impella 可以提供全身血流动力支持和心肌保护是基于它复制了心脏的原始功能:将血液从心室泵出,通过主动脉瓣进入主动脉根部,血液从主动脉根部通过降主动脉流向全身,同时通过冠状动脉入口供应心肌循环。因此,Impella 的这种流动方式正复制了心脏血流动力学的原始功能。

一、Impella 的工作原理

Imeplla 装置通过内置于较细导管内部的轴流泵,依靠其高速旋转,经主动脉瓣将左室内血流转运至升主动脉,来达到机械循环辅助目的:其导管经股动脉逆行跨主动脉瓣进入左心室,前端有笼状的血液流入口,导管的升主动脉段有血流出口,流入与流出口之间内置以微型轴流泵,由体外控制器控制,从左心室抽取氧和血液,经过微型轴流泵直接泵入升主动脉,建立左心室 - 升主动脉引流途径(图 8-1)。Impella 装置的流出部分在主动脉根部,轴流泵能提供主动向前流动血液,从而增加心脏的输出功率。同时,Impella 泵出的血液直接来自左心室，减少了心室收缩末期容积和压力，这些能使心脏做功和心肌回缩力减少，从而减少心肌氧耗。此外，血流压力的增加和室壁张力的减少都可以增加冠状动脉血流，增加心肌供氧，从而增加心肌缺血情况下心肌存活能力。因此，Impella 是可以提供从左心室流出经过主动脉瓣进入主动脉根部的仿生理的临床可行的心室辅助技术，它提供了全身稳定的血流灌注，并保护心肌免受缺血的损伤，加之其安装简便、使用安全，是目前可以获得的近于理想的心室辅助装置。不同 Impella 导管在其内径大小、植入技术和最大辅助血流量等参数上存在一定差异，常用主要有 5 种（表 8-1）。本节内容以可床旁使用的 Impella 2.5 心室辅助系统为主进行介绍，其他 Impella 系统的原理和使用可以作为参考和借鉴。

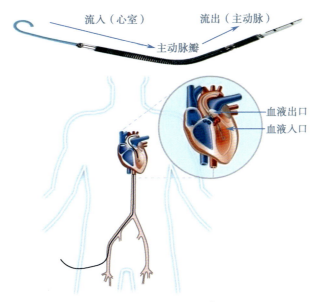

图 8-1　Impella 原理示意图

表 8-1　不同 Impella 辅助泵比较

参数 / 分类	Impella 2.5	Impella CP	Impella 5.0/LD	Impella RP
植入方式	经皮	经皮	外科切开	经皮
植入部位	股动脉	股动脉	腋动脉、股动脉或升主动脉	股静脉
最大辅助流量	2.5L/min	4.0L/min	5.0L/min	4.0L/min
导管型号	9F	9F	9F	11F
马达型号	12F	14F	21F	22F
Introducer 型号	13F	14F	10mm 的 Dacron graft	23F
最高转速（r/min）	51 000	46 000	33 000	33 000
辅助力度（心排血量 %）	30%~60%	75%~100%	75%~100%	75%~100%
使用时限（欧洲）	5d	5d	10d	14d

二、Impella 2.5 心室辅助系统组成

Impella 2.5 心室辅助系统主要由 Impella 自动控制台和 Impella 2.5 心室辅助装置(导管)组成。

1. Impella 自动控制台 包括 Impella 导管控制和监测系统、净化系统、内置备用电源系统。

(1) Impella 导管控制和监测系统：为 Impella 的控制和管理提供操作界面。具有下列特点：大屏幕高清显示，各种监测结果一目了然；操作简便，一次触碰即可实现系统的排气、气体识别、再排气过程；配备架车，便于转移，方便配置于救护车、直升飞机和固定翼飞机等各型急救交通工具。

(2) 净化系统：起到阻止血液进入 Impella 马达，防止血泵停止运行的作用。主要由净化液和净化盒组成。其工作原理是：净化液通过与 Impella 内部血液的反方向流动，用压力来对抗血液进入 Impella 马达。因此，Impella 净化液流量需要维持净化压在 300~1 100mmHg。其中，净化液采用 5%~40% 葡萄糖溶液 (建议采用 20% 葡萄糖溶液)，如医院无 20% 葡萄糖溶液，5% 葡萄糖溶液也可以作为净化液使用。但需要注意的是溶液的浓度与液体黏滞度成正比，高浓度的葡萄糖溶液更容易保持较高的净化压；净化盒包含压力传感器，通过 Impella 监测系统可以实时读取净化压力，从而自动调节净化液流量，并在净化压力过高或过低时及时发出报警并显示报警信息（图 8-2）。

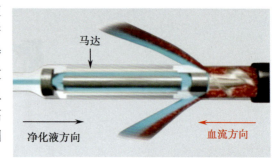

图 8-2 Impella 净化系统原理示意图

(3) 内置备用电源系统：可以在 Impella 系统失去外部电源供应时为系统提供备用电源。内置备用电源系统的内置电池充满电的情况下可以供系统运行至少 60 分钟。

2. Impella 2.5 心室辅助装置（导管） 包括 Impella 2.5 导管和 Impella 2.5 引导鞘套包。

(1) Impella 2.5 导管：是整个 Impella 系统的核心，主要包括驱动马达、轴流泵、导管流入口、流出口、定位标记、净化盒连接部分等组成（图 8-3）。其中，图 8-3 右侧部分为 Impella 2.5 导管的核心部分，也是整个 Impella 系统的核心部分。通过微型马达驱动轴流泵运转，将血液由流入口（左心室内）泵至流出口（升主动脉）从而辅助心室功能。

(2) Impella 2.5 引导鞘管包：包含有止血阀的 13F 撕开鞘、13F 扩张器、18G 穿刺针、注射器以及 0.035 英寸（1 英寸 =2.54cm）加硬导丝，用于辅助 Impella 2.5 导管植入。

三、Impella 2.5 的适应证和禁忌证

1. Impella 2.5 的适应证

(1) 左室射血分数降低的严重冠状动脉疾病急诊或择期 PCI，血流动力学稳定但被认定为高危 PCI 的患者行暂时心功能支持（<6h）。

(2) 急性心肌梗死或心脏手术后持续性心源性休克，短期心功能支持（<4d）。

2. Impella 2.5 的禁忌证 ①左心室血栓；②主动脉瓣机械瓣置换术后；③主动脉瓣狭窄/钙化（瓣口面积 <0.6cm²）；④主动脉瓣中 - 重度关闭不全；⑤严重外周血管疾病；⑥严重

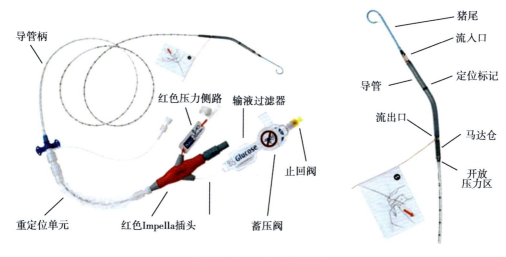

图 8-3 Impella 2.5 导管

右心力衰竭；⑦心肺联合衰竭；⑧房间隔缺损或室间隔缺损（包括心梗后室间隔穿孔）；⑨左室破裂；⑩心脏压塞。

临床实际工作中，当考虑对患者实施 Impella 辅助之前，需行床旁超声心动图检查，观察是否存在左心室血栓。无左心血栓，Impella 辅助期间，应定期行超声心动检查，一旦发现左心室血栓形成，尽早撤除 Impella 辅助装置。相对而言，主动脉瓣（中 - 重度反流）是 Impella 装置相对禁忌证之一，如患者主因主动脉瓣反流致心力衰竭、血流动力学不稳定或心源性休克时，使用 Impella 辅助装置辅助时效果有限。外周血管严重狭窄病变也是 Impella 装置辅助的相对禁忌证之一，植入 Impella 装置之前，应常规行双下肢股动脉超声检查，选取狭窄病变较轻一侧股动脉路径植入 Impella 装置。

3. Impella 辅助期间潜在不良事件　Impella 作为一种侵入性床旁心室辅助装置，在给患者带来循环功能支持的同时，也会增加某些潜在不良事件的发生率。包括：①肾衰竭、肝衰竭；②主动脉瓣关闭不全及主动脉瓣损伤；③心肌梗死、心房颤动、室性心律（室颤或室速）、心源性休克、心脏压塞、心肺复苏、死亡等；④血管再通失败；⑤出血、溶血；⑥穿刺部位感染；⑦肢体缺血；⑧需行心脏、胸部或腹部手术；⑨穿孔；⑩二次再血管化；⑪呼吸功能障碍；⑫脓毒症；⑬严重低血压；⑭血小板减少症；⑮血栓栓塞；⑯脑血管意外；⑰血管损伤；⑱设备故障等。

第三节　Impella 2.5 心室辅助系统使用指南与临床管理

Impella 心室辅助系统自 2005 年在欧美国家获批使用以来，广泛用于高危冠脉介入或心源性休克患者的辅助治疗。2017 年 11 月，加拿大心血管学会（CCS）全面更新发布了心力衰竭的管理指南，文中指出左心辅助装置 Impella 2.5 和 Impella CP 装置临床应用持续增加。我国于 2013 年获得批准用于临床，受限于其高昂的价格，目前国内仅少数单位有零星报道。对于广大临床工作者而言，Impella 心室辅助系统仍十分陌生。因此，本节将针对 Impella 2.5

心室辅助系统从术前准备到撤除,特别是关于 Impella 2.5 心室辅助系统设备的实际操作进行详细介绍,以供参考。

一、Impella 2.5 心室辅助系统术前准备

Impella 2.5 心室辅助系统的术前准备主要包括术前物品准备、术前患者评估和 Impella 2.5 心室辅助系统安装前排气准备。

1. 术前物品准备

(1) Impella 2.5 导管产品套包是一个独立大包装,里面包含 Impella 2.5 导管、净化盒、连接线、引导鞘套包以及放置导丝(图 8-4)。

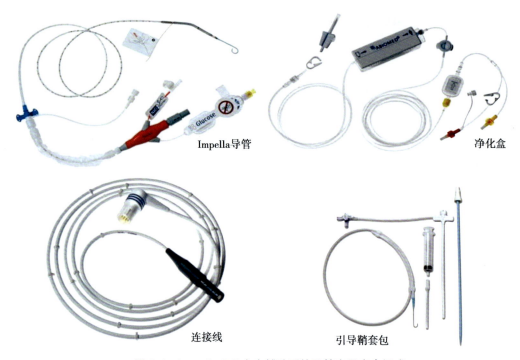

图 8-4　Impella 2.5 心室辅助系统导管产品套包组成

(2) Impella 2.5 心室辅助系统植入所需其他物品清单见表 8-2。

表 8-2　Impella 2.5 心室辅助系统植入所需其他物品清单

20% 葡萄糖溶液(推荐使用 20% 浓度,但 5%~40% 均可)
5F~8F 引导鞘和 10F 扩张器
无侧孔 6F 多功能诊断导管(或 4F~5F 猪尾导管有无侧孔均可)
常规 0.035 英寸 ×175cm J 头导丝
加压袋、生理盐水
静脉输液器(压力信号通道)
50IU/ml 肝素的葡萄糖注射液 500ml(推荐浓度 20%)

2. 术前患者评估 手术开始前应对患者进行再次评估,确认是否需要植入 Impella 2.5 心室辅助系统(再次评估适应证、禁忌证、不良事件可能发生的概率和患者及家属的意愿)。建议通过影像学技术检查患者血管结构和股动脉穿刺位置;用超声再次确认左心室是否有血栓、是否存在严重的主动脉瓣狭窄和关闭不全等。

3. Impella 2.5 心室辅助系统安装前排气准备

(1)Impella 2.5 自动控制台开启:Impella 2.5 心室辅助系统自动控制台开关位于机器右侧侧面面板,打开电源需要持续按住开关 3s。开机后控制台将进入开机自检。

(2)净化盒排气:在启动页面下,按 MENU 键选择 Case Start 并在无菌台上打开净化盒包装,将净化盒管路一端连接葡萄糖溶液;按下净化盒开关(位于控制台左侧侧面面板上)打开净化盒盖,放入净化盒;将净化压力传感器滑入净化盒右侧的空位直到听见咔嚓声;控制台开始自动为净化盒和管路排气。

Impell 2.5 心室辅助系统导管连接在无菌台上打开 Impella 连接线和 Impella 2.5 导管包装;把连接线黑色一端插入 Impella 2.5 导管的红色插头;将 Impella 2.5 导管侧面管路上的塑料环扣扣在连接线插头上;将连接线插入控制台前面面板的插座,控制台将自动识别导管型号。

(3)净化系统排气:当净化盒与管路都完成排气、妥善连接后,控制台将提示连接 Impella 2.5 导管的鲁尔接头,黄色对黄色连接、红色对红色连接;控制台检测到鲁尔接头接好后将自动开始排气净化通道;当净化通道排气完成后,捏住 Impella 2.5 导管的白色冲洗阀直到有液体从导管流出为信号,通道排气。

(4)录入净化液信息、准备开始手术:确认液体从 Impella 导管流出后,录入净化液信息即可开始手术程序。(如净化液信息选择默认值则转动旋钮到 OK 并按下确认即可;如需要更改净化液信息,则需转动旋钮到相应选项、确认新数值并按下确认)

二、Impella 2.5 心室辅助系统植入及临床管理

1. Impella 2.5 心室辅助系统植入方法 根据患者的病情、自身条件和所在医疗单位临床经验等因素,综合考虑选择合适的 Impella 装置和安装植入途径与方式。临床工作中应先对可能采用的植入部位血管进行超声检查或造影检查,明确是否存在严重狭窄等病变,如双侧股动脉、腋动脉等。Impella 2.5 心室辅助系统通常可采用经皮穿刺技术,经股动脉植入。

(1)血管穿刺:使用 0.035 英寸导丝穿刺左侧或右侧股动脉;用 5F~8F 引导鞘预扩血管,然后放入 10F 扩张器;放入 13F 引导鞘,引导鞘放置到位后注入肝素,维持激活全血凝固时间(activated clotting time,ACT)>250s,取出 13F 扩张器。

(2)导丝进入左心室:用 0.035 英寸导丝送入一根 6F 无孔 Amplaze L1(或多功能诊断导管/4~5F 猪尾导管);将其穿过引导鞘跨过主动脉瓣进入左心室,使导管头端位于左心室内;取出 0.035 英寸导丝,换成 Abiomed 提供的 0.018 英寸导丝;确认 0.018 英寸导丝在左心室心尖位置,取出诊断导管。

(3)植入 Impella 2.5 心室辅助系统:Impella 2.5 导管有一条预先安装的轻松指引通道,用于快速准确地装载放置导丝。使用前,先将猪尾拉直,将导丝放入红色通道;一旦导丝穿过整条通道,拉红色标签取出通道,这时导丝已经正确装载好,Impella 2.5 导管可以穿过引导

鞘植入；将 Impella 2.5 导管沿着导丝缓缓送入以防止导管打折或损坏,当流入口穿过止血阀时可能会有些出血；一边从射线影像上观察 Impella,一边推送 Impella 穿过髂动脉、主动脉最后进入左心室；将 Impella 的流入口放置在左心室中间位置（Impella 导管上有不透 X 射线的定位标记可用于确认位置,该标记应该位于主动脉瓣瓣环的位置）。

（4）Impella 2.5 心室辅助系统启动：当 Impella 导管跨过主动脉瓣放置好后,按流量 FLOW CONTROL 按钮启动血泵；旋转旋钮选择自动 AUTO,按下旋钮确认（自动 AUTO 会自动增加流量到不会引发吸附的、可以达到的最大流量）。此时放置页面将显示主动脉波形的放置信号和搏动式马达电流信号,流量窗口将显示当前泵流量。

（5）确认 Impella 2.5 导管位置：通过 X 线确认导管放置位置是否正确,自动控制台的放置页面显示主动脉波形的放置信号及搏动式马达电流信号也可以用于确认导管位置。Impella 系统刚启动时,导管容易冲进左心室,如果观察到马达电流信号变成一条直线,那么导管流入口和流出口均位于左心室内,这时需将导管往外拉。

（6）重新定位鞘更换撕开鞘：如果患者离开导管室或手术室仍需要 Impella 2.5 心室辅助系统辅助,应将撕开鞘换为重新定位鞘（重定位单元）——一边按压穿刺部位,一边将撕开鞘从血管里完全拔出。捏住撕开鞘两侧的蝴蝶翼,掰断阀门,将撕开鞘从导管上完全取出。将重新定位鞘推进血管,用缝线或 StatLock 装置将蓝色缝线片固定在患者皮肤上；拉开防污染袖套并锁定接头。

（7）系统设置转换为标准设置：首先按净化系统按钮（PURGE SYSTEM）,从菜单中选择转换到标准结构（Transfer to Standard Configuration）,接着准备注射用生理盐水；然后,关闭三通接头上的红色鲁尔接头,并将它从 Impella 2.5 插头的红色管路上拔下来,盖好三通接头的红色接头；开放注射生理盐水袋的鲁尔接头,使盐水缓慢的滴进 Impella 红色插头的红色管路上的鲁尔接头以避免空气进入管路；连接两个接头,完全开放管路,最后选择 OK 确认已经进行的转换；按净化系统按钮（PURGE SYSTEM）选择更换净化液（Change Purge Fluid）,更换为加有肝素的净化液。

2. Impella 2.5 心室辅助系统辅助期间的管理

（1）抗凝管理：Impella 辅助期间需要给予一定强度抗凝治疗,其抗凝包括两方面。①患者全身系统抗凝,通过静脉持续泵入肝素来实现；② Impella 装置的抗凝,将抗凝剂加入净化液中,防止血液进入 Impella 装置马达室,且能够保持清洗液通道通畅性良好。Impella 辅助期间抗凝剂量需维持 ACT 处于 160~180 秒。少部分患者存在肝素诱导的血小板减少症（heparin induced thrombocytopenia,HIT）时,可考虑使用阿加曲班或比伐卢定作为抗凝剂来进行抗凝。抗凝策略可以参考前文 ECMO 抗凝管理章节：肝素 200IU/kg+ 生理盐水至总量 50ml,即终浓度 4IU/(kg·ml)。初始肝素剂量可以从 2~4ml/h 开始,即 8~16IU/(kg·h),监测 ACT,并根据目标 ACT 调节肝素用量；阿加曲班的有效剂量为 0.2~1.0μg/(kg·min),使用 ACT 和 APTT 监测,其抗凝血酶作用比肝素强。比伐卢定的最低剂量为 0.1~0.2mg/(kg·h),最高剂量 0.5mg/(kg·h)。

（2）Impella 2.5 导管位置确认：Impella 2.5 心室辅助系统的准确定位是其发挥有效辅助的前提和基础,合适的位置能够降低溶血、负压抽吸和循环辅助不稳定等现象发生。患者在导管室或手术室时,可在 X 线透视或直视下确定 Impella 装置位置是否合适,积极避免 Impella 装置移入左心室现象发生。床旁超声心动图检查也能够明确 Impella 装置位置是否合适。接受 Impella 辅助装置的患者活动后,应注意观察 Impella 装置是否发生移位。

具体判断方法:①自动控制台提示:Impella 2.5 导管必须正确放置在跨主动脉瓣的位置,通过放置页面或主页面可以监测导管位置。Impella 自动控制台持续监测放置信号和马达信号,位置正确时放置页面中放置信号显示主动脉波形(红色),马达电流为搏动式(绿色),导管位置可能错误时报警窗口显示报警图(图 8-5);② X 线确认:Impella 2.5 导管有不透 X 线的定位标记,该标记应位于主动脉瓣位置;③心脏超声确认:正确的导管位置流入口应位于主动脉瓣下 3.5cm,并避开乳头肌和瓣下结构,流出口位于主动脉瓣上。图 8-6A 为正确的 Impella 导管位置,流入口位于主动脉瓣下约 3.5cm;图 8-6B 为导管位置过浅,流入口位于主动脉瓣下 <3.5cm;图 8-6C 为导管位置过深,流入口位于主动脉瓣下约 4cm。一旦发现 Impella 2.5 导管位置不合适,需要及时在 X 线或超声影像指导下重新定位 Impella 2.5 导管位置。

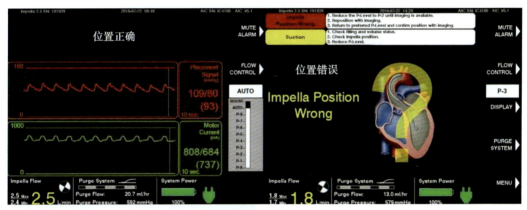

图 8-5 放置页面和主页面导管位置显示图

(3)净化系统管理:Impella 2.5 心室辅助系统自动控制台可以自动调节净化流量以维持净化压在 300mmHg~1 100mmHg,实时净化压可以在净化压力页面获得(图 8-7)。

1)净化压过高:净化压 >1 100mmHg,净化液流量 <2ml/h 时,控制台发出净化压过高报警。首先,检查净化系统管道,从输液管路到红色 Impella 插头是否有打折。要解决因打折造成的净化压过高,拉直打折区域,恢复净化通道内的液体流动;其次,检查净化液浓度,将葡萄糖浓度从 20% 降低到 5% 能显著降低净化液的黏稠度,从而降低净化压。净化压过高,Impella 净化系统将无法输送足够的净化液冲洗 Impella 马达,血液可能进入马达间隙,导致血泵停止运行。

2)净化压过低:净化压 <300mmHg,净化液流量 >30ml/h 时,控制台发出净化压过低报警。首先,检查从净化盒到三通接头到鲁尔接头各个连接点是否有松动,拧紧任何松动的连接;其次,检查净化液的葡萄糖浓度是否过低,将浓度从 20% 增加到 30% 可以显著提高净化液的黏稠度,从而提高净化压;最后,检查净化盒是否泄漏,如有需要则更换净化盒。净化压过低,Impella 系统将无法输送足够的净化液冲洗 Impella 马达,血液可能进入马达间隙,同样可以导致血泵停止运行。

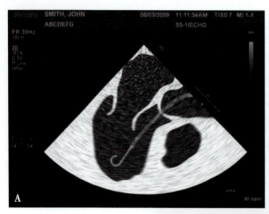
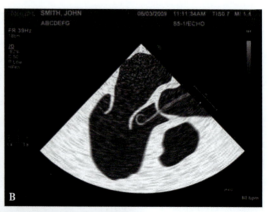
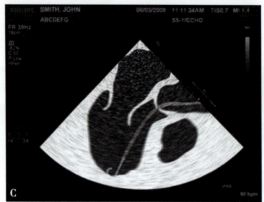

图 8-6 导管位置经食管超声检测图

(4) 超声心动图检查：患者接受 Impella 2.5 心室辅助系统辅助期间，应有 24h 随时可以使用的超声心动仪，并有专人可随时进行经胸或经食管超声心动图检查，主要进行两方面工作。①明确 Impella 装置位置是否合适，前文已经详细说明；②超声心动图检查可以评估患者右心功能状态（三尖瓣瓣环偏移情况）、患者容量状态（下腔静脉内径大小及其随呼吸变异情况）和心脏功能变化情况等。

(5) Impella 2.5 辅助期间需要注意的其他问题

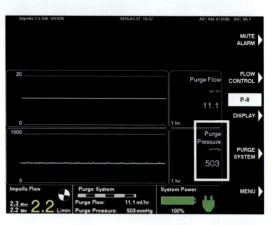

图 8-7 净化压力页面

1）检查是否存在右心衰：Impella 辅助过程中出现右心衰的表现主要包括：Impella 2.5 心室辅助系统流量降低、自动控制台出现吸附报警、中心静脉压（CVP）升高、肝衰竭、肺动脉压升高等，出现右心衰时应积极采取相应治疗措施以维持适宜的辅助流量。

2）心肺复苏（CPR）期间 Impella 管理：Impella 辅助期间患者出现心肺复苏时可以按照医院规范实施心肺复苏术，并将 Impella 辅助流量调整至 1L/min，一旦自主心律恢复后，应马上将流量调回到之前水平，同时观察自动控制台放置页面显示的放置信号，明确 Impella 导管位置是否出现变动。

3）护理需要注意的常见问题：Impella 2.5 辅助的患者病情危重，除 ICU 常规护理外需要特别注意的问题包括：患者头部不应抬高超过 30°、根据情况使用膝盖固定器以维持穿刺部位伸直、定期更换伤口敷料、严格无菌操作、观察穿刺部位是否有出血或水肿、搬动患者时注意不要牵拉 Impella 导管、注意监测足部血流情况及下肢是否存在缺血。

（6）Impella 2.5 心室辅助系统撤机：Impella 2.5 撤机指征可以参考 VA-ECMO 撤机指征，其撤机步骤包括：①每次 0.5L/min 的速度降低流量；②以 1L/min 的流量维持辅助直至血流动力学稳定；③当流量降低到 0.5L/min 时，将 Impella 导管从心室退出到主动脉；④将流量降低到 0L/min；⑤当 ACT<150s 后，取出 Impella 导管；⑥根据医院习惯常规止血（可以采用切开修补、吻合器、局部按压 40 分钟止血等方法）。需要特别注意的是在准备好将 Impella 导管从心室退出到主动脉前，严禁将流量降低到 0.5L/min 或以下。撤机完成后从自动控制台拔下连接线并关闭自动控制台。

（7）Impella 心室辅助系统与其他机械循环辅助装置联合使用：患者接受 Impella 心室辅助系统辅助时，需根据循环辅助力度来选择合适的 Impella 装置，如 Impella 2.5、Impella CP 或 Impella 5.0 装置。因此，选择合适 Impella 装置之前，应先测定患者自身心脏排血量，选择合适的 Impella 装置。如心源性休克患者自身心脏功能极差，基本无射血时，选择 Impella CP 或 5.0 装置辅助，此时自身主动脉瓣关闭，外周监测动脉压为持续平流灌注，无脉压状态。

心源性休克患者通常同时合并左心室和右心室衰竭、急性肺淤血、多器官功能障碍，有研究报道这些患者接受 ECMO 辅助期间可联合使用 Impella 辅助装置。少部分严重左心功能衰竭患者接受外周插管（股静脉-股动脉）ECMO 辅助期间，可能存在增加衰竭的左心室后负荷、增加左心室室壁张力和心肌耗氧量等缺陷，此时可考虑联合使用 Impella 辅助装置，减轻左心室后负荷，促进左心功能恢复。

此外，Impella RP 装置能够为急性严重右心功能衰竭患者提供有效辅助，目前主要用于欧洲国家，相关研究报道主要是左心功能衰竭患者接受左心室辅助装置期间出现右心衰竭、心脏移植术后右心衰竭和急性心肌梗死合并 CS 患者的辅助治疗。有研究报道 IABP 辅助期间联合 Impella 辅助装置情况，但心脏舒张期 IABP 球囊充气膨胀、瞬间增加的压力可能存在阻碍 Impella 装置辅助前向血流量现象。另外，IABP 联合 Impella 装置期间，可能增加患者溶血并发症发生率。因此，有学者并不主张两者同期联合使用。

（8）Impella 辅助期间常见并发症及其处理：Impella 2.5 心室辅助系统临床应用期间相关并发症发生率较低，最常见并发症为长时间辅助后可能出现出血，Impella 2.5 心室辅助系统相关并发症、临床表现及其处理见表 8-3。重视患者存在的高危风险因素，警惕患者接受 Impella 辅助期间装置控制器发出的各种报警信号，积极分析可能原因，并给予相应处理，避免引起严重临床后果。

表 8-3　Impella 装置相关并发症及其处理

并发症	发生率	临床表现	处理
插管部位出血	17.5%	出血或血肿形成	局部加压包扎/外科切开止血
插管部位感染	-	皮肤红斑/局部包块形成伴波动感	切开引流/积极抗感染治疗

续表

并发症	发生率	临床表现	处理
下肢缺血	<4%	疼痛、足背动脉波动消失、肌张力增高、皮肤发白	更换对侧插管切开引流减压/截肢
溶血	<10%	血红蛋白尿	检查 Impella 位置
脑卒中	<2%	偏瘫、短暂性脑缺血发作	积极行头颅 CT 检查

第四节 Impella 心室辅助系统在心血管病急重症中的应用

Impella 心室辅助系统能够为心内科危重症患者维持稳定的心脏功能，适用于高危险经皮冠状动脉介入治疗（PCI）及急性心梗后心源性休克的救治。2017 年 5 月美国心血管造影和介入学会（SCAI）联合美国心力衰竭协会（HFSA）共同发布了应用侵入性血流动力学检查诊断和管理心血管病的专家共识，文中指出 Impella 产生连续的、最小脉动的血流，具有降低 LV 容量和压力的净效应，同时增加平均动脉压力而不会显著影响心室后负荷。关于 Impella 2.5 心室辅助系统的临床应用由于国内起步较晚，经验有限；在国外进行了一些临床研究获得初步的临床结果且结果满意。

一、Impella 2.5 心室辅助系统在高危患者 PCI 中的应用

1. Impella 2.5 心室辅助系统应用于高危患者 PCI 的优势 近年来随着心内科 PCI 技术的不断进步，越来越多的冠状动脉粥样硬化性心脏病患者接受 PCI 治疗。与心脏外科冠脉旁路移植相比较，PCI 具有微创、恢复快等特点，也相对容易让患者接受。但部分高危冠心病患者 PCI 围术期可能出现相关并发症，如血流动力学不稳定、恶性心律失常、心搏骤停、心源性休克等，严重时危及患者生命。因此，对于部分高危 PCI 患者而言，尽早在 PCI 之前使用机械循环辅助装置辅助，能够提供有效循环辅助，增强心肌缺血耐受性，并维持 PCI 操作期间血流动力学平稳，降低 PCI 围术期各种并发症发生，提高再血管化率。Impella 在这部分高危患者行 PCI 治疗的辅助方面存在一定的应用优势：

（1）全身血流动力学支持：Impella 可以通过增加血流量和压力来提高心排血量，从而提供有效的血流动力学支持，Impella 2.5 心室辅助系统可以提供最高 2.5L/min 的流量支持。研究证实，Impella 2.5 心室辅助系统可以为早期血运重建提供有效的循环辅助、稳定血流动力学状态，为心肌功能的恢复争取宝贵的时间。

（2）心肌保护：Impella 可以引起主动脉压力增加，同时减少左心室容积和张力进而减少心肌间室壁张力和微血管阻力，从而增加冠状动脉血流，增加氧供，提供有效的心肌保护。

（3）减轻心室负荷、减少氧耗：Impella 通过把血液直接从心室泵出，从而减少了舒张期末压和舒张末期容积，使心肌室壁张力减少，减少了心脏做功，使心肌氧耗降低。

2. 高危 PCI 的识别 高危 PCI 患者主要是指患者病变的冠脉血管自身条件较复杂或

患者本身合并多种其他疾病，如严重左心功能低下（左心室射血分数<35%）、高龄（年龄>75岁）、糖尿病、肾衰竭和既往已有PCI史等。高危患者冠脉血管病变较复杂，粥样斑块致严重狭窄，往往需要旋磨技术，较易发生急性冠脉血管闭塞、冠脉血流量较低、远端栓塞和心肌坏死等现象。冠脉血管多处存在严重狭窄时，需要植入多个支架，需要时间较长。但目前高危PCI患者仍然没有统一的可参考的标准，不同心脏中心根据自己的临床经验有相应的高危PCI患者标准，可参考的高危PCI患者标准见表8-4。

表8-4 高危PCI患者使用Impella辅助装置

冠脉血管情况	患者本身情况	血流动力学
冠脉多支血管病变（=3支）或无保护左主干病变	合并疾病或心脏对缺血耐受性较差，易出现心肌缺血或低心排状态，如高龄（年龄>75岁）	严重左心功能低下
合并存在PCI相关缺血风险因素	糖尿病	
	心力衰竭病史	不稳定型心绞痛
左主干病变（狭窄>90%）	外周血管严重狭窄病变	

3. **Impella 2.5心室辅助系统在高危患者PCI中应用效果评价** Impella 2.5心室辅助系统在高危患者PCI中应用主要经过ProtectⅠ和ProtectⅡ两项研究予以证实。其中，ProtectⅠ为一项前瞻性、单臂、多中心临床试验，研究结果表明Impella 2.5心室辅助系统在高危患者PCI中应用十分安全。在此基础上美国FDA批准进行了ProtectⅡ研究，该研究有美国、加拿大等112个研究中心参加，是一项多中心、前瞻性、随机对照临床试验，主要比较Impella 2.5心室辅助系统和IABP两种左心辅助装置在高危患者PCI中的作用及效果，研究结果表明PCI操作前预防性使用Impella辅助装置，能够降低术后90d主要不良心脏事件（MACE）事件发生率，而且欧美国家相关研究已证实与IABP辅助相比较，高危PCI患者术前使用Impella辅助装置具有较高的性价比。

二、Impella心室辅助系统在心源性休克中的应用

1. **心源性休克应用Impella心室辅助系统的意义** 统计数据显示8%~10%的急性ST段抬高性心肌梗死（ST-elevation myocardial infarction，STEMI）患者合并存在心源性休克（cardiogenic shock，CS），目前心源性休克患者住院死亡率仍然高达40%，已有较多研究表明早期积极再血管化能够改善心源性休克患者临床预后，但早期再血管化能够缓解缺血，并不能立刻提高患者心排血量和心功能（左心室射血分数）。正性肌力药物和缩血管药物能够改善部分患者心排血量和外周组织灌注，但部分心脏功能较差的患者，循环仍然难以维持，需要机械循环辅助装置来挽救生命。已有多中心前瞻性临床研究证实IABP并不能改善急性心肌梗死合并心源性休克患者的临床预后。因此，心源性休克患者需要接受辅助力度更大的机械循环辅助装置来挽救生命。

2. **心源性休克的诊断和病因**

（1）心源性休克的定义：心源性休克是指由于心脏功能极度减退，导致心排血量显著减

少并引起严重的急性周围循环衰竭的一组综合征。心源性休克是心力衰竭的极期表现,由于心脏排血功能衰竭,不能维持其最低限度的心排血量而导致血压下降,重要脏器和组织供血严重不足,引起全身微循环功能障碍,从而出现一系列以缺血、缺氧、代谢障碍及重要脏器损害为特征的病理生理过程。其诊断标准包括:①收缩压 <90mmHg 30min 或者平均动脉压 <65mmHg 30min 或者需要血管加压药维持血压≥ 90mmHg;②肺淤血或者左心室灌注压升高;③以下受损器官的标志至少有一个:a. 精神状态改变;b. 皮肤湿冷;c. 少尿;d. 血清乳酸水平升高等。

(2)心源性休克的病因:心源性休克的发病原因主要有两大类,80% 由急性冠脉综合征(acute coronary syndrome, ACS)和 20% 由非 ACS 诱发。约 70% 患者为 STEMI,9% 患者合并机械并发症(如二尖瓣腱索断裂、室间隔穿孔、心室游离壁破裂等)。非 ACS 类主要见于慢性心力衰竭的急性发作(11%)、心脏瓣膜病或其他疾病(6%)、心肌炎(2%)和应激性心肌病(2%)。

3. Impella 2.5 心室辅助系统在心源性休克中应用效果评价　关于 Impella 2.5 心室辅助系统的临床研究较少,ISAR-SHOCK 是少有的临床研究之一。该研究通过前瞻性、两中心、随机开放性试验比较 Impella 2.5 心室辅助系统和 IABP 对于急性心肌梗死后心源性休克患者的治疗效果。研究结果表明:Impella 2.5 心室辅助系统治疗急性心肌梗死后心源性休克早期生存率显著高于 IABP,但术后 30 天的生存率无显著差异。提示 Impella 2.5 心室辅助系统对于急性心肌梗死后心源性休克的治疗作用与传统的 IABP 治疗相比无明显优势。2018 法国心血管学会(FSC)意见书中建议 ICU 内心源性休克的患者应用机械循环支持,文中对 Impella 心室辅助系统在心源性休克中的应用效果予以了肯定。目前仍然缺乏多中心、大样本的前瞻性随机对照试验,因此 Impella 2.5 心室辅助系统用于心源性休克患者的临床有效性和安全性尚需要进一步验证。

无论何种 Impella 心室辅助系统应用于高危患者 PCI 还是心源性休克,其临床证据均来自于国外。由于现阶段 Impella 心室辅助系统高昂的价格限制了该装置在国内的应用,国内很少有相关研究和经验。期待未来,Impella 心室辅助系统能够在临床广泛应用,以获得第一手的临床资料和经验,进行临床研究、制定有国人自己数据的临床应用指南,以便进一步提高 Impella 心室辅助系统在心内科急重症中应用的安全性和有效性。

(张海波　刘宇扬　王效增　田效祥　张权宇)

参 考 文 献

1. McCulloch B. Use of the Impella 2. 5 in high-risk percutaneous coronary intervention. Crit Care Nurse. 2011, 31: e1-e16..
2. O'Neill WW, Kleiman NS, Moses J, et al. A prospective, randomized clinical trail of hemodynamic support with Impella 2. 5 versus intra-aortic balloon pump in patients undergoing high-risk percutaneous coronary intervention: the PROTECT II study. Circulation, 2012, 126: 1717-1727.
3. Werdan K, Gielen S, Ebelt H, et al. Mechanical circulatory support in cardiogenic shock. Eur Heart

J, 2014, 35: 156-167.

4. Rihal CS, Naidu SS, Givertz MM, et al. 2015 SCAI/ACC/HFSA/STS Clinical Expert Consensus Statement on the Use of Percutaneous Mechanical Circulatory Support Devices in Cardiovascular Care: Endorsed by the American Heart Assocation, the Cardiological Society of India, and Sociedad Latino Americana de CardiologiaIntervencion; Affirmation of Value by the Canadian Association of Interventional Cardiology-Association Canadienne de Cardiologied'intervention. J Am Coll Cardiol, 2015, 65: e7-e26.

5. Myat A, Patel N, Tehrani S, et al. Percutaneous circulatory assist devices for high-risk coronary intervention. JACC Cardiovasc Interv, 2015, 8: 229-244.

6. Pieri M, Pappalardo F. Impella RP in the treatment of right ventricular failure: What we know and where we go. J CardiothoracVascAnesth, 2018, 32: 2339-2343.

7. Chera HH, Nagar M, Chang NL, et al. Overview of Impella and mechanical devices in cardiogenic shock. Expert Rev Med Devices, 2018, 15: 293-299.

8. Werdan K, Gielen S, Ebelt H, et al. Mechanical circulatory support in cardiogenic shock. Eur Heart J, 2014, 35: 156-167.

9. Dixon s R, Henriques JP, Mauri L, et al. A prospective feasibility trial investigating the use of the Impella 2. 5 system in patients undergoing high-risk percutaneous coronary intervention (The PROCTCT I Trial): initial US experience. J Am Coll CardiolInterv, 2009, 2 (2): 91-96.

10. Remmelink M, Sjauw KD, Henriques JP, et al. Effects of left ventricular unloading by Impella Recover LP 2. 5 on coronary hemodynamics. Cathet Cardiovasc Interv, 2007, 70 (4): 532-537.

11. Ezekowitz JA, O'Meara E, McDonald MA, et al. 2017 Comprehensive Update of the Canadian Cardiovascular Society Guidelines for the Management of Heart Failure. Can J Cardiol, 2017, 33 (11): 1342-1433.

12. Rihal CS, Naidu SS, Givertz MM, et al. 2015 SCAI/ACC/HFSA/STS Clinical Expert Consensus Statement on the Use of Percutaneous Mechanical Circulatory Support Devices in Cardiovascular Care: Endorsed by the American Heart Assocation, the Cardiological Society of India, and Sociedad Latino Americana de CardiologiaIntervencion; Affirmation of Value by the Canadian Association of Interventional Cardiology-Association Canadienne de Cardiologied'intervention. J Am Coll Cardiol, 2015, 65 (19): e7-e26.

13. Bonello L, Delmas C, Schurtz G, et al. Mechanical circulatory support in patients with cardiogenic shock in intensive care units: A position paper of the "Unité de SoinsIntensifs de Cardiologie" group of the French Society of Cardiology, endorsed by the "Groupe Athérome et CardiologieInterventionnelle" of the French Society of Cardiology. Arch Cardiovasc Dis, 2018, 111 (10): 601-612.

第九章 床旁心包穿刺引流术

正常的心包囊内有 10ml~50ml 的液体，在心包膜间充当润滑剂作用。任何病理过程引起炎症时，都能增加心包积液的产生。另外一种机制可能为充血性心力衰竭或肺动脉高压引起静脉压力升高，使心包积液吸收减少。心包积液可以根据表现分为急性、亚急性（4周~6周）、慢性（>3个月）；根据部位分为周围性和包裹性；根据成分分为渗出液、漏出液、血性、空气或细菌产生的气体；根据心脏超声心动图半定量为少量（积液厚度<10mm）、中等量（积液厚度10mm~20mm）、大量（积液厚度>20mm）。大部分心包积液患者无临床症状，仅是X线、超声心动图检查时发现。

心包穿刺引流术（简称心包穿刺术）是采用针头或导管经皮心包穿刺，将心包腔内异常积液抽吸或引流出，以迅速缓解心脏压塞，改善血流动力学障碍或获取心包液，可通过化验心包腔中的液体了解心包积液的性质，并根据心包积液的性质来查明心包炎的病因。心包穿刺虽有一定的危险性，但如严格按操作规程谨慎进行，还是比较安全的一种诊断兼治疗的方法。心包穿刺术应由有经验的医生进行，除紧急情况外，术前需做超声心动图检查予以确诊。

第一节 适应证及禁忌证

一、适应证

1. 诊断性心包穿刺
（1）心包积液的性质鉴别。
（2）心包组织活检或心包占位病变组织活检。

2. 治疗性心包穿刺 一般来说，任何急性心脏压塞患者，其收缩压较其正常水平下降 30mmHg 以上者都应作心包穿刺术。

（1）心包积液导致呼吸窘迫、进行性低血压伴有颈静脉怒张及出现循环障碍者、心脏压塞伴左心室功能衰竭，包括心脏疾病各类介入诊疗术导致的医源性心脏压塞。

（2）任何原因引起的严重心脏压塞，常见病因有转移性肿瘤、特发性心包炎、慢性肾衰竭、医疗操作等。

（3）需心包腔内注入药物，如感染化脓性心包炎、肿瘤性心包炎等。

（4）虽经特殊治疗，心包积液仍进行性增加或持续不缓解者，如结核性心包炎。

一般来说，凡穿刺引流、抽液化验或通过心包穿刺进行心包镜检查、心包活检对患者有直接帮助的，均可进行心包穿刺，心包穿刺抽液可迅速降低心包腔内压，维持心室充盈压。

2015 年 ESC 心包疾病诊断和管理指南指出：

1. 心脏压塞、有症状的中到大量的心包积液且药物治疗无反应或可疑感染性或肿瘤性心包积液，都是行心包穿刺术或心脏外科治疗的指征（ⅠC）。

2. 推荐紧急心包穿刺术或心脏外科手术治疗心脏压塞（ⅠC）。

3. 推荐紧急心包穿刺术用于化脓性心包炎的诊断（ⅠC）。

4. 心包穿刺术和心脏手术适用于心脏压塞或中度到大量心包积液出现症状且药物治疗无效时，或病原菌、肿瘤病因不明确时（ⅠC）。

5. 推荐对肿瘤侵犯心包的心脏压塞的患者行心包穿刺引流术，以减轻症状并确定恶性心包积液的诊断（ⅠB）。

6. 对所有疑似结核性心包炎的患者考虑行诊断性心包穿刺（ⅡaC）。

7. 有症状的或不能控制的乳糜心包积液，应考虑采用心包穿刺引流和肠外营养（ⅡaC）。

8. 对因心胸穿通伤导致心脏压塞的患者，行心包穿刺引流术作为胸廓切开术的过渡（ⅡbB）。

二、禁忌证

择期心包穿刺应避免以下情况：

1. 患者烦躁不安，不能配合或精神障碍者。

2. 未经纠正的凝血障碍，如有出血倾向、接受抗凝治疗、血小板计数 $<5\times10^9$/L 或有血液系统严重疾病等。

3. 无心胸外科医生作为后盾以备可能需急诊开胸抢救。

4. 心包积液未肯定或积液量甚少者（心包积液量较少，经一般治疗可缓解）。

5. 心包积液位置穿刺针不易到达者。

6. 晚期恶性肿瘤体质虚弱者。

7. 感染性心包炎高热不退者。

8. 心包积液本身并不构成穿刺指征，如诊断明确的特发性心包炎、心脏病手术后、心肌梗死后综合征、慢性肾衰竭等导致的心包积液无心脏压塞征者，均无需心包穿刺。

但对于急性心脏压塞者，前三种情况是属于相对性禁忌证，因为此时心包穿刺放液是抢救患者生命的最重要措施。但需要交代好风险，签好知情同意书。

应当注意，主动脉夹层破裂入心包（未引起心脏压塞）是心包穿刺引流的禁忌证。因心包穿刺后主动脉内压升高，导致加重出血和使动脉夹层延展的危险，应立即采取外科修补主动脉并术中行心包引流手术。

第二节 术前准备及操作步骤

一、设备和操作人员

1. 心脏专科医师 1~2 名,护士 1~2 名,协助医师操作,危重症者最好各两名医护人员以协助抢救用药治疗。非紧急抢救心包穿刺治疗需有心胸外科保驾下进行。并应明确和核实存在心包积液所需的仪器(心脏超声心动图或 X 线影像摄影仪)。心包穿刺可在 X 线影像导引下在心导管室进行,也可在心脏超声心动图导引下在患者床旁、CCU 或 ICU 病房、心导管室或手术室进行。本书重点叙述在心内科病房或监护室内非 X 线影像导引下进行。

2. **操作过程** 术前进行生命体征监测,并应具备急救的仪器如心电监测除颤仪、血压计或血压监测仪、心电图机、复苏设备。术中应持续监测心电图,除颤仪处于备用状态。

3. 严格无菌环境,无菌手套、口罩、帽子、消毒液。

4. 局麻药物 1% 利多卡因、注射器(5ml,10ml,50ml)。

5. 送检化验所需试管、培养皿等。

6. 穿刺包、无菌纱布、消毒碗、治疗巾、孔巾、穿刺针(16 号或 18 号短斜面薄壁针,长 8cm)、手术尖刀、持物钳、血管钳。

7. 心包引流所需物品有 J 型导引钢丝、扩张管、引流导管(一般常用中心静脉导管,选双腔或三腔型号,亦可选用心包穿刺专用的猪尾导管)、缝合针、线、持针钳、三通连接管、延长管、闭式引流袋。

除非是严重急性心包积液心脏压塞危及生命,否则心包穿刺应在确保必需设备功能完好的情况下进行,目的是使操作安全性最大,并尽可能获得较多的辅助检查资料。

二、术前准备

常规操作时应做好各项术前工作以保证心包穿刺安全顺利进行。

1. 征得患者及家属知情并签署同意书。消除顾虑,避免咳嗽和深呼吸,术前半小时可服地西泮 10mg 或加用可待因 0.03g。嘱咐患者穿刺时有气急、心搏增快等不适立即告诉医生,以便给予相应的处理,手术时勿剧烈咳嗽或深呼吸,术前排空尿。

2. 行超声心动图影像检查,核实心包积液并定位,以便决定穿刺部位及估计积液程度。积液量少者不宜行心包穿刺术。一定术者亲自参与核实和定位,以便术中把握好穿刺针方向。

3. 核实心包穿刺指征,且无禁忌证。

4. 检查确定穿刺所需设备功能良好,描记 12 导联心电图。

5. 择期手术者禁食 4~6 小时。

6. 建立静脉通道,必要的术前用药,如紧张焦虑者应用镇静药;无青光眼、明显心动过速者静注阿托品 0.5~1.0mg,以预防或减少血管迷走反射导致心动过缓和低血压的发生。

7. 选择适宜体位,如从心尖部进针常取坐位;如选择剑突下进针常选 30°~40° 斜坡卧位,腰背部垫枕。

三、操作方法

1. 心脏超声心动图引导下心包穿刺及引流方法

（1）心脏超声心动图探查区域：剑突下、胸骨旁和心尖区。

（2）心脏超声心动图观察切面及观察内容：心脏超声心动图观察切面：剑突下四腔心切面；胸骨旁左心室长轴切面；胸骨旁左心室心尖、乳头肌和二尖瓣口短轴切面；心尖左心室长轴、两腔和四腔切面。

心脏超声心动图观察内容：①心包积液量及其分布。明确舒张末期或收缩末期心前、心尖和心底心包积液厚度；②心包有无增厚及粘连分隔；③心包内有无占位性病变；④观察心脏摆动情况。重点观察心脏房室壁与心包壁层的时间和空间位置关系。

（3）依据穿刺距离最近、液体厚度最大和避开肺组织及膈肌的原则，选取诊断性穿刺和置管的部位并用标记笔在体表标记。

（4）常规消毒、铺巾和局部麻醉（1%~2% 利多卡因）。

（5）呼吸控制：保持呼吸平静，应在呼气末期停止吸气时进针，以减少穿刺针对肝脏和肺脏损伤机会。

（6）心电图和血压监测：观察有无室性心律失常出现，观察有无血压突然降低或增高。

（7）进针角度和方向控制：①进针角度：心尖区肋间垂直进针或向右上侧偏斜进针，向脊柱方向进针，针尖尽量避开心脏；剑突下区与胸壁成 30°~45° 角，向左肩方向进针；②如术者经验不足或按常规进针方向穿刺未成功者，可在全程心脏超声监控下，选用最短穿刺距离、心包积液舒张期最大宽度和心脏房室壁最小摆动幅度切面引导进针；③避开肺或肝组织的遮挡；④进针方向尽量与心室壁平行，减少心脏损伤机会；⑤在心脏超声引导下缓慢进针直至突破感或落空感出现和液体抽出。

（8）进针深度判断：依据心脏超声测量和实时心脏超声图像，显示针尖位置，掌控进针深度。

（9）对于置管引流或心包腔内药物注射的患者，应在心脏超声引导下采用 Seldinger 法置入，即按以下步骤完成操作：心脏超声引导下将穿刺针刺入心包腔、拔出针芯、抽出少量积液、插入导丝、拔出针鞘、用扩张导管扩张针道、顺导丝插入引流管、接引流袋并计量、固定引流管。

（10）引流液送检：根据不同病情可选取体液常规、细胞学检查、细菌培养+药敏等其中一项或全部。

2. 心包穿刺及引流具体步骤

（1）穿刺部位

1）剑突下：心包穿刺部位以剑突下最常用，患者取半卧位 20°~30°，背部可垫枕使剑突隆起，穿刺点定在剑突下与左侧第七肋软骨交界处之下（肋缘下 1.5cm）刺入，方向与腹壁成 30°~45°，针头朝向上、后方向，并指向左肩部。穿刺针与皮肤成锐角，进针后针头向上略向后沿胸骨后推进。此处穿刺优点为肺脏、胸膜不遮盖心脏，穿刺针不穿过胸腔；不会损伤乳房内动脉；心包后下方的积液易抽取，但穿刺针需穿过致密组织，如用力较大可能进针过深而撕裂右室、右房或冠状动脉。

2）心尖区：心尖区左第 5 肋间也是常用的穿刺部位，取坐位于心浊音界内 1cm~2cm，二维心脏超声心动图定位。穿刺向内、后指向脊柱，按定位方向进针。进针者注意避开肋骨下缘，以避免损伤肋间动脉。因左心肌较厚，穿通心肌机会少，但针头需经胸腔可使心包积液流入胸腔。若同时伴有左胸腔积液,心包穿刺抽取液体不易辨别液体来源于何处。少量心包积液选此点行心包穿刺不易成功,且有刺伤心肌危险。

(2)操作步骤:操作在持续心电监测下进行,术中监测心律、血压。严格无菌操作,穿刺部位常规消毒、铺巾。①局麻用 5ml 注射器抽吸 1% 利多卡因 4~5ml,先于穿刺点皮下注射成一直径约 1cm 的小皮丘局麻,并深入皮下沿心包穿刺的预定行针途径浸润麻醉直至心包。于穿刺局麻点作 2~3mm J 型切口,用血管钳钝性分离皮下组织。②穿刺采用 5ml 注射器抽吸 1ml 生理盐水,接 16~18 号薄壁短斜面静脉穿刺针进行穿刺。经剑突下途径者,因穿刺径路较长,用 5ml 注射器抽吸 1% 利多卡因 2ml,接 18 号穿刺针,在穿刺过程继续浸润麻醉,针尖指向左肩,向前推进直至触及左肋缘,进针夹角稍增大,呈 30°~40° 角,针尖略偏向下,避开肋缘,即指向横膈膜部,针尖平稳缓慢地负压推进,在向前负压进针时,每推进 0.5cm 深度若无液体引出即推注小量利多卡因,0.2~0.4ml,再负压进针,既可保持针尖通畅又能使沿途获得充分浸润麻醉。当沿定位方向负压缓慢穿刺进针,依靠触觉(阻力感或落空感)确定是否进入心包腔。如进针感到心包膜被突破和抽出心包积液,表明针头已达心包,此时应停止进针。如果不能很流畅地抽到液体,将针头缓慢退出体外,避免横向移动,冲洗针头后再重复操作。若能顺利抽出心包液,即固定穿刺针在皮肤上的位置,换 20~50ml 注射器,缓慢抽吸心包液。穿刺抽液适于心脏压塞危及生命时的急症处理,不必插入导管,若缓慢抽吸过程心包液流出不畅,且监测此时无心律失常,可能穿刺针短斜面尚未完全进入心包,在严密监测心律下再缓慢进针 1~2mm,能顺利引流出心包液即可。注意穿刺抽吸心包液时,一定要固定好穿刺针位置,以防针尖进入过深,刺伤心脏或损伤冠状动脉血管。抽出一定量心包液在心包腔显著缩小之前拔除穿刺针,以避免针尖损伤心脏。可心电监护指导进针,采用一根两端带银夹的导线,连接在胸导联和穿刺针上,接好地线,检查机器确无漏电。穿刺中严密观察心电图变化,一旦出现 ST 段抬高或室性心律失常,表示针尖刺到心脏,应立即退针稍许。逐渐体会针尖与跳动心脏接触手感明显。③心包引流:于穿刺针进入心包后撤下注射器,通过穿刺针将 J 型导引钢丝送入到心包腔适当深度,15cm~20cm,随后快速退出穿刺针并将导引钢丝留在原位,注意不要在导引钢丝与穿刺针成角度时回拉以免损伤导丝。用深静脉扩张管沿导引钢丝插入至心包壁层即退出,沿导丝送入引流导管,去除导丝,引流导管引流出心包液时即应停止导管操作,如患者动脉收缩压能维持在 80~90mmHg 以上且神志清楚时可先行心脏超声心动图检查确定导管位置。如已严重恶化时则不必等心脏超声心动图检查,应争分夺秒进行紧急抢救处理,包括急救用药、紧急心包穿刺引流,同时联系外科必要时紧急开胸引流修补治疗。

具体紧急抢救处理:①快速建立静脉通道,迅速静脉注入多巴胺、阿托品等抢救药物,维持正常心率、血压,同时快速补充液体,必要时输血。停用抗凝药物,如曾应用大量肝素,予鱼精蛋白复合物中和。②若当心包引流或抽出积血超过 350ml 后仍需继续抽出才能保持血流动力学稳定或难以引流出血液但患者症状无明显改善甚或加重时,需紧急开胸手术引流修补治疗。血性心包液难以抽吸出来的原因可能因心脏穿孔较大,出血较急,心包的去纤作用来不及发挥作用,导致血液很快凝固而难以抽吸出血液,此种情况十分危急,需紧急开胸手术治疗。

3. 心包内用药 应严格掌握适应证,尽量少从导管给心包内局部用药,以避免增加感染机会。只有细菌性心包炎、肿瘤性心包炎的少数敏感类型、顽固反复发作的 Dressler 综合征、免疫相关心包炎可根据情况心包内用药。

4. 心包积液性质判断 应准备好器皿收集心包液,特殊检查要事前与实验室联系确定,以确保心包液检查的正确性和阳性率。获取的心包液均应进行常规、生化检查,先分析是渗出性或是漏出性。

(1) 渗出性心包液：比重 >1.015,蛋白水平 >3.0g/dl,心包液/血浆蛋白比 >0.5,LDH >200mg/dl,血浆/心包液 LDH 比 >0.6,葡萄糖 (77.9 ± 41.9) mg/dl。

(2) 漏出性心包液：与渗出性心包液比较各项指标相反,蛋白含量及比重低,心包液 LDH 浓度相对低,葡萄糖含量 (96.1 ± 50.7) mg/dl。

(3) 心包液的其他检查：应根据临床表现安排。①怀疑肿瘤性：细胞学检查,肿瘤标志物 CEA、AFP、CA125、CA72-4、CA15-3、CA19-9、CD-30 等,上皮细胞膜抗原结合物、弹性蛋白免疫生化细胞染色有助于良性反应性间皮细胞或腺癌的诊断。②怀疑结核性：快速嗜酸杆菌染色、分枝杆菌培养、腺苷脱氨基酶(ADA)活性对诊断结核具高度特异性,心包溶菌酶,聚合酶链反应(PCR)分析。注意仅有 1/3 结核性心包积液者在积液中可找到抗酸杆菌,而 ADA 活性检查对结核性具有高度特异性。怀疑细菌性：至少送 3 份心包液培养(需氧菌和厌氧菌),同时应取血培养,培养为阳性者行药敏试验。怀疑病毒性者作特异性聚合酶链反应(PCR)分析心肌病毒。获取心包渗液送检涂片、培养、生化及病理等检查有助于病因诊断。有些特殊患者根据需要可能要做寄生虫检查,免疫学检查。

四、术后观察

术后应绝对卧床 4 小时,每 30 分钟观察一次心率、血压、脉搏、呼吸直至病情平稳。术后静卧,24 小时内严密观察脉搏、呼吸及血压情况。

持续心电监测,观察患者心脏压塞症状是否缓解,观察颈静脉,进行心肺查体。注意穿刺处渗液,较多时应更换无菌纱布,注意并发症的发生,及时发现早期处理。记录心包积液引流量。术后常规复查心脏超声,必要时行胸部 X 线检查。严格无菌操作,留置导管时应予抗生素预防感染。定期化验血常规、离子、肝肾功。

五、心包穿刺术后心脏压塞缓解证据及拔管时机

1. 心脏压塞缓解证据

(1) 心包腔内压力降至 –3~3mmHg。

(2) 升高的右房压力下降及左右心室的充盈压分离 >5mmHg。

(3) 心排血量增加,奇脉消失。

应注意如患者为快速积蓄的心包积液或大量渗出液 1~2L 时,只要放出 50~100ml 心包液体,心包腔内压力就可回落到正常。心包腔内压力正常并不能表明心包液体已排出干净。

2. 拔管时机选择 作为紧急抢救心包穿刺抽液,只要确认心脏压塞缓解,即可拔管,特别是晚期肿瘤患者,留置导管及短时间放液量过多,不解决根本问题,反而引起急性左心衰、恶性心律失常、死亡。但对于心包穿刺引流,原则上应将心包内液体完全引流。引流导管留置时间一般在 24~72 小时。当心包液体自然引流至无液体流出,再观察 2~6 小时仍无液体引流,此时行心脏超声心动图检查确认心包液排空,可将引流管拔出。不要用注射器抽吸,即便是引流导管内有纤维条索物使引流不畅也不能用注射器往返抽吸,以免增加感染机会。对复发性、顽固性大量心包积液者可持续引流心包液数日,至液体量少于 25ml/d 时将导管拔除。

拔管方法：用消毒液对穿刺部位和固定缝合处消毒，无菌剪剪去缝合线，持续用力拔除导管，于穿刺部位敷上敷料即可。

六、心包引流术的分段评分标准，用以确定患者适合何种治疗方案

根据心包引流术的分段评分标准指导及规范临床紧急引流及手术适应证（图9-1）：

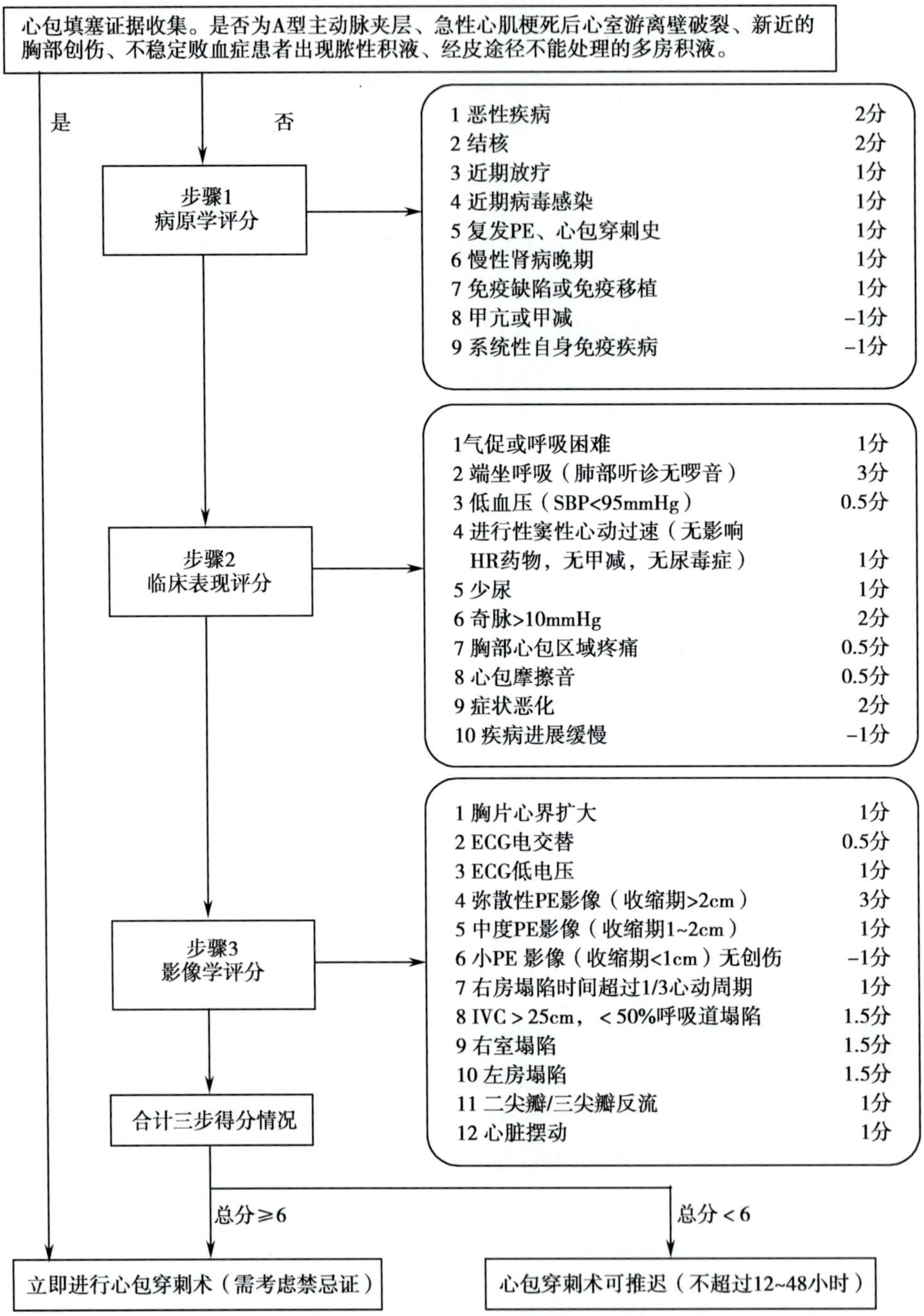

```
心包填塞证据收集。是否为A型主动脉夹层、急性心肌梗死后心室游离壁破裂、新近的
胸部创伤、不稳定败血症患者出现脓性积液、经皮途径不能处理的多房积液。
```

是 / 否

步骤1 病原学评分
1 恶性疾病　　　　　　　　2分
2 结核　　　　　　　　　　2分
3 近期放疗　　　　　　　　1分
4 近期病毒感染　　　　　　1分
5 复发PE、心包穿刺史　　　1分
6 慢性肾病晚期　　　　　　1分
7 免疫缺陷或免疫移植　　　1分
8 甲亢或甲减　　　　　　　-1分
9 系统性自身免疫疾病　　　-1分

步骤2 临床表现评分
1 气促或呼吸困难　　　　　　　　　　　　1分
2 端坐呼吸（肺部听诊无啰音）　　　　　　3分
3 低血压（SBP<95mmHg）　　　　　　　　0.5分
4 进行性窦性心动过速（无影响HR药物，无甲减，无尿毒症）　1分
5 少尿　　　　　　　　　　　　　　　　　1分
6 奇脉>10mmHg　　　　　　　　　　　　　2分
7 胸部心包区域疼痛　　　　　　　　　　　0.5分
8 心包摩擦音　　　　　　　　　　　　　　0.5分
9 症状恶化　　　　　　　　　　　　　　　2分
10 疾病进展缓慢　　　　　　　　　　　　-1分

步骤3 影像学评分
1 胸片心界扩大　　　　　　　　　　　　　1分
2 ECG电交替　　　　　　　　　　　　　　0.5分
3 ECG低电压　　　　　　　　　　　　　　1分
4 弥散性PE影像（收缩期>2cm）　　　　　　3分
5 中度PE影像（收缩期1~2cm）　　　　　　1分
6 小PE影像（收缩期<1cm）无创伤　　　　-1分
7 右房塌陷时间超过1/3心动周期　　　　　1分
8 IVC>25cm，<50%呼吸道塌陷　　　　　1.5分
9 右室塌陷　　　　　　　　　　　　　　1.5分
10 左房塌陷　　　　　　　　　　　　　　1.5分
11 二尖瓣/三尖瓣反流　　　　　　　　　　1分
12 心脏摆动　　　　　　　　　　　　　　1分

合计三步得分情况

总分≥6：立即进行心包穿刺术（需考虑禁忌证）
总分<6：心包穿刺术可推迟（不超过12~48小时）

图9-1 心包引流术的分段评分标准

PE：心脏压塞；SBP：收缩压；HR：心率；IVC：下腔静脉。步骤3中4~12均由心脏超声提供数据支持。

（1）若患者确诊心脏压塞，可行心包引流术。在获得诸如血容量在内的实验室结果后，若患者血流动力学稳定，心包引流术应在诊断后12h~24h完成；主动脉夹层及梗死后游离壁破裂是紧急引流适应证，应立即进行；若主动脉夹层患者未及时接受外科手术治疗，且患者状况不稳定无法适应转诊，应尝试穿刺后少量引流心包积血稳定患者病情；对于疑似化脓性、结核性或肿瘤性心包炎或已确诊经治疗未缓解的患者，推荐心包穿刺术；约三分之一大量心包积液（>20mm）患者会出现心脏压塞，可考虑引流术；若患者积液较多，无血流动力学异常，心包引流术不是必要手段。

（2）心脏压塞紧急手术适应证包括由A型主动脉夹层、急性心肌梗死心室游离壁破裂或创伤引起的心包积液，感染中出现的化脓性心包积液，不能经皮下治疗的包裹性积液。

（3）上述分段评分系统有助于对心脏压塞患者进行分类。若评分≥6，无禁忌证，应立行心包穿刺；若医源性心包积血患者症状快速恶化，或患者因其他原因状况不稳定，应立行心包引流术，同时辅以促凝、恢复INR及纠正贫血治疗。

第三节　并发症及注意事项

一、心包穿刺并发症

1. 冠状动脉和/或心肌损伤、急性出血性心脏压塞。
2. 损伤邻近脏器或组织导致气胸或血气胸、腹腔脏器损伤。
3. 严重室性或房性心律失常。
4. 血管迷走性反射。
5. 右心室和右心房急性扩张伴心力衰竭、急性肺水肿、心源性休克。
6. 先天性心包缺失导致左心耳或右心耳嵌顿。
7. 胸膜破裂致心包积液漏入胸膜腔。
8. 气体栓塞。
9. 心包积液引流导管感染或刺激反应。

在没有心电监测和心脏超声心动图指导下进行的心包穿刺危险性较高。严密监护下的心包穿刺成功率和安全性均大大提高，并发症明显减少。近年来报道心脏超声心动图导引下的心包穿刺主要并发症发生率为1.3%~1.6%。一般来说术者操作细致，严格按规定位方向进行穿刺，确定导丝在心包腔后再放扩张管可大大减少或避免脏器损伤。

急性肺水肿常于心包液抽吸过快，心包快速减压时发生，心包穿刺前已快速扩容者在心包减压时尤应谨慎。当心脏压塞者穿刺放液时，不可一次迅速排空心包积液，否则右心压力立即恢复正常，静脉血回流剧增，右心室充盈和心排血量迅速增加，可能诱发肺水肿，急性右室容量超负荷也可出现急性右室衰竭。一般穿刺抽液量第一次不宜超过100~200ml，以后再抽可渐增到300~500ml，以避免发生急性右室扩张。持续引流者均衡缓慢让积液流出可降低急性右室扩张或急性肺水肿的发生，第一天液体引流量可达1 500~2 000ml。

抽出血性心包液体时应鉴别是患者自身血液或为血性心包积液，在未分辨清时不要贸然继续操作或送入扩张管。鉴别要点:如抽出液体为血性时继续再抽吸 50~100ml,同时密切观察心率、血压和呼吸的变化,若症状改善,可以肯定液体来自心包腔,可以继续抽吸或引流积液;相反心脏压塞时误将心腔内血液抽出会加重血流动力学恶化,此时应迅速撤针,重新再次穿刺心包。

二、注意事项

1. 严格掌握适应证。因此操作有一定危险性,应由有经验医师操作或指导,并应在心电监护下进行穿刺,较为安全,术中密切观察患者的脉搏、面色、心律、心率变化,如有虚脱等情况,应立即停止穿刺,将患者置于平卧位,并给予适当处理。

2. 术前须进行心脏超声检查,确定液体厚度大小与穿刺部位,多于距积液最多、体表最近点作为穿刺部位,或在心脏超声指导下进行穿刺抽液更为准确、安全。

3. 术前应向患者作好解释,消除顾虑,并嘱其在穿刺过程中切勿咳嗽或深呼吸。术前半小时可服地西泮 10mg 或加用可待因 0.03g。

4. 麻醉要完善,以免因疼痛引起神经源性休克。

5. 进针速度要慢,当有进入心包腔的感觉后即回抽有无液体,如未见液体,针头亦无心脏搏动感时尚可缓缓边进边抽。若针头有心脏搏动感应立即将针头稍后退,换另一方向抽取,避免损伤心肌及心脏的血管。抽液成功后如心包积液引流不畅,可能因针头斜面未完全进入心包腔,可在严密监测下缓慢进针 1mm~2mm,如完全进入则可顺利抽出积液。如负压进针过程中穿刺深度达到操作前超声预测的深度而无落空感或未抽到液体时,应将针头退出体外,冲洗穿刺针后重复操作。

6. 抽液量第一次不宜超过 100~200ml,以后渐增到 300~500ml。抽液速度要慢,以避免发生急性右室扩张,均匀而缓慢地引出心包积液可降低急性右室扩张或急性肺水肿的发生。

7. 如抽出鲜血,立即停止抽吸,并严密观察有无心脏压塞出现。

8. 操作过程中应持续观察患者状况和心电图变化,严防患者肢体活动、大幅度呼吸动作,注意平稳进针,避免横向摆动,穿刺成功后及时固定针头。

9. 注意穿刺抽吸心包液时,一定要固定好穿刺针位置,以防针尖进入过深,刺伤心脏或损伤冠状血管。抽出一定量心包液在心包腔显著缩小之前拔除穿刺针,以避免针尖损伤心脏。

10. 助手应注意随时夹闭胶管,防止空气进入心包腔。

11. 术中、术后均需密切观察呼吸、血压、脉搏等的变化。

三、可能使病情恶化的情况

急性创伤性心包出血(心脏撕裂或刺伤、主动脉夹层、动脉瘤破裂),手术后心包积液,心包渗出,心脏超声心动图提示前心包无渗液或无穿刺窗,包裹性渗液等情况应避免心包穿刺。因这些情况下心包穿刺非但不能改善血流动力学,还可能会使病情恶化。急性创伤性心包出血应急诊手术引流修补治疗,手术后心包积液,除了有液体外可能有血凝块和纤维蛋白充满心包腔或纵隔,必要时应早期开胸探查引流。对于包裹性渗液如伴有心脏压塞,较好的选择为手术心包部分剥离并引流治疗。

第四节 医源性急性心脏压塞的处理

心脏压塞是一种由于渗出性液体、脓肿、血液、凝块及气体等物质在心包内缓慢或急性积累所致的心脏压塞症状,心包内压升高会引起舒张期充盈功能受损及心排血量降低。多急需皮下或手术引流,病情凶险,因此快速鉴别诊断该病在临床治疗中意义重大。

医源性心脏压塞可发生于经皮二尖瓣球囊扩张、经皮冠脉介入治疗或检查、心内膜活检、电生理检查或射频消融治疗、植入或拔除起搏器导管等心导管操作过程中。首先在实施心脏导管治疗或检查操作过程中保持高度警惕,一旦出现导管走行异常或非常规操作时应密切观察患者生命体征及心影的搏动情况。绝大多数心脏导管术中发生的急性心包积液并心脏压塞具有特征性的临床表现,主要体征变化:体循环血压下降、静脉压增高如颈静脉怒张、小而安静的心脏。

一、临床表现

行心导管介入诊疗患者,术中出现下述表现,按照急性心脏压塞处理。

1. 术中突发呼吸困难、烦躁、意识模糊或意识丧失。
2. 术中血压突然降低(原有高血压者在心脏穿孔后血压值在"正常"水平,但与患者术前血压比明显下降)伴颈静脉怒张。
3. **心率变化** 急性心包积液发生初期常见心率减慢,但随后因每搏输出量下降反射性交感神经兴奋,可出现心动过速代偿,心率增快,严重者可表现为心搏骤停,进展快者整个过程不足 2min~3min。
4. **X线特征性表现** 透视下显示心影正常或增大,吸气时心脏搏动消失或减弱。如难以明确心脏是否仍在搏动,而心腔内仍留有治疗或检查操作时留存的导管或导线,则可以通过观察后者是否搏动来间接推知心脏的搏动情况。X线的另一表现为心影内可见随心脏搏动的半环状透亮带,距心影边缘 1cm 左右,分布于心尖部、前壁以及下壁近心尖部。如短期内多次摄片显示心影迅速增大,而肺部明显淤血现象,也是心包积液的有利证据。当患者具备上述症状和体征、X线影像特征可初步诊断发生了急性心包积液并心脏压塞。对于返回病房的患者,需要急查心脏超声,尽早诊断,以便及时处置,抢救生命。

对于急性心脏压塞诊断可疑者,又不能排除迷走神经反应的严重心动过缓-低血压综合征时,可以通过给予异丙肾上腺素 1~2mg 静脉注射,合并冠心病的患者给予阿托品 1~2mg 静脉注射加以鉴别。如在应用药物后症状明显好转,则表明是严重心功过缓-低血压综合征,如症状改善不明显或无效,则倾向于急性心脏压塞的诊断。当怀疑急性心包积液并心脏压塞时即应停止导管操作,如患者动脉收缩压能维持在 80~90mmHg 以上且神志清楚时可先行心脏超声心动图检查确诊。如已严重恶化时则不必等心脏超声心动图检查,应争分夺秒进行紧急抢救处理,包括急救用药、紧急心包穿刺引流同时联系外科必要时紧急开胸引流修补治疗。

按照发生时间分为在导管室介入治疗术中发生(早发心脏压塞)和返回病房后发生(迟发心脏压塞)两种。迟发心脏压塞发病时间不一致,常发生在 PCI 后数小时,也有报道近 24 小时后才有临床表现。相对于早发心脏压塞,迟发心脏压塞的床旁早期诊断有一定难度。

在早期诊断方面,要有强烈的诊断意识。导致心脏压塞的常见原因为手术部位(冠状动脉、冠状静脉窦或左、右心房等)穿孔;导引钢丝(尤其是使用硬导丝)造成冠状动脉远段创伤;射频消融所致阻抗升高,焦痂形成后渗出;起搏电极导管造成心室肌穿孔等。因此在 PCI 术中出现上述隐患时,如应用了硬导丝或射频消融中阻抗升高等,术者就应提示临床医师术后高度警觉发生迟发心脏压塞。迟发心脏压塞与慢性心脏压塞有类似表现,如面色苍白、胸闷、气短、多汗及血压降低等,急诊床旁超声心动图检查最具价值,此检查不但能明确诊断,还能测量积液量及指导心包穿刺引流术。

二、诊断要点

1. 介入诊疗术中或术后,急性发生低血压、颈静脉怒张、奇脉、心动过速、气促或严重呼吸困难的患者,应考虑心脏压塞的可能性。

2. 心电图 QRS 波低电压、电交替现象及胸部 X 线检查心界扩大或急诊心脏超声明确诊断。

3. 对于疑似心脏压塞的患者,CT 及 CMR 并不属于常规检查,但可用于排除大量心包积液患者可能存在的纵隔或肺部伴发病。

三、治疗方案

心包穿刺引流,留置导管负压引流。密切观察,24~72 小时拔管。需要临床医师兼顾出血与血栓。行经皮冠状动脉介入治疗患者注意检测血小板功能及调整双联抗血小板药物剂量及种类,以便既不引起心包再出血,又不引起支架血栓事件;行心房颤动射频消融患者注意预防卧床静脉血栓及心房血栓的形成等。

(孙鸣宇　王效增　周铁楠　李洋　赵韧)

参 考 文 献

1. Maisch B, Seferović PM, Ristić AD, et al. Guidelines on the diagnosis and management of pericardial diseases executive summary; The Task force on the diagnosis and management of pericardial diseases of the European society of cardiology. Eur Heart J, 2004, 25 (7): 587-610.
2. Ristić AD, Imazio M, Adler Y, et al. Triage strategy for urgent management of cardiac tamponade: a position statement of the European Society of Cardiology Working Group on Myocardial and Pericardial Diseases. Eur Heart J, 2014, 35 (34): 2279-2284.
3. Adler Y, Charron P, Imazio M, et al. 2015 ESC Guidelines for the diagnosis and management of pericardial diseases: The Task Force for the Diagnosis and Management of Pericardial Diseases of the European Society of Cardiology (ESC). Eur Heart J, 2015, 36 (42): 2921-2964.
4. Fejka M, Dixon SR, Safian RD, et al. Diagnosis, management, and clinical outcome of cardiac tamponade complicating percutaneous coronary intervention. Am J Cardiol, 2002, 90 (11): 1183-1186.
5. Von SR, Kopistansky C, Cohen M, et al. Cardiac tamponade in the "new device" era: evaluation of 6999 consecutive percutaneous coronary interventions. Am Heart J, 2000, 140 (2): 279-283.

第十章 介入性超声在心血管病急重症中的应用

第一节 超声引导下心包积液置管引流术

一、心包积液治疗的发展史

心包积液最常见的治疗方法有两种,一种是心包切除术,另外一种是心包穿刺术。两种手术都是安全有效的治疗方法。心包切除术,术前需使用全身麻醉及诱导剂,心脏压塞患者表现的交感神经兴奋及心搏加速容易被静脉诱导剂掩盖。而且心脏压塞患者都是前负荷依赖,麻醉剂的使用影响前负荷,导致过度通气。同时机械通气使胸腔压力升高,进而阻止静脉回流,可能加重心脏压塞患者的病情。因此,只有在主动脉夹层伴心包积液,少量或包裹性积液等少数情况下建议外科手术治疗。

心包穿刺术始于 1840 年,传统的心包穿刺术主要是盲穿,依靠操作者寻找解剖标志及个人临床经验。这种方法定位准确性差,穿刺成功率低,且容易导致膈肌、肝脏、胃肠道、肺及心肌的损伤。此后,心包穿刺可以在多种影像技术引导下进行,包括 X 线、CT 及超声。X 线引导时,区分心脏组织与积液较为困难,需注入对比剂后才能证实穿刺针在心包腔或是心腔,且不能清晰辨认引流管的位置,目前已很少使用。CT 引导的心包穿刺术相比超声仍属于半盲穿,至少需要 2 次 CT 扫描,费时、费力,患者需要长时间暴露在射线下,且性价比远低于超声。便携超声还可以应用于重症监护室,床旁行心包积液的诊断和治疗。超声对于心包积液的敏感性可达 100%,急诊内科医生应用床旁超声诊断心包积液的准确率也可达 97.5%。实时超声引导下心包穿刺术具有非常明显的优势:清晰显示积液的位置,灵活选择穿刺点及进针路线;穿刺过程中实时显示穿刺针针尖的位置,及时调整进针深度和方向,有效避免心肌及大血管的损伤。目前超声引导下心包穿刺术是治疗心包积液最常用的手段。但如果心包积液量较大,一次性大量抽取心包积液易诱发急性肺水肿或右心衰,若反复多次抽液增加患者痛苦,随着积液量的减少,心包腔内穿刺针尖易损伤搏动的心脏。2014 年 7 月 7 日,欧洲心脏病协会(ESC)心肌和心包疾病工作组发布了《心脏压塞紧急管理分类策略立场声明》,声明中指出没有超声心动图引导的心包穿刺属于禁忌操作。

因此,目前临床中采用实时超声引导下对心包腔积液置入引流管,临床医生可根据患者病情持续或间断引流,随时调整引流量,还可通过引流管进行心包腔内注射药物治疗。实时超声引导下心包穿刺置管引流术,损伤小,风险低,集穿刺和治疗于一体;患者痛苦小,花费少,是目前心包积液最理想的治疗方法。

二、心血管病急重症心包积液的特点

随着心血管介入治疗的蓬勃发展,行冠状动脉造影及支架植入、植入心脏起搏器及除颤器、射频消融患者日益增多,心包腔内出血的患者较前也有所增加。任何一例心包积液患者都有发展为心脏压塞的可能性。当心包腔内的积液短时间内快速增多,即使仅仅200ml也可导致心脏压塞。而慢性心包积液患者,即使积液量超过1 000ml也不一定发生压塞症状。心包压力-容积曲线十分陡峭,而心脏压塞就是这种特殊的"最后一滴"现象形成的。最后几毫升的液体积聚使心包腔内压力显著升高,心脏压塞伴有低血压的情况,如果没有及时地诊断与治疗,可以很快发展为无脉搏电活动甚至死亡。同样,最初几毫升的液体排出可以导致相对最大的压力下降,因此早期诊断及治疗尤为重要。

(一) 相关解剖知识

心包是包裹心脏和大血管根部的圆锥形纤维浆膜囊,分为内外两层,外层为纤维性心包,内层为浆膜心包。纤维心包又称心包纤维层,是一纤维结缔组织囊,贴于浆膜心包壁层的外面,向上与出入心的大血管外膜相移行,向下与膈肌中心腱紧密相连。纤维心包伸缩性小,较坚韧。浆膜心包可分为脏层和壁层。脏层覆于心肌的外面,又称为心外膜,壁层紧贴于纤维性心包内面。脏层与壁层在出入心的大血管根部相移行,两层之间潜在的腔隙称为心包腔,内含有少量浆液,起润滑作用,可减少心脏搏动时的摩擦。心包前壁隔着胸膜和肺与胸骨和第2~第6肋软骨为邻,前壁有结缔组织连于胸骨,称胸骨心包韧带,起固定心包作用。心包后面有主支气管、食管、胸导管、胸主动脉、奇静脉和半奇静脉等,两侧邻接纵隔胸膜,并有膈神经和心包膈血管自上而下行于心包与纵隔胸膜之间。心包裸区是指在胸骨体下份和左侧第5、第6肋软骨的后方处,该处心包的前方没有胸膜遮盖,纤维性心包直接与胸前壁接触的区域。可作为心内注射以及心包腔积液时的穿刺部位。

(二) 心包积液及心脏压塞的病因

内科常见病因:肿瘤,肾衰竭,病毒性心包炎,心脏介入术后。不常见病因:放射性心包炎,心肌梗死伴心室破裂,溶栓治疗,风湿性关节炎,系统性红斑狼疮,甲状腺功能减退,艾滋病(其中有卡波西肉瘤),抗凝治疗或其他出血性疾病,结核病,化脓性心包炎,心包间皮瘤等。

外科常见原因:侵入性心脏和血管处理(其中有冠状动脉成形术),心脏手术后,心脏创伤和胸部创伤。

(三) 心脏压塞临床诊断及超声表现

心脏压塞的诊断必须要结合病史,了解有无可能导致心包积液的病因。患者早期可表现为呼吸困难,前倾坐位,心率增快,奇脉(吸气时收缩压较呼气时低10mmHg以上,敏感性98%,特异性83%),脉压减小。随着病情加重可表现为Beck三联征(心音遥远,颈静脉怒张,低血压)以及休克。疼痛多发生于心脏压塞晚期或并发心包炎时。多数心脏压塞的临床表现并非特异性,在重症患者中其临床诊断尤其困难。重症监护室患者既可表现为急性休克,也可以因为心排血量减少导致隐匿性的多器官衰竭,如肾衰竭、缺血性肝炎或肠系膜缺血。此外,由于监护室患者常使用血管活性药物,以及机械循环支持设备(如主动脉内球囊反搏、体外生命支持、心脏辅助仪器等),还常伴有胸腔积液、支气管痉挛、呼吸困难以及心律不齐,增加了诊断的难度。自超声心动图问世以来,传统的诊断检查手段(心电图、胸片)的作用日益减少。

作为心内科医生,如果心脏介入术后的患者,突然出现烦躁、大汗淋漓、意识淡漠、血压突然下降,经快速补液及药物治疗血压仍难以回升(难治性低血压),心率突然增快或变慢,甚至出现呼吸、心搏骤停,应立即想到心脏压塞的可能。

心包积液的超声表现:正常情况下,在心包腔内只有少量液体,因而只有在后房室沟处可见很小的无回声区,该区在舒张末期常常消失,只在收缩期出现。目前常用二维超声心动图诊断心包积液并进行大致定量。分为微量、少量、中等量及大量。微量:仅在左室后壁后方出现无回声,舒张期消失,收缩期出现。少量心包积液:仅在左室后壁后方出现无回声,收缩期和舒张期持续存在,舒张期最深处一般小于 1cm,液体量小于 100ml。中等量心包积液:左室后壁后方无回声区深 1~2cm,右心室前壁前方也出现小于 1cm 的无回声区,液体量 100~500ml。大量心包积液:左室后壁后方的无回声区 >2cm,液体量 >500ml;同时可见右室前壁、室间隔及左室后壁呈同向运动,并出现由于心脏自由摆动发生的摇摆运动。

心包积液可以是包裹性的,在心脏手术、结核性心包炎、心脏外伤和胸部放疗后,心包的炎性渗出导致心包积液分布不均匀。它可以发生在心包腔的任何部位,手术后最常见于左室或左房的后方,因前方是心包切开区,常有粘连;邻近右房的包裹性积液也常见。

心脏压塞的超声表现:

1. **二维超声心动图表现**　不同程度的心包积液;舒张晚期和/或收缩早期右房壁塌陷;舒张早期右室壁塌陷现象是心包的压力超过右室舒张压的间接证据,也是心脏压塞的有力证据。但是,当合并心功能不全、右室肥厚、肺动脉高压及室间隔肥厚时,该征象可不出现。

2. **多普勒超声表现**　二尖瓣舒张期过瓣峰值血流速度在吸气和呼气时相速度差异 >25%。

3. **下腔静脉、肝静脉回流受阻的表现**　深吸气时下腔静脉内径减少 <50%,提示右房压力升高。

心脏压塞是由于心包腔内的压力超过右室充盈压,心室充盈受损,前负荷减低进而心排血量减低。右室塌陷早期只在呼气时发生,吸气时不发生,因为吸气时右室充盈容量增加;当心包腔压力显著上升,持续超过心腔压力时,上述的各种表现将同时存在。值得注意的是,低血容量患者心脏压塞的临床表现可能被掩盖,但是右房、右室塌陷仍可被超声心动图发现,有助于诊断。

三、适应证

1. 心脏压塞紧急引流减压,挽救生命。
2. 大量心包积液置管引流,改善患者呼吸困难等症状。
3. 诊断性心包穿刺抽液,明确积液性质,渗出性、血性或脓性,指导临床治疗。
4. 恶性心包积液抽液和置管引流,药物注射治疗。
5. 心包腔积脓引流及药物冲洗。

四、禁忌证

为生命急救而进行穿刺时,无禁忌证。

相对禁忌证:

1. 主动脉夹层伴心脏压塞,置管引流有可能增加出血,并使夹层范围增大,因此建议外科手术治疗。

2. 严重出血倾向患者,如凝血功能未纠正;正在接受抗凝治疗;血小板计数 $<50 \times 10^9$/L。

3. 心包积液量少(穿刺部位积液深度 <0.5cm),易损伤心脏及冠状动脉。

4. 严重多器官或心、肺功能衰竭。

5. 患者极度不配合。

6. 严重心包粘连。

五、术前准备

(一) 仪器及耗材

1. 抢救设备及药物,心电监护及血压监测,除颤仪,急救药物以备各种恶性心律失常及严重血管迷走反射。吸氧设备,建立静脉通道。

2. 具有穿刺功能的彩色超声诊断仪,配有专用引导架的低频(2MHz~5MHz)及高频(7MHz~12MHz)探头。

3. 一次性经皮经肝胆管造影(percutaneous transhepatic cholangiography,PTC)介入穿刺针。

4. 中心静脉置管穿刺包,内包括无菌手套、5ml注射器2支、导丝、刀片、扩皮器、缝皮针线、棉球、纱布。

5. 引流管,如短期内使用或引流液为清亮淡黄色可使用中心静脉管,长期引流或血性积液、脓性积液建议使用抗感染引流管。

6. 无菌引流袋、无菌贴膜、无菌探头套。

7. 生理盐水,利多卡因麻醉剂,碘伏,生化及细菌检测采样瓶。

(二) 相关辅助检查及知情同意书

1. 术前分别与患者、家属、临床医生沟通,了解患者有无重大疾病史、血透史,有无服用抗凝药物等穿刺禁忌证。

2. 心电图、X线、血压及心脏超声结果。

3. 术前一周内的血常规、凝血功能、血清学四项。

4. 履行告知义务,包括术中、术后可能出现的并发症及处理方法,签署介入治疗知情同意书。

(三) 穿刺点的确定

心包穿刺时可以视患者病情确定体位,即让患者保持最适体位,如坐位、半坐位、仰卧位、侧卧位等。常用穿刺点包括剑突下、胸骨左缘及心尖部。

剑突下途径是在剑突下与左肋弓下缘之间,朝向左肩方向,穿刺针与皮肤呈 30°~45° 经横膈进入心包腔内。该穿刺点的不足之处在于:穿刺针需要紧贴肋骨后或胸骨后进针,而肥胖、腹部膨隆且不能平卧者,难以达到将穿刺针压至紧贴胸骨后的程度。容易误穿肝脏、腹部脏器；横膈组织致密，增加扩皮器及导管置入的难度。

胸骨左缘途径，是在第4肋间隙胸骨左缘1.5~2.0cm处进针。胸骨下部左侧也是心包裸区的一部分，该处无胸膜覆盖，不易造成气胸等并发症，但因胸廓内动脉沿胸骨两侧紧贴胸前壁第1~6肋软骨后面下行，与胸骨外侧缘平均相距1.2~1.5cm。该处进针易导致内乳动脉及冠状动脉的损伤。

心尖区穿刺位点是在左乳头外侧肋间隙，具体进针点以实时超声检查确定为准，需要选择心包腔内液性暗区较宽且进针路线较短位置，并注意避开肝、肺等重要脏器及穿刺路径上的较大血管。左侧第5、6肋软骨的后方为心包裸区，该处心包的前方无胸膜遮盖，纤维性心包直接与胸前壁接触，是穿刺的最佳部位。

六、操作过程

1. 患者取平卧位，如果积液量较少，可取半卧位，使积液向心尖部流动。局限性或包裹性积液则根据具体情况选择左侧或右侧卧位。
2. 常规二维及彩色超声心动图检查，了解心脏大小、形态及功能，评估心包积液量。
3. 打开超声的穿刺功能键，确定进针点及进针角度，并在体表标记。
4. 常规消毒、铺巾，1%利多卡因局部麻醉。
5. 在超声的实时引导下，将PTC穿刺针沿穿刺架经皮进入心包积液内，退出针芯，连接5ml无菌注射器，抽取少量积液，送入导丝，退出PTC针，紧贴导丝用刀片做1~2mm切口，扩张管扩张皮肤及皮下组织，沿导丝将引流管置于心包腔内，退出导丝及引流管的支撑管，引流管内可见心包积液流出后，连接三通开关及引流袋，穿刺点消毒并无菌胶贴膜覆盖固定。

七、疗效评价

心包积液患者置管引流术后，随着积液的流出，患者呼吸困难等症状会逐步缓解，血压逐步上升。曾有患者抽出30~50ml积液后，自述症状缓解。对于心脏压塞患者效果尤其明显。

八、术后并发症及处理

1. **迷走神经性心脏停搏或室颤等严重心律失常者**　立即停止穿刺，行心脏除颤等抢救措施。
2. **气胸**　少量气胸观察即可，大量气胸需行胸腔闭式引流术。
3. **胸膜破裂致心包积液漏入胸腔**　少量胸腔积液可以密切观察，大量积液需胸外科会诊，必要时开胸手术。
4. **乳房内动脉的损伤**　为胸骨旁穿刺特有并发症，需要局部加压止血。
5. **右心室和右心房急性扩张伴心力衰竭**　常为引流量过大过快所致，立即停止引流，对症处理。
6. **冠状动脉或心肌损伤**　视病情对症治疗。
7. **引流后期出现的胸痛**　是因为积液量显著减少，引流管摩擦心包所致，拔管后胸痛即可消失。

心包穿刺术并非毫无风险,故实施时务必谨慎;当注射器中出现凝血同时发生心律失常时,应高度怀疑心室壁的损伤。它可导致心肌损伤或伤及冠状动脉。尤其当积液量少或局限性积液时更易发生错误的进针路径,也可导致气胸、纵隔积气、腹部空腔脏器穿孔等并发症。严格的无菌操作可避免局部或全身感染的发生。

九、注意事项

1. 术前准备要详细,掌握适应证及禁忌证,并签署介入治疗知情同意书,预备急救设备。穿刺及引导的医生需经过系统的培训,这样可以明显降低并发症的发生率。

2. 术中要密切观察患者的心律、心率、血压、呼吸、脉搏等变化。

3. 穿刺针不宜过深,到达积液即可。尤其在心脏搏动幅度较大时,抽液过程中应密切监视针尖位置,切勿让针尖触及心脏。

4. 抽液和引流速度均不宜太快,特别是大量积液时,抽出液体 100~150ml 后,应减慢速度或间歇引流,每次抽出液体量不宜超过 500ml,血性积液可用肝素帽封管,避免凝血堵塞引流管。

5. 可疑化脓性心包炎或癌性心包炎时,应慎重选择穿刺点,以免污染胸腔;抽液过程中应注意避免气体进入心包腔。

6. 术后压迫止血 10~15 分钟,卧床休息 4~8 小时,监测心率、血压,普通进食,保持穿刺部位干燥,禁止剧烈运动 1 周。告知可能的并发症,如有异常随诊。

总之,实时超声引导下心包穿刺置管引流术具有直观、安全、准确、简便等优点,是目前心包积液最安全而较理想的诊断和治疗方法,值得推广。充分了解心包穿刺适应证和各种可能的并发症,正确掌握处理措施,是保证安全实施超声引导下经皮穿刺置管引流术的基本要求(图 10-1)。

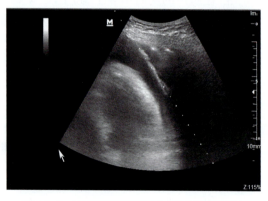

图 10-1　实时超声引导下心包积液置管引流

第二节　超声引导下胸腔积液置管引流术

一、胸腔积液治疗的发展史

胸腔积液、积血是临床胸部内外科临床常见的并发症,中等量以上会压迫肺脏,甚至使纵隔移位而影响心、肺功能,积血可能继发感染,甚至脓胸。因此需早期行胸腔穿刺引流,解除心肺压迫以缓解临床症状。

胸腔积液传统治疗方法包括外科的胸腔穿刺术和闭式引流术,以及影像定位后胸腔积液穿刺术。常规外科胸腔闭式引流,采用肋间切开插管的方法,经超声或 CT 定位,标记穿刺点,常规消毒皮肤、局麻后,手术刀在皮肤上切一约 1cm 切口,以弯血管钳逐渐分离肋间肌后,一血管钳夹住引流管末端,另一血管钳纵形夹持引流管的前端插入胸腔,并送入导管3~4cm,紧密缝合切口1~2针,引流管下端接入水封瓶内。传统的观念推荐使用管径较粗(26F~32F)的硅胶引流管,对患者创伤大,感染率高,患者休息和活动时体位受限,给患者心理、生理造成负担。导管脱出后还可能引起气胸。拔管后切口愈合时间长,有时甚至形成窦道。临床上对于胸腔穿刺抽液的要求是每周2~3次,每次抽液量1 000ml。因每次抽液量的限制导致治疗时间长、减轻压迫症状慢。反复多次抽液增加了脏器损伤、感染、胸膜反应等并发症的风险,还易造成多房性包裹性积液,反而增加治疗难度。

影像定位后的胸腔穿刺术,是临床医生根据临床体检和影像学检查证实有胸腔积液后,经超声或CT定位并做体表标记。常规取肩胛下线第8~10肋间或腋后线第7~9肋间,消毒及局部麻醉后,用金属穿刺针穿透皮肤、肋间肌肉及胸膜进入胸腔,穿刺针后接注射器,一次性抽出部分胸腔液体。这种方法同样受单次抽液量的限制,不能一次彻底抽净液体;尤其癌性胸水患者,积液产生迅速,需反复穿刺。积液量较小时,金属针尖易损伤肺组织。反复穿刺风险大,并发症发生率高,而且还增加患者的痛苦和经济负担。胸部CT虽然是诊断及定量胸腔积液的重要影像学检查,但CT引导下的胸腔穿刺,不仅患者受射线辐射,价格昂贵,还不能实时引导,更不能床旁进行引导,目前已不常使用。

相比之下,实时超声引导下的胸腔积液置管引流术,具有明显优势。首先,超声无放射线辐射、价格低廉、移动方便,可以到床旁行超声诊断及穿刺引导,避免了重症患者检查途中发生意外的风险。其次,可通过实时超声监控,直视穿刺针针尖的位置及走行,并发症发生率低(气胸0.61%,出血0.18%,周围组织损伤0.01%)。置入引流管后,可避免反复穿刺给患者带来的痛苦,降低感染概率。操作简便快捷,有经验的医生可以在5~10分钟内完成穿刺置管,及时解决患者的痛苦。引流管、引流袋可以随时调控引流量、引流速度,避免了引流过快导致的复张性肺水肿等并发症。必要时可经引流管向胸腔内注入药物治疗。而且引流彻底,一次置管操作即能完全引流。英国胸科协会、美国超声医学会、美国急诊医师协会、美国外科医师协会均推荐在实时超声引导下行胸腔积液的穿刺治疗。2018年美国医院医学学会(Society of Hospital Medicine,SHM)发布超声引导下成人胸腔穿刺术立场声明,建议使用超声引导下胸腔穿刺术。

二、心血管病急重症胸腔积液的特点

心内科重症监护室的胸腔积液患者不仅移动受限,且多是平卧位,不能像其他患者可坐位行胸腔穿刺,操作空间明显受限;如果患者向穿刺对侧翻身,积液快速向纵隔方向移动,不仅容易低估积液量且增加了穿刺难度。特别行机械通气的患者机体耐受力差,平卧位时肺的扩张和收缩尤其增加了穿刺的风险。此时需要经验丰富的医生,在实时超声引导下行穿刺置管引流。

(一)相关解剖

胸膜是一对完全封闭的浆膜囊,位于胸腔左右两边。分为脏层胸膜和壁层胸膜,包裹肺并深入肺叶间隙的是脏胸膜,而遮盖胸壁、横膈和纵隔的是壁胸膜,两者在肺门处互相反折延续形成左右两个潜在的、互不相通的密闭腔隙。胸腔分为左肺间隙、右肺间隙和纵隔3部分。左、右肺间隙分别由左、右肺和壁、脏层两层胸膜组成。纵隔位于胸腔中央,上为胸腔入口,下为膈肌,两侧左、右肺间隙,前有胸骨、后有胸椎,其间有心脏和心包、大血管、食管和气管。胸膜腔内有少量的浆液起润滑作用。两侧胸膜腔负压的均衡是维持纵隔位置恒定居中的根本保证。有气体或液体集聚时,两层胸膜分离。胸膜的腔隙,有些部位即使在深吸气时,也不为肺所填充,故名胸膜隐窝,如在腋中线处,肺下缘达第8肋,而胸膜腔底部则达第10肋,所存留的这一部分间隙,称为肋膈隐窝。由于其位置最低,当有少量胸膜渗出液和脓血时,一般多蓄积于此。若一侧胸腔积液或积气挤压患侧肺,严重时可导致纵隔移位压向健侧肺,影响静脉回流,左侧胸腔大量积液甚至可导致心脏压塞。

在肋间隙壁层胸膜内表面(靠近上位肋骨的下缘)有并行的肋间静脉、肋间动脉和肋间神经。该血管神经束沿着弯曲的肋间隙走行,穿刺针只有紧贴标记处肋骨的上缘才能避开。肺的位置取决于胸腔积液量的多少、肺的充气程度和呼吸周期的时间。尽管肝、脾、肾位于膈肌的下面,在行盲穿时,仍有可能会穿到这些器官。

(二)胸腔积液形成原因

胸膜腔内液体是一种由胸膜壁层毛细血管渗出,经胸膜脏层毛细血管静脉端和胸膜淋巴系统再吸收的液体。正常情况下,胸膜腔内液体的渗出与吸收处于平衡状态。正常人胸膜腔内有5~15ml液体,在呼吸运动时起润滑作用,胸膜腔内每天有500~1 000ml的液体形成与吸收。胸腔积液是以胸膜腔内病理性液体积聚为特征的一种常见临床症状。任何原因导致胸膜腔内液体产生增多或吸收减少,即可产生胸腔积液。按胸腔积液性质可分为漏出性胸腔积液和渗出性胸腔积液两类。

漏出性胸腔积液常见的原因包括充血性心力衰竭、肝硬化、肾病综合征、肾小球肾炎、透析、黏液性水肿等。

渗出性胸腔积液常见的原因包括:恶性肿瘤性(原发及继发胸膜间皮瘤)、炎症性(结核性胸膜炎,肺炎性、肝脓肿继发性)、外伤性(血性)、心肌梗死后综合征以及结缔组织病(系统性红斑狼疮、硬皮病等)等。

(三)胸腔积液的临床及超声表现

不同原因所致的胸腔积液,因其原发病的各异而有不同的临床表现。例如,心力衰竭所致的患者有心功能不全的表现;结核性胸腔积液伴有低热、盗汗等症状。积液量较少(<300ml)时,患者多无明显症状;但急性胸膜炎早期有明显胸痛,因两层胸膜互相摩擦所致;中到大量胸腔积液,患者可出现胸闷、气短、咳嗽、胸痛、呼吸困难,甚至端坐呼吸伴有发绀。

少量渗出性胸膜炎患者听诊可闻及胸膜摩擦音;中到大量胸腔积液患侧呼吸运动受限,气管向健侧移位,患侧语音震颤减弱或消失,积液区上方呼吸音增强,有时听诊可闻及支气管呼吸音。

胸腔积液的典型超声表现为无回声暗区,少量游离的胸腔积液多聚集在肋膈隐窝,表现为肝脏或脾脏上方肋膈角处三角形的无回声暗区;随着积液的增多,无回声暗区范围逐渐增大,内常可见楔形的等回声,为液体压迫或炎症所致的不张肺组织。血性或炎性积液的无回声暗区透声差,内可见点状回声。脓性积液可见絮状回声。病程久者可出现强回声纤维分隔带,呈网状分隔。

包裹性胸腔积液位置不定,可在胸腔的任何部位。局限于胸腔侧壁或后壁时,于声像图上显示在强回声的肺组织与胸壁间可见半月形无回声暗区,近胸壁侧基底较宽。

三、适应证

1. 诊断性胸腔穿刺用于胸腔积液的性质鉴别。超声引导下即便是极少量积液,穿刺成功率也极高。

2. 治疗性胸腔穿刺

(1) 无论何种原因的大量胸腔积液均需要抽液或引流。
(2) 恶性胸腔积液化疗药物注射。
(3) 胸腔积脓引流及药物冲洗。
(4) 液气胸的置管引流。

四、禁忌证

1. **严重出血倾向** 凝血功能障碍;正在接受抗凝治疗;血小板减少,血小板计数 $<50 \times 10^9$/L。

2. 无合适的穿刺路径及进针点,如机械通气患者,呼吸动度过大,无法避免肺组织的损伤。

3. 患者极度不配合。

五、术前准备

(一) 仪器及耗材

1. **抢救设备及药物** 心电监护及血压监测,除颤仪,急救药物以备各种恶性心律失常及严重血管迷走反应。吸氧设备,建立静脉通道。

2. 具有穿刺功能的彩色超声诊断仪,配有专用引导架的低频(2MHz~5MHz)及高频(7MHz~12MHz)探头。

3. 一次性PTC介入穿刺针。

4. **中心静脉置管穿刺包** 内包括无菌手套、5ml注射器2支、导丝、刀片、扩皮器、缝皮针线、棉球、纱布。

5. **引流管** 如短期内使用或引流液为清亮淡黄色可使用中心静脉管,长期引流或血性积液、脓性积液建议使用抗感染引流管。

6. 无菌引流袋、无菌贴膜、无菌探头套。

7. 生理盐水,利多卡因麻醉剂,碘伏,生化及细菌检测采样瓶。

8. 可能使用的胸腔注射药物(抗生素、抗肿瘤药物、激素、纤维素溶解药物等)。

(二) 相关辅助检查及知情同意书

1. 术前与患者家属及临床医生沟通,了解患者有无重大疾病史、血透史,有无服用抗凝药物等穿刺禁忌证。

2. 心电图、血压、X线、超声及CT结果。

3. 术前一周内的血常规、凝血功能、血清学四项。

4. 履行告知义务,包括术中、术后可能出现的并发症及处理方法,签署介入治疗知情同意书。

六、操作过程

1. 确定患者的体位。穿刺时让患者骑坐于椅子上，腹侧朝向椅背，双肩平放椅背上缘，舒适为宜，不能坐立者采用半卧位或侧卧位。

2. 打开超声的穿刺功能键，于腋中线、腋后线、肩胛线扫查，取积液量较大且分隔较少，无大血管及重要器官易暴露处为穿刺点，并做体表标记。

3. 常规消毒、铺巾，1% 利多卡因局部麻醉。

4. 在超声实时引导下，将 PTC 穿刺针沿穿刺架经皮进入积液内，退出针芯，连接 5ml 无菌注射器，抽出少量积液，送入导丝，退出 PTC 针；紧贴导丝用刀片做 1~2mm 切口，扩张管扩张皮肤及皮下组织，沿导丝将引流管留置于胸腔内，退出导丝及引流管的支撑管；引流管内液体流出后，连接三通开关及引流袋，穿刺点消毒并无菌胶贴膜覆盖固定。

七、疗效评价

胸穿抽液可明确积液性质，为临床下一步治疗提供帮助。随着胸腔积液的不断引流，患者胸闷、气促、腹胀等症状逐渐缓解或消失；对心脏的压迫也明显减轻，心率、呼吸及低氧血症得以减轻或纠正，起到立竿见影的效果。

八、术后并发症及处理

1. **气胸** 针尖显示不清，致穿刺过深，损伤脏层胸膜及肺组织；胸腔积液抽尽使肺复张后，随呼吸运动划破肺泡所致。穿刺中患者应避免咳嗽及转动，胸穿时咳嗽肺膨胀易被针刺破，咳嗽剧烈者应立即拔针。气体量少不必处理，量较多时可以抽出。明显气胸应严密观察，由临床医生按气胸处理。

2. **出血** 包括肺出血，因穿刺过深或患者剧烈咳嗽时损伤肺组织所致；肋间血管出血，患者肋间隙狭窄，针尖沿肋骨下缘进针，损伤肋间小动脉；反复抽胸腔积液，致使胸膜肥厚，胸腔积液呈分隔状，反复进针后导致肋间小血管损伤引起胸膜内小量出血。因此，穿刺时手臂尽量上抬使肋间隙增宽，沿肋骨上缘或肋间隙中央垂直进针。少量出血局部压迫即可，大量出血应立即输液或输血，用止血药，必要时手术止血。

3. **胸膜反应** 表现为胸腔穿刺过程中，患者出现头晕、面色苍白、出汗、心悸、胸部压迫感或剧痛、血压下降、脉细、肢体发凉、晕厥等。发现胸膜反应需立即停止抽液，让患者平卧吸氧，必要时皮下注射肾上腺素 0.5mg 或静脉输注葡萄糖液，观察血压、脉搏。疼痛也可致头晕、面色苍白、大汗淋漓、血压下降。因此要求对穿刺部位的麻醉一定要充分；超声定位下的皮肤局部麻醉部位，应尽量保持与穿刺点相一致。对于精神紧张的患者，胸穿前给予精神安慰，并充分局麻无痛后再进针。

4. **复张性肺水肿** 抽液速度过快后出现，由于过多过快地抽液，胸膜腔负压骤然增大，压缩的肺组织快速复张，肺血管也随之扩张，很快造成血管外渗，形成复张后肺水肿。表现为难治性咳嗽，可持续 20min~60min，胸闷、咳少量粉红色泡沫痰，肺部湿啰音，可按急性肺水肿处理。

5. **穿刺无液体** 指的是影像检查（CT 或超声）认为存在胸腔积液，实际上并不是游离液体，可以是已机化的血性胸腔积液或肥厚的胸膜组织。

6. **恶性肿瘤皮下种植** 反复抽液后在胸壁上形成癌瘤结。

九、注意事项及实战经验

1. 术前准备要详细，掌握适应证及禁忌证，并签署介入治疗知情同意书，预备急救设备。穿刺及引导的医生需经过系统的培训，这样可以明显降低并发症的发生率。

2. 术中要密切观察患者的心律、心率、血压、呼吸、脉搏等变化。

3. 穿刺针不宜过深，到达积液即可。当呼吸幅度较大或机械通气时，抽液过程中应密切监视针尖位置，切勿让针尖伤及肺组织。

4. 抽液和引流速度均不宜太快，以免造成纵隔摆动及复张后肺水肿。缓慢放液，用输液夹控制引流速度，每日引流量控制在1 000ml以内，分2~3次，对高龄及体质较弱患者引流速度尤其缓慢，每日引流量应控制在600~1 000ml，引流过程中注意观察患者有无明显乏力、虚汗、低血压等症状。如出现时应立即夹闭引流管，给予氧气吸入，待症状好转后再继续引流。

5. 肋间动脉和胸壁动脉损伤引起的出血有时是迟发性和隐匿性的，可以导致大量胸腔积血，需外科手术止血。如果术后引流液逐渐呈血性，要立刻想到这种可能性。在时间允许情况下，可用超声定位肋间动脉后再进针。

6. 术后压迫止血10~15分钟，卧床休息4~8小时，监测心率、血压，普通进食，保持穿刺部位干燥，禁止剧烈运动1周。告知可能发生的并发症，如有异常随诊（图10-2）。

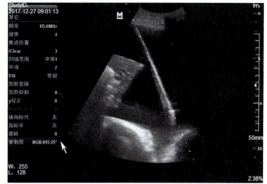

图10-2 实时超声引导下胸腔积液置管引流

第三节　超声引导下假性动脉瘤凝血酶注射封堵术

一、概述

随着心脑血管疾病介入性治疗的广泛开展，同时伴随抗凝、抗血小板药物的广泛使用，医源性股动脉及桡动脉假性动脉瘤已成为股、桡动脉穿刺介入检查和治疗术的一种常见血管并发症，发生率为0.3%~0.8%。患者在股动脉或桡动脉穿刺术后局部感到疼痛，并可触及搏动性肿物；如不能得到及时的诊断和治疗，肿物会逐渐增大，而且疼痛不能有效缓解。

假性动脉瘤传统治疗方法为外科手术修补，包括载瘤动脉结扎、动脉瘤切除端端吻合及血管移植、动脉瘤囊内血管修补等。但这种治疗方法费用高、给患者带来的痛苦大，并发症发生率可达20%，包括出血、感染、淋巴管囊肿、神经根病、围术期心肌梗死，甚至死亡。1991年Fellmeth等首先报道了超声引导下假性动脉瘤压迫治疗方法，采用超声探头或手指压迫瘤颈部，阻断瘤内血流进入动脉的通道，诱导动脉瘤内血栓形成。压迫30分钟后复查超声，如瘤体内仍有血流，可重复压迫。其特点是安全、有效及费用低廉。但这种方法只适用于破口较小、病程较短的假性动脉瘤。而且长时间压迫也会给患者带来不适和疼痛。使用大量抗凝剂、肥胖患者或病变部位较深时往往效果不佳。

超声引导下凝血酶注射治疗假性动脉瘤最早在1986年提出,将凝血酶注入瘤腔内,可促进血栓形成。同时压迫瘤颈,阻止动脉血流进入瘤腔,有利于动脉壁裂口的修复愈合。与超声引导下单纯压迫治疗相比较,对于使用抗血小板及抗凝治疗的患者更加有效。具有简便、安全、微创的特点,尤其适合于体型肥胖、破口较深、瘤体大而复杂、形成时间较长、大量使用抗凝剂后的患者,目前已成为临床假性动脉瘤的首要治疗方法。2015年法国麻醉和重症医学学会(SFAR)发布超声引导下血管穿刺指南,明确指出:超声波扫描仪在手术室,重症监护室和急诊室的推广使得超声引导导管成为可能。超声引导因具有创伤小、并发症少的优点,目前在临床上广泛应用。

二、假性动脉瘤形成的病因及临床表现

(一) 定义及病因

假性动脉瘤指动脉管壁被撕裂或穿破,血液自此破口流出而被动脉邻近的组织包裹而形成血肿,多由于创伤所致。假性动脉瘤是血管损伤后的并发症,因火器伤、刺伤、医源性损伤等致动脉壁全层破裂出血,并被动脉周围的组织包裹而形成血肿。它与真性动脉瘤的区别在于,不具有动脉血管的外膜、中层弹力纤维和内膜三层结构。

医源性假性动脉瘤的形成原因多与穿刺技术、使用器械、术后处理和靶血管本身因素以及抗凝药物的使用有关。

(二) 临床表现

穿刺点周围见皮下血肿、搏动性肿块,部分可触及收缩期震颤,闻及收缩期杂音。压迫动脉近心侧可见肿块缩小,紧张度降低,搏动停止,震颤与杂音消失。较小的瘤体对机体影响不大;较大瘤体可引起患肢远端缺血,邻近神经受压损伤;巨大的瘤体有破裂出血的危险。

三、假性动脉瘤的超声表现

二维超声可在股动脉或桡动脉旁见一个无回声或混合性回声肿物,肿物内可有或无血栓。彩色多普勒超声于瘤腔内见红蓝相间的彩色血流信号,血流自股动脉与假性动脉瘤间的异常通道进入假性动脉瘤腔内。频谱多普勒于分流口探及收缩期由动脉到瘤体的高速血流信号和舒张期由瘤体到动脉的相对低速血流信号。典型的"双期双向"多普勒频谱,是假性动脉瘤的特征性表现。

四、适应证

各种原因所致的假性动脉瘤,包括医源性、外伤性及感染性的假性动脉瘤。

五、禁忌证

当假性动脉瘤的瘤颈既宽且短时,凝血酶容易从假性动脉瘤瘤体内流出,造成远端动脉栓塞,不建议单纯超声引导下行凝血酶封堵术。

六、术前准备

（一）相关辅助检查及知情同意书

1. 术前与患者家属及临床医生沟通，了解患者有无重大疾病史、血液透析史，有无服用抗凝药物等穿刺禁忌证。
2. 心电图、血压、X线及超声。
3. 术前一周内的血常规、凝血功能、血清学四项。
4. 履行告知义务，包括术中、术后可能出现的并发症及处理方法，签署介入治疗知情同意书。

（二）仪器及耗材

1. **彩色超声诊断仪**　配有专用引导架的低频（2MHz~5MHz）及高频（7MHz~12MHz）探头，无菌探头套。
2. 一次性PTC介入穿刺针。
3. 凝血酶冻干粉（500IU/支），生理盐水，利多卡因麻醉剂，碘伏，1ml及5ml注射器。
4. **抗过敏药物**　地塞米松磷酸钠注射液等药物。

七、操作过程

1. 仰卧位，二维超声显示假性动脉瘤位置、大小和形状，观察有无附壁血栓。彩色多普勒超声观察瘤体血流信号特征，明确瘤体与载瘤动脉关系及确定瘘口位置，观察瘘口及瘤颈形态、瘤口宽度、瘤颈长度，并测量瘤口处血流速度；做体表标记。
2. 凝血酶冻干粉的稀释，将500IU冻干粉用4ml生理盐水稀释，用1ml注射器抽取稀释后的凝血酶1ml备用。
3. 局部碘伏消毒，铺巾、1%利多卡因局部麻醉。
4. 探头尽量压迫近端股动脉、桡动脉或瘤颈部，降低瘤腔内血流速度。使瘤内血流信号减少或消失。超声引导下将穿刺针进入瘤腔，当针尖清晰后，退出针芯，连接1ml注射器，根据瘤腔大小可分次缓慢注入适量凝血酶，拔出穿刺针，局部压迫5min~10min。
5. 彩色多普勒超声显示瘤腔内无血流信号时结束治疗。如仅瘤颈部有极少量血流，再次压迫10min后复查。如瘤体内仍有较多血流，重复上次操作，直至血流完全消失。
6. 检查足背动脉或桡尺动脉血流充盈情况。

八、疗效评价

假性动脉瘤封堵完全后，搏动停止，震颤与杂音消失，患者疼痛减轻并逐步消失。

九、术后并发症及处理

极少见，可有远端动脉栓塞，深静脉血栓形成，肺栓塞，感染和变态反应等并发症。

十、注意事项及心得体会

实时超声引导下假性动脉瘤的凝血酶注射封堵术目前尚没有统一的规范或操作指南。穿刺针到达的位置并不统一，有的医生建议在瘤腔边缘，远离瘤颈部；也有专家建议到达瘤颈部，但均能达到理想的治疗效果。

国内凝血酶的浓度多数在100~500IU/ml。凝血酶的注射速度必须缓慢，可分次注射，尽量减少凝血酶注入量，确保安全。压迫瘤体松开时动作要缓慢，防止压力突然变化导致抽吸性出血。

总之，实时超声引导下假性动脉瘤凝血酶封堵术，操作简单、起效快、安全性高且不受抗凝剂的影响，已成为医源性假性动脉瘤的首选治疗方法（图10-3、图10-4）。

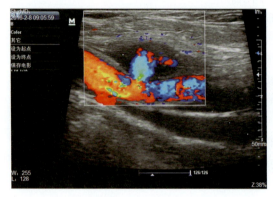 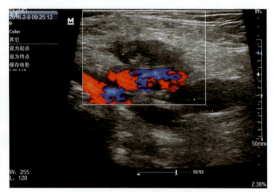

图10-3 实时超声引导下假性动脉瘤封堵术前　　图10-4 实时超声引导下假性动脉瘤封堵术后

（张　筠　顾若曦　张子龙　张　磊　刘　杰）

参 考 文 献

1. Bhargava M, Wazni OM, Walid I, et al. InterventionalPericardiology. Current Cardiology Reports, 2016, 18 (3): 31.
2. Vakamudi S, Ho N. Pericardial Effusions: Causes, Diagnosis, and Management. Progress in cardiovascular diseases, 2017, 59 (4): 380-388.
3. Horr SE, MentiasA, HoughtalingPL, et al. Comparison of outcomes of pericardiocentesis versus surgical pericardial window in patients requiring drainage of pericardial effusions. The American journal of cardiology, 2017, 120 (5): 883-890.
4. Imazio M. Management of pericardial effusion. Eur Heart J, 2013, 45 (16): 1186-1197.
5. Andruszkiewicz P, Sobczyk D, et al. Ultrasound in critical care. Anaesthesiology intensive therapy, 2013, 45 (3): 177-181.
6. Hatch N, WuTS, Barr L, et al. Advanced ultrasound procedures. Critical care clinics, 2014, 30 (2): 305-329.
7. Chandraratna PA, Mohar DS, Sidarous PF. Role of echocardiography in the treatment of cardiac tamponade. Echocardiography, 2014, 31 (7): 899-910.
8. Pislaru SV, Michelena H, Mankad SV, et al. Interventional echocardiography. Progress in cardiovascular diseases, 2014, 57 (1): 32-46.
9. Gluer R, MurdochD, HaqqaniHM, et al. Pericardiocentesis-How to do it [J]. Heart, lung & circulation, 2014, 24 (6): 621-625.

10. McIntyre WF, Jassal DS, Morris AL, et al. Pericardial effusions: do they all require pericardiocentesis? The Canadian journal of cardiology, 2015, 31 (6): 812-815.
11. 顾兵, 朱荣峰, 郭建锋, 等. 超声引导下穿刺置管治疗心包积液. 中国介入影像与治疗学, 2010, 7 (2): 107-109.
12. 沈世华, 李建卫, 吴松松, 等. 超声引导下心包穿刺置管引流术的应用价值. 医学影像学杂志, 2017, 27 (4): 640-642.
13. 于铭, 韩增辉, 周晓东, 等. 超声引导下心包积液穿刺及置管引流的临床研究. 临床超声医学杂志, 2007, 9 (1): 25-26.
14. 中国医师医师协会超声医师分会. 中国介入超声临床应用指南. 北京: 人民卫生出版社, 2017.
15. 宋敏. 超声引导胸腔穿刺留置猪尾导管治疗复杂性肺炎旁胸腔积液. 中华超声影像学杂志, 2011, 20 (1): 14-17.
16. Mansour MA, Gorsuch JM, et al. Diagnosis and management of pseudoaneurysms. Perspectives in vascular surgery and endovascular therapy, 2007, 19 (1): 58-64.
17. 程志刚, 韩治宇, 刘方义, 等. 彩色多普勒血流显像引导近瘤颈部收缩期分次注射小剂量凝血酶溶液治疗股动脉假性动脉瘤的效果. 中国医药导报, 2017, 14 (4): 82-85.
18. 马丽萍, 孙巍, 周启昌, 等. 彩色多普勒超声在假性动脉瘤诊治中的临床应用. 中华超声影像学杂志, 2003, 12 (6): 341-343.
19. 李建初, 蔡胜, 姜玉新, 等. 假性动脉瘤的彩色多普勒超声征象及其临床意义. 中华超声影像学杂志, 2001, 10 (8): 473-475.
20. 张华斌, 黄曼维, 王金锐, 等. 超声引导下注射凝血酶栓塞治疗医源性假性动脉瘤. 中国超声医学杂志, 2005, 21 (2): 142-146.
21. 张连仲, 吴刚, 王晖, 等. 超声引导下载瘤动脉按压及瘤内凝血酶注射治疗外周动脉假性动脉瘤. 中国超声医学杂, 2007, 23 (12): 52-54.

第十一章 人工辅助呼吸机在心血管病急重症中的应用

第一节 人工辅助呼吸机概论

随着机械通气技术的不断发展及心脏疾患治疗手段的增多,越来越多的心脏病患者在抢救和治疗过程中需要应用机械通气。回顾机械通气的历史,其过程是从有创到无创(体外负压箱式呼吸机)再回到有创,最终进入有创与无创共存的时代。常规机械通气系指经鼻或经口建立人工气道,即有创机械通气。

人工气道的建立一般采用经口或经鼻气管插管,经口气管插管操作方便,急救时常用;导管内径可较大,阻力较小,便于吸痰;但患者清醒后难以忍受;刺激口腔黏膜,分泌物增多;口腔护理困难;导管易脱出口腔;保留时间一般不超过1周。经鼻气管插管较易耐受;便于固定和口腔护理;但导管多较细,引流不方便;压迫鼻窦,影响分泌物的引流,并可能导致鼻窦感染;保留时间较长,可达数周或数月。

近年来无创机械通气的使用已越来越受到人们的重视。通过鼻、面罩、接口器等相对无创方式与呼吸机连接或无须建立人工气道的通气方式统称为无创机械通气。20世纪80年代早期,无创通气已用于充血性心力衰竭的治疗;90年代,无创通气作为常规机械通气的替代措施已用于多种原因引起的呼吸衰竭。无创机械通气强调及早"主动"应用,特别是常规治疗后仍存在低氧血症及明显呼吸窘迫者。具体操作:通常使用鼻罩或鼻面罩,两者各有优劣。鼻罩死腔小,患者进食及咳痰不受影响,呕吐时不易误吸,患者可随意控制呼吸机的触发,但是张口呼吸时可造成漏气,减低疗效。鼻面罩死腔大,进食、咳嗽均受影响,呕吐时易误吸,患者产生的幽闭感明显,但是鼻面罩密封性好,不易漏气,血气改善快。因此选择哪一种人机连接界面,应根据病情及患者的耐受情况。患者取仰卧或半卧位,将合适面罩或鼻罩通过头带固定扣压于患者口鼻区,松紧度以面罩边缘不漏气且患者可耐受为度。

无创呼吸主要用于意识清醒的患者,能否取得患者的配合是治疗的关键,因此在治疗前要向患者充分说明上机的重要性,以及如何配合无创呼吸机。特别是在上机早期,要鼓励患者,克服鼻面罩导致的幽闭感和一定程度的憋闷感,教会患者调整自主呼吸,从而与呼吸机协调,提高依从性。对用鼻罩的患者,要不断提醒患者闭口呼吸,同时最初几小时,医护人员应当床旁密切监测患者的生命体征、呼吸机的工作状态及有无不良反应的发生。

本章重点阐述有创机械通气和无创机械通气在心血管病急重症特别是急性左心衰竭和心肺复苏过程中的患者人工辅助呼吸机的应用。

第二节　人工辅助呼吸机在心血管病急重症中的应用指征

机械通气是临床中各种原因所致呼吸衰竭非常重要的对症支持治疗手段,其极大程度地改善了患者预后。主要适应证如下:

一、急性心力衰竭

急性心力衰竭系因急性的严重心肌损害,心律失常或突然加重的心脏负荷,使心功能正常或处于代偿期的心脏在短时间内发生衰竭或慢性心力衰竭急剧恶化。临床上以急性左心衰竭常见,表现为急性肺水肿或心源性休克。急性心力衰竭通常危及患者的生命,必须紧急实施抢救和治疗。急性心力衰竭通常由一定的诱因引起急性血流动力学变化,常见病因可分为:

1. 心源性急性心力衰竭　①急性弥漫性心肌损害:如急性心肌梗死、急性心肌损害(急性重症心肌炎和产后心肌病),由于急性左心室心肌损害引发泵衰竭,心排血量减少,导致肺静脉压升高和肺淤血,引起急性肺水肿;由于急性心肌梗死的机械并发症,引起急性血流动力学变化,产生急性肺充血;急性大面积右心室心肌梗死后出现低右室心排血量,颈静脉怒张和低左室灌注压为特征的急性肺充血。②急性心脏后负荷过重:如突然动脉压显著增高或高血压危象、原有瓣膜狭窄或左室流出道梗阻者突然过度体力活动、急性心律失常并发急性心力衰竭,由于后负荷过重导致心室舒张末期压力突然增高,导致肺静脉压显著增高,发生急性肺水肿。③急性容量负荷过重:如新发的瓣膜反流、慢性心力衰竭急性失代偿,由于前负荷过重导致心室舒张末容积显著增加,导致肺静脉压显著升高,引起急性肺水肿。④心源性休克:严重的急性心力衰竭,由于心力衰竭导致的组织低灌注,通常表现为血压下降(收缩压 <90mmHg,或平均动脉压下降 >30mmHg),无尿或少尿(每小时尿量 <0.5ml/kg)。

2. 非心源性急性心力衰竭　无心脏病患者由于高心排血量状态(甲亢危象、贫血、感染败血症)、急性肺静脉压显著增高等原因,引起急性肺水肿。

急性心力衰竭原因不同,但最终均导致肺静脉压显著增高,引起急性肺水肿。由于肺淤血/水肿,心功能损害组织灌注不良,患者会出现不同程度的低氧血症和组织缺氧,机械通气维持动脉血氧饱和度(SaO_2)在95%~98%,可以有效防止外周脏器和多器官功能衰竭。①无创通气治疗是一种毋需气管插管、自主呼吸触发的机械通气治疗,包括两种方法:持续气道正压通气和双水平气道正压通气,可进一步减少呼吸做功和提高全身代谢需求。②有创性机械通气主要用于病情危重,伴随发生Ⅰ型或Ⅱ型呼吸衰竭者,对经鼻面罩进行的正压通气无反应的患者,以及继发于 ST 段抬高型急性冠脉综合征所致的肺水肿。

2017 年中国急性心力衰竭急诊临床实践指南推荐:当常规氧疗方法(鼻导管和面罩)效果不满意时,应尽早使用无创机械通气(ⅠB)。经积极治疗后病情仍继续恶化、或者不能耐受无创机械通气或是存在无创机械通气治疗禁忌证者，应气管插管，行有创机械通气（ⅠC）。

有创机械通气辅助效果好，但可能对患者有影响：增加炎症因子水平、影响肺功能；通气过程常使用镇静剂；气管插管可伴发气道损伤；可导致呼吸机相关肺炎；有报道证实机械通气延长患者住院时间、延长滞留重症监护室时间、增加病死率。

二、心脏性猝死

心脏性猝死是指由多种心脏原因引起的、急性症状发作后 1h 内所致的自然死亡，心脏性猝死是不可逆的生物学死亡，是心搏骤停的直接后果。心脏性猝死是目前全球面临的主要健康问题。虽然经过半个多世纪的研究与努力，心搏骤停患者的存活率仍仅有 3%~17%。心肺复苏（CPR）作为心搏骤停的主要救治方法，主要包括胸外心脏按压、气道开放及通气、电除颤等环节，每个环节对于复苏成功都很重要。机械通气作为 CPR 过程中一项替代人工通气的有效手段，已广泛应用于院内和院外心搏骤停患者的救治。

第三节　人工辅助呼吸机在心血管病急重症中的通气模式

2017 年中国急性心力衰竭急诊临床实践指南推荐：氧疗适用于呼吸困难明显伴低氧血症（SaO_2<90% 或 PO_2<60mmHg）的患者。

常规氧疗方法包括：①鼻导管吸氧：是常用的给氧方法，适用于轻中度缺氧者，氧流量从 1~2L/min 起始，根据动脉血气结果可增加到 4~6L/min。②面罩吸氧：适用于伴呼吸性碱中毒的患者。呼吸频率 >25 次/min，SaO_2<90% 的患者在有条件的情况下应尽早使用无创机械通气。无创机械通气治疗急性心源性肺水肿可改善氧合，减轻呼吸困难，缓解呼吸肌疲劳、降低呼吸功耗，降低插管率。无创机械通气有两种方式：呼吸时提供持续气道正压（CPAP），另一种是双水平气道正压通气（BiPAP），提供吸气相和呼气相双水平气道正压。采用小型 BiPAP 呼吸机时可选用同步/时间（S/T）模式。经积极治疗后病情仍继续恶化（意识障碍，呼吸节律异常，或呼吸频率 <8 次/min，自主呼吸微弱或消失，$PaCO_2$ 进行性升高者），不能耐受无创机械通气或是存在无创机械通气治疗禁忌证者，应气管插管，行有创机械通气。此外，对于有无创机械通气适应证而又不能良好耐受无创机械通气的患者可应用高流量鼻导管给氧（NHFO）。NHFO 是通过无须密封的鼻塞导管，持续提供超过吸气峰流速的高流量的加温（37℃）加湿（绝对湿度 44mg/L，100% 相对湿度）的空氧混合气体。

心内科急重症中可以选择如下模式：

一、容量恒定模式

设置潮气量，监测气道压，常用的包括间歇性正压通气（IPPV）、同步间歇指令性通气（SIMV）、分钟指令通气（MMV）等。

1. 间歇性正压通气（IPPV）　一种基本的定容模式机械通气方式，无视患者的自主呼吸，呼吸机以设置的参数规律地强制性地向患者输送特定潮气量的气体，主要用于各种原因所致的没有自主呼吸的患者,为一种强制性指令性通气,但对于自主呼吸略强、频率快的患者容易产生人机对抗,也叫控制机械通气(CMV)。

2. **同步间歇指令性通气(SIMV)** 一种呼吸机以与患者的自主吸气动作同步并以设定的流速和潮气量呼吸的机械通气模式,每个通气周期里分为强制通气时间和自主通气时间,前者类似 IPPV,由呼吸机进行强制通气,但不同的是呼吸机的呼吸与患者同步,如此阶段患者无自主呼吸,呼吸机也将按预设参数自动启动机械通气;后者允许患者进行自主呼吸,适用于自身有自主呼吸但分钟通气量不足的患者,如自主呼吸的频率低但潮气量正常的患者,其优点是由于自主呼吸和 IPPV 结合,可保证患者有效通气,同时因为保留自主呼吸而在一定程度上减少了发生通气不足/过度的概率。

3. **分钟指令通气(MMV)** 通过呼吸机内部的微处理器根据患者的通气状况进行呼吸管理,从而保证每一个每分钟通气量恒定的通气模式,其优点是当患者的自主吸气减弱导致单位时间内自主通气量未达到预设的分钟通气量时,呼吸机将自动增加呼吸频率或通过辅助一个预设的潮气量来保证患者的最小分钟通气量。该模式实现了从 SIMV 向压力支持通气(PSV)的自动转换:自主呼吸不足时,机械通气进行补充;当自主呼吸足够后,机控通气自动停止,适用于自主呼吸不稳定的患者。

二、压力恒定模式

设置气道压,监测潮气量,常用的有压力控制通气(PCV)、气道压力释放通气(APRV)、双相气道压力通气(BiPAP)等模式。

1. **压力控制通气(PCV)** 通过预先设置气道压和吸气时间,吸气开始时,气流快速进入肺内并达到预置压力水平后,通过呼吸机的反馈系统使气流速度减慢,维持在预设的压力水平至吸气末,然后呼气的一种机械通气模式。采用 PCV 时通常需要使用镇静药或者肌松药以增加患者的舒适度。

2. **气道压力释放通气(APRV)** 采用高 CPAP 动员肺不张部位的肺泡来提高氧合作用,增加功能残气量,降低肺内分流并提高通气血流比值。该种模式下需要设置高 CPAP 值(Phigh)及其时间(Thigh)使得患者的平均气道压增高以提高塌陷肺泡的动员防止肺泡塌陷;设置低气道压力(Plow)及其时间(Tlow)使得肺部的空气能完全排空避免形成内源性 PEEP。

3. **双相气道压力通气(BiPAP)** 与 APRV 类似,也是采用高 CPAP 并在经过一定时间的预设呼吸周期数的完整呼吸后,通过预设的时间定期降低 CPAP,与 APRV 的不同是其典型低压设置的时间也就是 Tlow 长于 APRV 的低压时间,让平均气道压更低,增加 Plow 时的自主通气,适用于换气功能障碍如急性肺水肿。

三、辅助自主呼吸模式

1. **压力支持通气(PSV)** 通过预设压力、流速的切换以触发呼吸机通气的模式,患者每一次的吸气动作将会触发呼吸机,并在整个的吸气过程中,其预设的压力保持在稳定水平。主要用于支持有自主呼吸的患者,PSV 模式可以降低吸气工作负荷,已经成为患者脱机程序中的一部分。

2. **持续气道正压通气(CPAP)** 应用非常广泛的一种呼吸模式,通过呼吸机提供恒定的呼气末正压通气(PEEP),并作用于呼吸周期的吸气和呼气过程,使得患者在这一恒定压力下进行自主呼吸。通常与PSV模式联合应用,广泛用于术后肺不张、阻塞性睡眠呼吸暂停综合征等疾病的辅助治疗,也可在患者的机械通气脱机过程中防止小气道塌陷和预防肺不张的发生。

3. 按比例辅助通气(PAV) 一种患者控制吸气容积和吸气流速并由呼吸机通过测量流量和吸气容积来获得压力辅助的一种通气模式,但与PSV不同的是,在呼吸的吸气过程中压力辅助是不断变化的,但是当患者的呼吸动作不能产生气流或者负压时,则不能触发呼吸机呼吸,这种模式提高了人机同步性,舒适度较好。

下面就心内科急重症,急性左心衰竭及心源性休克的机械通气模式分别加以阐述。

1. 急性左心衰竭 靠单纯氧疗很难完全改善患者的低氧血症,即使是提高氧浓度也难以维持正常血氧浓度,常需要借助机械通气呼吸机辅助呼吸。无创通气治疗无绝对禁忌证,较明显呼吸困难或缺氧表现而常规氧疗效果不佳者以及伴有CO_2潴留者应尽早应用。一般来说,急性左心衰合并呼吸衰竭患者早期选择CPAP模式即可有效缓解缺氧和呼吸窘迫的症状,但对于比较严重的患者,特别是考虑有呼吸肌疲劳的患者,应考虑选择BiPAP模式。而在使用无创通气4~6小时后,病情依旧恶化的情况下,应当迅速转换为有创通气,保证通气治疗的质量和可控性。对于病情特别危重,随时可能出现呼吸心搏骤停,心脏损害严重导致循环系统特别不稳定,肺部疾患严重或者需要充分吸痰才能保证气道通畅的患者,应优先考虑有创通气。

2. 心源性休克 机械通气方式选用气管插管和人工机械通气方式,而无创性机械通气方式在心源性休克时不宜选用。呼吸机通气模式的选择:①容量控制模式:在气管插管后早期,患者意识和自主呼吸尚未恢复时使用。IPPV模式是最基本的通气模式。②辅助通气模式:在自主呼吸恢复并较稳定的情况下使用,包括SIMV模式、PSV模式、PEEP模式。

第四节 人工辅助呼吸机在心血管病急重症中的参数设置

无创机械通气参数设置较简单:CPAP压力5~15cmH$_2$O,通常采用10cmH$_2$O;BiPAP的吸气压力8~20cmH$_2$O,通常采用15cmH$_2$O,呼气压力4~12cmH$_2$O,通常采用5cmH$_2$O。S/T模式的高压及低压的设置与BiPAP模式吸气压力及呼气压力类似;PSV+PEEP模式PSV压力的设置与BiPAP模式吸气压力的设置相似,PEEP压力的选择与CPAP压力的设置相似。对于第一次接受呼吸机治疗的患者,也可以采取逐步上调压力的方法,建议吸气压力(IPAP)由4cmH$_2$O,PEEP由0cmH$_2$O开始渐增加,根据临床表现、动脉血气分析调整呼吸机参数。每隔5分钟增加2~4cmH$_2$O的压力,在10~30分钟内调至稳定参数,直至血氧饱和度超过90%。呼吸频率12~20次/min,吸呼比为1:1.5~1:2,吸氧浓度或吸氧流量根据患者的血氧饱和度进行调整,力争迅速将患者SaO$_2$提高至90%以上,病情好转后迅速下调吸氧浓度或吸氧流量,尽量避免较长时间的高浓度氧疗(60%以上),特别是纯氧,否则易导致吸收性肺不张、肺感染以及氧中毒导致的肺损伤。

有创机械通气参数设定较复杂,具体如下:

一、潮气量(VT)

初始潮气量的设定与患者基础肺功能状态有关,对于既往无慢性肺部疾患者,初始潮气量可设置为 8~12ml/kg;既往有慢性肺部疾患者,因肺可能存在过度充气状态,潮气量宜小,为 6~8ml/kg。因急性左心衰竭患者呼吸频率均较快,往往存在过度通气,因此潮气量不宜设置过高,以免引发或加重呼吸性碱中毒,导致氧离曲线左移而加重组织缺氧。

二、呼吸频率(RR)

预设 RR 应参考患者自主呼吸能力的强弱和潮气量的大小,因急性左心衰竭患者自主呼吸能力一般较强,可设置 RR 12~16 次/min,对自主呼吸频率明显增快的患者可设置 RR 20~25 次/min,不宜超过 30 次/min,因患者实际呼吸频率较快,因此实际呼吸频率由自主呼吸决定。

三、吸气流量和流量波形

因心血管病急重症的患者呼吸频率较快,宜选择递减波和较高的吸气峰流量,吸气峰流量为 60~90L/min。

四、吸呼比

一般设置为 1:(1.5~2),实际的吸呼比会随着吸气时间及实际呼吸频率的变化而变化。

五、吸氧浓度(FiO_2)

对于明显低氧血症的患者,在上机后短时间内(一般 15~30 分钟)可给予 100% 的 FiO_2,随着病情好转,逐步下调 FiO_2,原则上在 SaO_2>90% 的情况下,应尽量降低 FiO_2。

六、参数的调整

上机后 1~2 小时、4 小时、12 小时、24 小时监测血气分析,之后如无异常可每日复查血气分析,可根据血气分析的结果对潮气量、呼吸频率及吸氧浓度进行调整。吸氧浓度也可根据患者血氧饱和度的监测结果进行调整,可以在初始给予较高的吸氧浓度,随着病情的好转,逐步下调吸氧浓度。

七、PEEP 的应用

PEEP 可改善气体交换,提高氧分压;改善心功能不全。2017 年 AHA 科学声明:心源性休克的当代管理中明确指出呼气末正压通过降低经胸肺压,减少前负荷,改善呼吸功并优化向受力心肌的氧输送。一般情况下,PEEP 为 5cmH₂O 对回心血流量无明显影响,继续增加,影响作用增大。大体设置原则为从零开始,短期内增加至 5cmH₂O,若血压和心率稳定,间隔 20~30 分钟后增加 1 次,每次 2cmH₂O 左右,一般可升高至大约 10cmH₂O,多数无须超过 15cmH₂O。增加 PEEP 的过程中,应注意观察血压、心率和氧合的变化。理想的 PEEP 应是在氧合改善的同时,呼吸逐渐平稳、心率减慢,心排血量增加,血压趋向稳定。PEEP 可单独作为一种模式用于急性左心衰竭,其作用类似于 CPAP 模式,也可与 SIMV 及 PSV 模式复合应用。PEEP 模式除具有改善心功能的作用外,还可以提升 PaO_2,对 FiO_2>60% 而 PaO_2<60mmHg,应首选增大 PEEP。

八、PSV

可作为单一的通气模式,也可和 SIMV 模式及 PEEP 模式联合使用,PSV 5~10cmH$_2$O,其作用相当于克服吸气阀和气管插管的阻力,因此 PSV 压力的设置应高于此压力,可逐步增加压力水平,每次增加 4cmH$_2$O,每 2~3 分钟调节 1 次,直至呼吸形式达满意水平。PSV 很少需要超过 30cmH$_2$O。

第五节 人工辅助呼吸机在心血管病急重症中的监测指标

密切监测生命体征,尤其是血压的监测,有创通气更易出现血压的下降。出现血压下降后可调整呼吸机参数,同时适量补液。呼吸机参数的设置应遵循由低到高的原则,并根据病情的监测适时地调整呼吸参数,以发挥最大的治疗效果,并在病情稳定后准确把握撤机、拔管指征,随时做好撤机准备,以减少对患者的伤害。心肺复苏(CPR)较常用的监测和评估指标主要为动静脉血气结果,包括动脉血氧分压(PaO_2)、动脉血二氧化碳分压($PaCO_2$)及混合静脉血氧饱和度(SvO_2)等,为方便实时监测,脉搏血氧饱和度(SpO_2)及呼气末二氧化碳分压使用较普遍。

第六节 人工辅助呼吸机在心血管病急重症中的机械通气的撤离

机械通气的撤离是逐渐减少呼吸支持的过程,随着患者病情的好转,可逐步下调各项参数。

对于容量控制型模式,如 SIMV,可逐步下调预设 RR 的次数,1h~4h 减少 1~3 次/min,保持呼吸平稳,动脉血 pH>7.30,$PaCO_2$ 维持在基础水平,FiO_2<40% 时 PaO_2>60mmHg。若设定 RR 为 4 次/min,并能稳定维持 4~6 小时可考虑撤机。在减慢预设 RR 过程中不应降低潮气量。

对于压力控制型模式,如 BiPAP、CPAP 及 PSV 等模式,可采取逐渐降低压力水平的方法,可每隔 30 分钟降低压力水平 1 次,每次降低 2~5cmH$_2$O,当 BiPAP 模式下呼气压力(或 CPAP 压力)下调至 5cmH$_2$O,吸气压力(或 PSV 压力)降至 5~7cmH$_2$O 患者仍能很好耐受,维持稳定的呼吸和气体交换,即可考虑撤机。也可采取间断停机的方法进行撤机,对于无基础疾病且接受机械通气不超过 1 周的患者可间断停机。有创机械通气者可于白天间断停机,停机时可经气管插管内吸氧,停机过程中密切观察患者呼吸频率、心率及血压情况,如患者耐受良好,可逐渐延长停机时间,当直接停机 2h~6h 患者仍能良好耐受时可考虑拔管。

气管插管的拔出宜选择在上午时间,术前宜禁食。拔管前 30~60 分钟静脉注射或滴入地塞米松 5mg 或甲泼尼龙 40mg 以减少喉头水肿的发生,对于气管内、气囊上方及口腔内的分泌物给予充分吸出,适当增加吸氧浓度,同时准备好各种抢救措施。

在撤机的过程中,医务人员应床旁密切观察患者呼吸、循环功能的变化,既可以发现异常并给予及时的处理,又是对患者的安慰和鼓励。拔管后要密切观察患者心率、血压及呼吸情况,注意喉部有无吸气性干鸣音,判断有无喉头水肿的发生,出现喉头水肿时,可给予雾化吸入布地奈德混悬液(普米可令舒)1~2mg,2~3 次 /d,维持 2~3 天,同时加用全身糖皮质激素甲泼尼龙 40mg 1~2 次 /d,要严密观察患者的症状和体征,必要时再次气管插管。如患者无明显异常可于拔管后 2~4 小时和 24 小时复查血气分析。

对于危重疾病及多发病患者,成功脱机可能是机体经历的一次应激过程。其成功与否取决于多器官功能稳定与功能障碍之间的关系。由此看来,脱机失败往往是肺、肌肉、神经、心脏、脑多层面功能障碍影响的结果。其他因素,如代谢紊乱、营养不良,以及未控制的感染,也同等重要。脱机失败的最明显也是最普遍的原因是肺实质的功能差,无论是因为慢性肺部疾病如慢性阻塞性肺疾病,还是急性肺损伤。不好鉴别呼吸肌无力的影响程度,因为它本身也是危重病性神经肌病的一部分。机械通气的数小时内即可发生膈肌的废用性萎缩。多种因素如神经肌肉阻滞、深度镇静、休克、营养不良、全身炎症反应、电解质紊乱,均可导致骨骼肌无力,并产生危重症肌病综合征,从而妨碍成功脱机。一些药物,如皮质类固醇、神经肌肉阻滞剂和氨基糖苷类抗生素,被认为可促使肌肉功能障碍的发生。

第七节　人工辅助呼吸机在心血管病急重症中相关并发症及处理

一、无创机械通气相关并发症的处理

无创机械通气相关并发症较轻,处理简单易行,主要如下:

1. 面罩漏气　面罩漏气会降低无创通气的效能,同时可能引起刺激性结膜炎,在兼顾舒适度的基础上可适当增加固定带的压力,调整面罩的位置。

2. 胃胀气　注意有无张口呼吸,避免气体吸入胃肠道,指导患者正确的通气方法,适当调整呼吸机参数,一旦发生胃胀气可以放置胃管进行胃肠减压引流,也可以加用消除胃胀气的药物(如西甲硅油)及胃肠动力药(如莫沙必利)。

3. 误吸及吸入性肺感染　对于应用鼻面罩的患者一旦出现恶心呕吐,极易发生误吸,要随时注意观察加以避免。鼓励患者主动咳痰,同时及时清除气道分泌物以免窒息。

4. 面部压迫性损伤　面罩对脸部局部皮肤的压迫可造成压伤或破损,注意调整头带的松紧,以不漏气为原则,不宜过紧,必要时可以加用敷贴。

二、有创机械通气相关并发症的处理

1. **气压性损伤**　在用呼吸机时由于压力过高或持续时间较长,可因肺泡破裂致不同程度气压伤,如间质性气肿、纵隔气肿、自发性或张力性气胸。预防办法为尽量以较低压力维持血气在正常范围,流量不要过大。

2. **持续的高气道压**　尤其高 PEEP 可影响回心血量。使心排血量减少,内脏血流量灌注减少。

3. **呼吸道感染**　气管插管本身可将上气道的正常菌群带入下气道造成感染,污染的吸痰管、器械,不清洁的手等均可将病原菌带入下呼吸道。病原菌多是耐药性和毒性非常强的杆菌、链球菌或其他革兰阴性杆菌。当发生感染时应使用抗生素。预防方面最重要的是无菌操作,预防性使用抗生素并不能降低或延缓感染的发生反而会导致多种耐抗生素的菌株感染。

4. **喉损伤**　最重要的并发症,插管超过 72h 即可发生轻度水肿,可静脉滴注或局部雾化吸入皮质激素,重者拔管困难时可行气管切开。

第八节　在心血管病急重症中应用人工辅助呼吸机时镇静剂的使用

近年来 ICU 或 CCU 镇痛镇静技术日趋成熟,可根据病情选择咪达唑仑、丙泊酚及右美托咪定。镇静药物使用剂量根据镇静评分(Ramsay 评分)调节,确定每小时评估镇静效果,镇静评分控制 2~3 分。

丙泊酚是广泛使用的静脉镇静剂,特点是起效快,作用时间短,撤药后可迅速清醒,且镇静深度呈剂量依赖性,镇静深度容易控制,故可作为无创通气镇静治疗的选择,但给药过快或剂量过大会导致呼吸、循环过度抑制而发生危险,在给予维持剂量时应监测镇静程度,随时调整药物剂量。

右美托咪定是美国 FDA 正式批准作为唯一可以用于重症患者拔除气管插管后持续输注的镇静药。该药作用时间短,半衰期为 6min,镇静水平易于调节,能迅速调整到预期镇静的 Ramsay 水平。镇静剂的适量使用能提高患者对机械通气的耐受性,弥补了心理干预起效慢的缺点,且安全有效。

综上所述,临床实践证明对于心血管病急重症患者进行机械通气治疗,可使患者的心功能改善,肺部干湿啰音明显减少,呼吸频率及心率明显减慢,使血气指标改善。英国国家卫生与临床优化研究所(NICE)指南指出,急性心力衰竭患者合并心源性肺水肿伴严重呼吸困难和酸中毒时尽快开始无创通气治疗,一旦合并呼吸衰竭,意识状态异常或体力严重消耗,则启用有创通气支持。对于急性左心衰竭的患者,有必要在早期根据不同的临床情况合理使用机械通气治疗,正确选择和调整呼吸机参数、通气模式,可迅速改善氧输送及氧利用功能障碍,缓解急性左心衰竭的低氧血症、高碳酸血症及改善呼吸功能,是抢救急性左心衰竭的有效措施。对于心肺复苏,2015 年美国心脏学会心肺复苏与心血管急救指南指

出，在 CPR 期间使用最大可行吸入氧浓度可能是合理的，CPR 期间可以使用袋式面罩装置或高级气道进行氧合和通气。2016 年中国心肺复苏专家共识指出心搏骤停后如建立高级气道后仍无法维持足够的通气氧合，可给予球囊辅助通气或呼吸机支持。目前，在 CPR 过程中尚无最佳的机械通气策略推荐。但初步的建议可以归纳为：CPR 过程中建立高级气道进行机械通气时，可采用容量控制 IPPV 模式，选择最高氧浓度、小 VT（6~7ml/kg）、低频率（10 次 /min）及其他合理的参数（高压报警 50cmH_2O、关闭呼吸机触发功能或将压力触发水平调至 20cmH_2O 以上）。

（谢　华　林育红　徐　凯　王守力　李　晶）

参 考 文 献

1. 李培兰，孟申，田泊．心脏疾患与机械通气．中国康复理论与实践，2004, 10 (1): 46-47.
2. 急性心力衰竭诊断和治疗指南专家组．急性心力衰竭诊断和治疗指南．中国心血管病研究，2011, 9 (2): 81-97.
3. 朱雷，钮善福．机械通气（第 3 版）．上海：上海科学技术出版社，2012.
4. 彭海霞．有创机械通气治疗 ICU 重症心力衰竭患者的临床分析．中国医药指南，2013, 11 (35): 71-72.
5. 潘卫东，马继民，叶方，等．无创正压通气（NPPV）治疗急性左心衰临床效果研究中外医疗，2013, 20: 20-21.
6. 高东奔，胡浩荣，谭华侨，等．低水平 PEEP 方式有创机械通气救治急性重症左心衰的疗效观察．中国实用医药，2013, 8 (13): 158-159.
7. 梁勇．有创与无创序贯机械通气治疗急性心源性肺水肿的疗效观察．实用临床医药杂志，2013, 17 (15): 31-32.
8. 邵绍鲲．无创正压通气治疗急性心肌梗死并左心衰竭的疗效观察．浙江临床医学，2013, 15 (7): 998-999.
9. 景秀梅．心源性肺水肿患者的无创机械通气的疗效观察和护理．北方药学，2013, 10 (9): 157.
10. 吴海蓉．无创机械通气在急性左心衰竭中的应用现状．中华肺部疾病杂志（电子版），2012, 5 (3): 61-63.
11. 吴英桂．无创机械通气在急性左心衰竭临床疗效应用中的分析．临床研究，2013, 11 (22): 112-113.
12. 曹海泉，何晓山，王晓娟，等．早期有创机械通气治疗急性左心衰竭时机选择的临床研究．天津医药，2013, 41 (11) 1079-1081.
13. 李燕军，郭云洁，王凤永．咪达唑仑联合吗啡镇静在机械通气下对急性左心衰竭的疗效观察．吉林医学，2013, 34 (36): 7591-7592.
14. 叶绍东，张健．双水平正压通气治疗急性心源性肺水肿．国外医学·心血管疾病分册，2005, 32 (6): 353-355.
15. 丁群力，刘平．无创正压通气在急性心源性肺水肿中的应用．广州医学院学报，2007, 35 (4): 64-66.
16. 黄植强，武钢．经面罩 BiPAP 无创机械通气与面罩大流量吸氧在治疗急性心源性肺水肿中的应用探讨．中国医药导报，2013, 10 (23): 61-63.
17. 胡超娅，周文玲．右美托咪定用于急性左心衰无创正压通气效果观察．实用中医药杂志，2014, 30 (8): 762-764.
18. 文才，余涛，王立祥．心肺复苏过程中机械通气策略研究进展．中华危重病急救医学，2017, 29 (9): 853-856.
19. 中国医师协会急诊医师分会，中国心胸血管麻醉学会急救与复苏分会．中国急性心力衰竭急诊临床实

践指南 (2017). 中华急诊医学杂志, 2017, 26 (12): 1347-1357.
20. Weng CL, Zhao YT, Liu QH, et al. Meta-analysis: noninvasive ventilationin acute cardiogenic pulmonary edema. Ann Intern Med, 2010, 152: 590-600.
21. Erwan L'Her. Is the noninvasive ventilator mode of importance during cardiogenic pulmonary edema？Intensive Care Med, 2011, 37: 190-192.
22. Li H, Hu C, Xia J, et al. Acomparison of bilevel and continuous positive airway pressure noninvasive ventilation in acute cardiogenic pulmonary edema. Am J Emerg Med, 2013, 31 (9): 1322-1327.
23. Nouira S, Boukef R, Bouida W, et al. Non-invasive pressure support ventilation and CPAP in cardiogenic pulmonary edema: amulticenter randomized study in the emergency department. Intensive Care Med, 2011, 37: 249-256.
24. Schmickl CN, Shahjehan K, Li G, et al. Decision support tool for early differential diagnosis of acute lung injury and cardiogenic pulmonary edema in medical critically ill patients. Chest. 2012, 141: 43-50.
25. Timothy L, David LN, Karen LC, et al. Randomized trial of bilevel versus continuous positive airway pressure for acute pulmonary edema. The Journal of Emergency Medicine. 2014, 46: 130-140.
26. Giovanni F, Alberto M, Paolo G, et al. Continuous positive airway pressure vs. Pressure support ventilation in acute cardiogenic pulmonary edema: a randomized trial. The Journal of Emergency Medicine, 2010, 39: 676-684.
27. Fan E, Del SL, Goligher EC. An Official American Thoracic Society/European Society of Intensive Care Medicine/Society of Critical Care Medicine Clinical Practice Guideline: Mechanical ventilationin adult patients with acute respiratory distress syndrome. Am J Respir Crit Care Med, 2017, 195: 1253-1263.
28. Kuhn BT, Bradley LA, Dempsey TM, et al. Management of mechanical ventilationin decompensated heart failure. J Cardiovasc Dev Dis, 2016, 3: 33.
29. Mehta AB, Sohera NS, Wiener RS, et al.. Epidemiological trends in invasive mechanical ventilation in the United States: A population-based study. J Crit Care, 2015, 30: 1217-1221.

第十二章 血液净化技术在心血管病急重症中的应用

第一节 血液净化基本概念

一、血液净化技术的含义

血液净化技术是在肾脏替代治疗技术的基础上逐步发展而来的,是各种连续或间断清除体内过多水分、溶质方法的总称。它包括肾脏替代治疗(renal replacement therapy,RRT)、血液灌流(hemoperfusion,HP)及血浆置换(plasma exchange,PE)等。RRT 是利用血液净化技术清除溶质,以替代受损肾功能以及对脏器功能起保护支持作用的治疗方法,基本模式有三类:血液透析(HD)、血液滤过(HF)和血液透析滤过(HDF)。HD 主要通过弥散机制清除物质,小分子物质清除效率较高;HF 主要通过对流机制清除溶质和水分,对炎症介质等中分子物质的清除效率优于透析;HDF 可通过弥散和对流两种机制清除溶质。滤过膜的吸附作用是 RRT 的第三种溶质清除机制,部分炎症介质、内毒素、药物和毒物可能通过该作用清除。临床上一般将单次治疗持续时间 <24h 的 RRT 称为间断性肾脏替代治疗(intermittent renal replacement therapy,IRRT);将治疗持续时间≥ 24 小时的 RRT 称为连续性肾脏替代治疗(continuous renal replacement therapy,CRRT)。随着技术不断发展,血液净化技术已经深入各学科各领域。

二、血液净化技术的发展史

1960 年,美国学者 Scrihner 等首先提出了连续性血液净化治疗的概念,即缓慢、连续地清除水和溶质的治疗方法。1977 年由 Kramer 最先将连续性动静脉血液滤过(CAVH)的技术应用于治疗重症急性肾损伤(AKI)。它首次让人们摆脱了传统的间歇性血液透析(IHD)的观念,进入"连续性血液净化"的技术领域。此项技术兼顾超滤脱水的功能,并很大程度上克服了 IHD 所存在的"非生理性"治疗的缺陷,标志着一种新的 CRRT 技术的诞生。随着中心静脉单针双腔留置导管在临床中的广泛应用,1979 年,Bichoff 等应用连续性静脉 - 静脉血液滤过（CVVH）治疗伴有血流动力学不稳定的重症急性肾衰竭患者。CVVH需要血泵驱动血液循环和容量平衡控制系统，随后相继衍生出静脉-静脉缓慢连续性超滤（VVSCUF）、连续性静脉-静脉血液透析（CVVH）及连续性静脉-静脉血液透析滤过（CVVHDF）等治疗模式。20世纪90年代原南京军区南京总医院季大玺等提出日间CRRT的概念，1998年Breen等提出的间歇性CRRT，与日间CRRT异曲同工。1992年，Ronco等提出连续性高通量透析（CHFD）为求达到对流及弥散的最优化的组合，弥补中分子物质清除不足，尿素清除率可达到60L/d，菊粉清除率可达到36L/d。1998年Tetta等提出连续性血浆滤过吸附（CPFA），可以清除炎症介质、细胞因子、活化的补体和内毒素。1995年在美国圣地亚哥召开首届国际性CRRT学术会议，明确了CRRT的定义：采用每天连续24h或接近24h的一种长时间的连续体外血液净化治疗方法以替代受损的肾功能。2004年，第九届圣地亚哥国际性CRRT学术会议，Ronco教授把CRRT的治疗扩展为多器官功能支持治疗。

三、CRRT技术特点

CRRT是指一组体外血液净化的治疗技术，是所有连续、缓慢清除水分和溶质治疗方式的总称。又称床旁血液滤过（continue blood purification，CBP）。传统CRRT技术每天持续治疗24h，目前临床上常根据患者病情治疗时间做适当调整。CRRT的治疗目的不仅仅局限于替代功能受损的肾脏，近年来扩展到常见危重疾病的急救，成为各种危重病救治中最重要的支持措施之一，与机械通气和全胃肠外营养地位同样重要。

CRRT技术特点：采用持续进行的治疗方法，加大了体外循环中的血流量，使用高通透性、生物相容性好的滤器，同时给予大量的置换液，配备高度精确的液体平衡控制系统等一系列的新技术、新方法、新设备。该技术的优点具备稳定的血流动力学，持续、稳定地控制电解质水平和酸碱代谢，能够不断清除循环中存在的毒素分子，提供营养补充及药物治疗，控制循环中的液体负荷等疗效。这些特点为重症患者的救治提供了非常重要的内稳态平衡环境，即使在血流动力学不稳定的条件下也能应用，这样更适用于心血管病重症患者的治疗。CRRT的临床应用起源于提高急性肾衰竭患者的救治效果，随后逐渐推广至多脏器功能障碍综合征（MODS）的支持与治疗。由于其平稳超滤功能具有迅速恢复液体平衡的疗效，因此也能有效地用于各种液体超载的情况，如急性心力衰竭伴严重水肿、急性肺水肿、肝功能衰竭、心脏手术围术期或肾病综合征具有无法控制的水肿等。CRRT由于其强大的血液滤过、毒素清除作用，还广泛应用于药物中毒、严重乳酸性酸中毒、急性溶血、高热、中暑、肌溶解等急症。CRRT的另一个重要的作用是清除炎症介质如肿瘤坏死因子α（TNF-α）、血小板活化因子（PAF）、C3a、C5a、IL-1、IL-6、IL-8等的功能，因此近20年来被广泛应用于治疗全身性炎症反应综合征（SIRS）的治疗，包括急性胰腺炎、脓毒症休克以及重度烧伤等。

循证医学虽然显示CRRT和IRRT在对AKI重症患者死亡率影响方面无显著差异，但CRRT在肾功能恢复率、稳定血流动力学和清除过多体液方面的疗效优于IRRT。2017年ADQI第20届国际会议共识指出CRRT较IRRT肾脏功能恢复较早，长期透析依赖风险较低。因为ICU患者往往伴有血流动力学的紊乱和毛细血管渗漏导致的体液潴留，所以重症患者AKI的治疗推荐CRRT。ICU病房采用CRRT的目的主要有两大类，一是重症患者并发肾功能损害；二是非肾脏疾病或肾功损害的重症状态。在2007年的世界肾脏学会议上Ronco等重点提出了心肾交互关系，即心肾功能在病理生理上的紊乱，其中一个器官的急性和/或慢性病变导致另一器官的急性和/或慢性病变。在心内科急重症的治疗中 CRRT 通过降低容量负荷减少正性肌力药物的应用,诱导并维持浅低温状态,降低心脏及外周的氧耗,维持内环境稳定,在较低水平代谢需求上达到新的平衡,为心肌充分休息恢复功能创造条件。

第二节　重症心血管疾病的血液净化救治范围

一、心力衰竭的血液净化治疗

慢性心力衰竭（CHF）患者常因心功能失代偿需要反复住院治疗,社会和经济负担巨大,已成为严重的全球性健康问题之一。容量负荷过重和肺淤血症状是急性失代偿心力衰竭（ADHF）患者住院的主要原因。充分缓解 CHF 患者的钠水潴留是减轻症状、降低再住院率、提高生活质量的重要措施,达到干体重也是神经内分泌激素拮抗剂发挥正常疗效的基础。治疗原则是充分清除血管内和血管外组织间隙过剩的液体,同时避免进一步激活神经内分泌系统。现行的 CHF 处理指南推荐利尿剂为 ADHF 的一线治疗,利尿治疗能够部分缓解淤血症状,但常不能充分纠正液体潴留,约半数患者出院时仍残存不同程度的淤血表现,这是导致反复因症状复发而住院的主要原因,3 个月再住院率高达 24%~31%。体外超滤能够根据患者液体潴留程度,可控地清除过剩的体液,是纠正钠水潴留的有效方法。特别是近 10 年来超滤技术的进步,为临床提供了更好的治疗工具,显示了良好的临床应用前景,已成为 CHF 利尿剂治疗的重要补充或替代。

（一）CHF 超滤治疗的兴起与进展

1. 钠在 CHF 液体潴留中的主导作用　钠是机体细胞外液最重要的阳离子,体内钠总量决定了细胞外液总量。CHF 患者发生液体潴留首先是体内钠总量的增加,进而机体为保持晶体渗透压滞留更多的自由水。这是 CHF 时交感肾上腺系统和肾素-血管紧张素-醛固酮系统激活、肾小管钠重吸收增加的结果。钠的增加必然伴随体内水的蓄积,最终导致细胞外液总量增加,构成了 CHF 的主要代偿机制。同时,钠的增加也构成了放大神经内分泌激活反馈环的一部分。纠正 CHF 患者液体潴留,首先是清除体内过多的钠。

90% 的 ADHF 患者因液体潴留所致的临床症状而住院,如呼吸困难、疲乏、消化道症状、外周或肺水肿、体重增加等。室壁张力增加造成冠状动脉灌注减少,导致心内膜下心肌缺血,促进细胞凋亡、坏死。另外,心室腔扩大和心室球形重塑引起或加重二尖瓣和/或三尖瓣反流,造成心功能进一步恶化。右心房压力上升引起心肌间质水肿、心肌收缩力下降。静脉压升高导致肾淤血、肾小球滤过率降低和钠排泄减少,可能是利尿剂抵抗的最重要的机制。

2. 利尿剂面临的挑战和超滤概念的建立　利尿剂是心力衰竭药物治疗的基石,约 80% 的 ADHF 患者使用利尿剂。但是利尿剂抵抗、利尿效果不佳、电解质紊乱、神经内分泌系统激活以及与利尿剂相关的致残或死亡等不良反应,是临床的难点。即使规范化治疗的住院 CHF 患者,容量负荷过重也未能得到充分的控制。急性失代偿性心力衰竭国家注册研究（ADHERE）显示,21% 的患者出院时体重没有下降,甚至增加,体重减轻 <4.5kg 者占 74%,近 3/4 的患者未达干体重。利尿剂抵抗占 CHF 患者的 25%~30%,这部分患者最终会进展为难治性心力衰竭,甚至诱发急性心肾综合征。过量应用呋塞米可激活神经内分泌系统,还会

降低肾小球滤过率。静脉使用呋塞米 80mg,造成肾素、醛固酮和去甲肾上腺素升高,肾小球滤过率降低约 15%。各种利尿剂产生的均是低张尿,尿钠浓度低于血浆,利尿剂清除钠的作用较弱,不利于纠正钠水潴留。呋塞米产生的尿液钠浓度约为 60mmol/L,血管加压素受体拮抗剂约为 20mmol/L,腺苷 A1 受体拮抗剂约为 45mmol/L。利尿剂存在的诸多问题激发了人们探索新的利尿剂补充或替代治疗方法。采用血液超滤机械性脱水纠正液体潴留已有 40 余年,其与肾小球滤过原理有一定相似之处,在超滤泵负压吸引下,利用滤器半透膜两侧建立的压力梯度,通过对流机制滤出水分及电解质,形成超滤液;而血浆蛋白和血细胞不能透过滤膜孔而被留存于血液中。早期的小样本观察性临床研究系采用血液透析机或血液滤过设备超滤脱水,研究对象多是 CHF 合并利尿剂抵抗的患者。多个临床研究证实,利用超滤原理进行脱水可有效纠正容量超负荷,缓解水肿和淤血症状,且对神经内分泌激素无明显不良影响。但这类设备主要是为清除代谢终产物(如尿毒症毒素)设计,加之血液滤过设备操作技术要求高,涉及大量的肾内科知识、技能、经验以及昂贵的人力成本等,虽然显示了良好的临床应用前景,但并未在心内科普遍应用。

3. 心力衰竭超滤技术的进步　近 10 年来,专门用于治疗心力衰竭的超滤设备和技术取得了重大进步。这些新技术包括采用低流量蠕动泵(10~50ml/min),小膜面积($0.1m^2$~$0.3m^2$)血液滤器或超滤器,更低的体外循环容量(33~65ml),以及经外周浅表静脉快速建立体外循环等。体外循环血流量越高,心血管负荷越大,对于心功能已丧失储备能力的心力衰竭患者,应避免任何额外增加心脏负荷的因素。血液透析或血液滤过设备的血泵流量多为 100~300ml/min,不适合心力衰竭患者的超滤治疗。体外血流量占心排血量的 2% 以下时,对循环的不良影响小,可忽略不计。适合心力衰竭超滤治疗的血泵流量要 <50ml/min。但血流量低易造成管路和滤器内凝血,小膜面积滤器 + 小直径管路成功解决了体外循环凝血问题。体外管路内凝血与单位时间血细胞移动距离(即血液流速)有关,流速越快越不容易凝血,采用小膜面积滤器(0.1~$0.3m^2$),并配合内径更小的体外循环管路,在血泵流量较低时能保证血流速度较快。通过适当的抗凝治疗,解决了低血流量时体外循环的凝血问题。较粗大的浅表静脉(如肘正中静脉、头静脉),能满足 30ml/min 的血流量,为经浅表静脉建立体外循环提供了可能。这些进步从技术上保障了超滤治疗的安全性,专门针对心力衰竭的病理生理特征,纠正液体潴留,不需要置换液和透析液,不用频繁检测电解质和血气分析,简化了操作流程,适宜在普通病房由心内科医生完成治疗。超滤治疗在解决容量负荷方面具有独特优势,其能可控地清除体液,排出钠的总量更多,具有良好的血流动力学效应,不造成电解质紊乱,不激活神经内分泌系统,并可恢复部分患者的利尿剂疗效。体外超滤机械性脱水时,可根据患者的实际液体负荷状态决定脱水速度和总量。有学者将超滤称为纠正钠水负荷的"金标准"。体外超滤直接从血浆抽出水和电解质,形成与血浆晶体渗透压相等的超滤液,而各种利尿剂不仅量效关系较差,不能预测尿量,且均产生低张尿,尿钠浓度低于血浆。因此,排出等量的体液时超滤的排钠量更多,排钠作用优于利尿剂。超滤具有良好的血流动力学效应,Marenzi 等测量了 CHF 患者超滤期间的血流动力学变化,平均超滤量为(4 880 ± 896)ml,随着超滤量递增,肺小动脉楔嵌压和右心房压逐渐下降,心排血量和每搏量升高。

(二) CHF 超滤治疗的建议

1. 超滤治疗的适应证　美国心脏病学学会(ACC)/美国心脏协会(AHA)心力衰竭处

理指南(2013年)建议超滤适应证为有明显容量超负荷的患者,用以纠正淤血症状和液体潴留;或对药物治疗无效的顽固性心力衰竭患者。中国心力衰竭诊断和治疗指南(2014年)对超滤治疗的推荐是高容量负荷(如肺水肿或严重的组织水肿),且对利尿剂抵抗的患者。ACC/AHA的指南不强调利尿剂抵抗,有明显液体潴留即是超滤指征。对利尿剂抵抗或药物治疗无效者,中国指南和ACC/AHA指南的推荐一致。本建议推荐的超滤治疗的适应证:①心力衰竭伴利尿剂抵抗或利尿剂缓解淤血症状效果不满意的患者。②心力衰竭伴明显体液潴留的患者,即有下肢或身体下垂部位凹陷性水肿同时具备以下2项或以上的患者:劳力性呼吸困难、阵发性夜间呼吸困难或端坐呼吸;肺部湿啰音;淤血性肝肿大或腹水;颈静脉怒张 >10cm;X线胸片示肺淤血、肺水肿或胸腔积液。③因近期液体负荷明显增加,导致心力衰竭症状加重的患者。2018年AHA科学声明明确指出在对逐步增加的利尿治疗没有反应的患者中可能需要持续的静脉-静脉血液透析或超滤以机械的移除血管内超负荷容量。2018年欧洲心脏病学会(ESC)晚期心力衰竭立场声明中亦对超滤治疗晚期心力衰竭给予了肯定。

2. 超滤治疗的时机　近年来的研究倾向于对CHF患者早期开始超滤治疗,不必等到利尿剂治疗无效后。特别是左心衰竭呼吸困难症状严重的患者,超滤可定时定量地清除过剩体液,比利尿剂更可靠,改善症状迅速,为救治赢得时间。当病情进展到药物治疗无效的顽固性心力衰竭阶段或严重心肾综合征,将超滤作为一种"补救性"治疗措施,患者将难以获益。研究者注意到,针对心肾综合征这一特定的患者人群,无论采取哪种治疗策略,总体预后都很差,1/3以上的患者在60天因心力衰竭死亡或再住院。在临床的实际应用中,药物治疗达到3~5L/d尿量并不现实。ADHF出现心肾综合征是神经内分泌激活和严重心肾轴紊乱的表现,针对ADHF病理生理下游的任何治疗(包括超滤)均不能改善临床转归。早期超滤治疗患者可从中获益,晚期则作为补救性治疗,效果欠佳。

3. 特殊临床问题

(1)低钠血症是CHF患者常见的电解质紊乱,超滤治疗本身虽不能纠正低钠血症,但其在降低容量负荷的同时,根据临床需要经肠道或静脉补充氯化钠是纠正低钠血症的可行方法。超滤脱水可以消除补钠引起液体负荷增加的顾虑。补钠期间应监测血钠浓度,避免发生高钠血症。

(2)对于合并低蛋白血症的患者,血浆胶体渗透压降低会增加超滤时发生低血压的风险。超滤直接从血浆中清除体液,作为代偿机制,组织间隙的液体同步向血管内回流移动,这个回流速度称为血浆再充盈率(plasma refill rate,PRR),通常成年人PRR在500ml/h以上。促使液体从组织间隙流向血管内的主要动力是血浆胶体渗透压,治疗期间超滤速度和PRR的动态平衡决定了血浆容量的变化。对于低蛋白血症患者在超滤治疗过程中,补充白蛋白可提高PRR,促进血管外液体向血管内回流,有助于防止低血容量的发生。CHF伴低血压状态的患者,如收缩压≤90mmHg,且末梢循环良好,对血管活性药(如多巴胺)反应敏感者,应在密切观察血压和心率下进行超滤治疗,超滤速度控制在200ml/h以内。超滤治疗期间不提倡同时使用袢利尿剂,结束后可根据临床情况选择利尿剂的种类和剂量。利尿剂抵抗或利尿效果差的患者,在超滤治疗期间对利尿剂的反应性可能恢复,此时如果仍使用较大剂量利尿剂,尿量会骤然增多,液体出量难以预测,增加低血容量和低血钾的风险。

4. 超滤治疗的终点　超滤治疗的目标是纠正容量超负荷,使患者体液容量恢复正常,缓解淤血症状和体征。超滤治疗终点需综合淤血症状和水肿的缓解程度、超滤总量、中心静脉压(CVP)、血细胞比容(HCT)等指标进行判断。随着累计超滤量的增加,呼吸困难等症状将逐渐缓解、肺部啰音减少、水肿减轻、体重(水重)下降。通常开始治疗时血泵流量设为20~30ml/min,超滤速度设为200~300ml/h,然后根据患者的治疗反应、血压、心率等调整超滤速度,直至淤血症状充分缓解或达到临床满意。以呼吸困难为主要表现的左心衰竭患者,24小时超滤总量不宜超过3 000ml;以体循环淤血、外周水肿表现为主的右心衰竭患者,24小时超滤总量不宜超过5 000ml,存在严重组织水肿者除外。如超滤治疗期间血压进行性下降,收缩压<90mmHg,伴心率加快,提示低血容量,应降低超滤速度,必要时暂停或中止治疗。低蛋白血症患者更易发生低血容量。CVP是前负荷状态的客观指标之一,随着超滤量增加,CVP会逐渐下降至接近正常水平,有助于判断超滤终点。对于缓慢连续超滤,因为血浆再充盈率的代偿机制,有效循环血容量保持稳定,不会影响HCT。如HCT升高超过基线的10%则提示血液浓缩,应停止超滤治疗。床旁肺部超声检查测定肺含水量,可反映肺水肿程度,是判断CHF减容治疗效果的重要研究方向。

5. 超滤治疗禁忌证 ①收缩压<90mmHg,且末梢循环不良;②肝素抗凝禁忌证;③严重二尖瓣或主动脉瓣狭窄;④急性右心室心肌梗死;⑤需要透析或血液滤过治疗;⑥全身性感染,有发热、全身中毒症状、白细胞计数升高等。需要指出的是,体外超滤利用对流机制清除水分和电解质等小分子溶质,心力衰竭专用超滤设备主要用于脱水,不能有效清除代谢终产物,也不能纠正严重电解质紊乱(如高血钾)。对于血肌酐(Scr)明显升高等有血液透析指征的患者,不宜使用单纯超滤;而对Scr中度升高但未到透析指征的患者,建议谨慎选用超滤治疗,超滤速度控制在200m/h以内,超滤总量不宜超过1 500ml,并密切监测Scr变化。以往几项超滤治疗ADHF的临床研究,把Scr≥3mg/dl(265umol/L)作为试验的排除标准。

6. 超滤治疗的安全性

(1) 低血容量和低血压:超滤引起低血容量进而影响血流动力学一直是临床关注的问题。使用血液透析或血液滤过设备超滤脱水治疗心力衰竭时,约20%的患者发生低血压。心力衰竭专用超滤设备和超滤方法很大程度上避免了低血压的发生。CHF超滤治疗应采取连续缓慢的超滤方案,且超滤速度应≤PRR,这是保持治疗期间有效循环血容量稳定,预防低血压事件的理论基础。因为超滤速度和PRR的动态平衡决定血浆容量变化,超滤速度>PRR,组织间隙的液体来不及回流到血管内,血容量就会下降;超滤速度≤PRR(成年人PRR约为500ml/h),组织间隙的液体回流能够补偿超滤脱水,有效循环血容量不会有明显波动。另外,血泵流量会额外增加心脏负荷,流量越大心脏负荷越重,血泵流量不宜超过50ml/min。体外循环容量也是增加心脏前负荷的因素,新型心力衰竭超滤设备的体外循环容量少(33~65ml),治疗期间血泵流量控制在20~30ml/min,既能满足心力衰竭的超滤治疗需求,也能最大限度降低心脏负担。同时,低血流速度也为经外周静脉建立体外循环带来可能。

(2) 肾功能异常:CHF患者常伴肾功能异常,激进的超滤方案(超滤速度>500ml/h)可能影响肾灌注,导致肾功能恶化。而未发现缓慢超滤方案对肾功能有明显的不良影响。Rogers等发现,超滤对肾小球滤过率和肾血浆流量的影响与呋塞米相似。CARRESS-HF研究显示超滤治疗96hScr水平略有升高,1个月后回落到基线水平。有研究显示超滤治疗对Scr浓度的影响与药物治疗相当。此外,还有研究观察到部分患者在超滤治疗后,尿量明显增加,利尿剂反应性恢复,机制仍不清楚,可能与CVP降低、心功能和神经体液介质紊乱得到改善有关。Mullens等观察了利尿剂抵抗与CVP、收缩压、心脏指数和肺小动脉楔压的关系,发现只有CVP与利尿剂抵抗相关,CVP越高利尿剂抵抗发生率越高。

(3)电解质和酸碱平衡:超滤液晶体渗透压与血浆相等,超滤治疗不影响电解质浓度和酸碱平衡。超滤液钾浓度与血浆相等,而呋塞米产生的尿液钾浓度是血浆的20倍,钾丢失远多于超滤治疗,更易引起低钾血症。超滤治疗前后血浆钾、钠、氯、碳酸氢盐和pH值无明显变化,单纯超滤不影响电解质和酸碱平衡,超滤治疗期间无须频繁监测电解质和血气分析。

(4)出血:超滤期间需要辅以全身抗凝治疗,与此相关的出血并发症是超滤治疗最现实的安全问题之一。治疗过程中使用普通肝素抗凝,需根据活化部分凝血活酶时间(APTT)或活化凝血时间(ACT)调整剂量。UNLOAD研究显示超滤治疗患者出血发生率为1%,药物治疗为7%,而CARRESS-HF研究则显示超滤治疗的患者胃肠道出血为7%,药物治疗为3%。

7. 超滤治疗实施规范

(1)超滤治疗前,应明确心力衰竭诊断,评估患者液体负荷状态,明确超滤治疗的适应证和禁忌证。获取患者基线体重和实验室检查资料(血常规、凝血指标、电解质、肾功能等)。向患者或家属解释操作和治疗过程,患者可以在病床上活动,保持舒适体位。

(2)超滤治疗期间需监测血压、心率、呼吸和经皮血氧饱和度,必要时检测CVP。

(3)选8F或更大的双腔中心静脉导管,做股静脉或颈内静脉穿刺置管。标称主腔和副腔流量不低于90ml/min。外周静脉条件良好的患者,也可采用16G或18G静脉留置针,经头静脉、肘正中等浅表静脉建立体外循环。同时建立静脉输液/药物通道。

(4)体外循环管路和滤器用500ml生理盐水+5 000IU普通肝素进行预冲,充分排出气体和浸泡滤器,避免空气残留,以延长滤器使用寿命。预冲时间≥30min。

(5)在血液进入管路前启动抗凝治疗,可采用普通肝素或低分子量肝素抗凝。普通肝素负荷量为1 500~3 000IU,初始维持量500IU/h,保持APTT在正常值的1.5~2.5倍或65~85秒,或ACT 180~220秒。每4~6小时测定APTT,据此调整肝素剂量。也可采用低分子量肝素抗凝,如依诺肝素首剂量75~100IU/kg于治疗前30min静脉(不可皮下)给药,每6~8小时追加首剂的半量,不必监测APTT。年龄>70岁或Scr升高者,应适量减量。

(6)初始血泵流量30ml/min,根据压力判断静脉导管能否满足流量要求,并相应调整速度。初始超滤速度为200ml/h,根据病情、患者反应、液体负荷状态和脱水计划作后续调整。

(7)治疗期间血流动力学应保持稳定。治疗第1小时内每15min检测血压和心率,之后每小时检测1次。每4h测量体温1次。如血压持续下降(收缩压<90mmHg)、心率加快,应降低超滤速度,必要时药物干预。仍不能维持血压时,暂停或中止超滤治疗。

(8)定时观察、记录和评估呼吸困难、肺部啰音、水肿程度等指标的变化,判定淤血症状和体征的缓解程度和治疗终点,达到治疗终点后停止治疗。结束超滤时用尽可能少的生理盐水完成体外循环管路回血,心力衰竭超滤专用管路加滤器总容积为65ml,通常100ml生理盐水就能完成回血。

(9)记录每小时尿量。

(10)密切注意穿刺点、皮肤黏膜、消化道等部位的出血情况。

(11)在治疗观察表上,按时间顺序记录呼吸困难等主要症状、生命体征、超滤量、液体出入量、压力参数、血泵和超滤速度等。

(12) 超滤治疗结束后或治疗过程中每 24h 复查血常规、电解质和肾功能等实验室检查指标。

心力衰竭专用超滤设备为纠正钠水潴留提供了可靠的工具，能够快速缓解症状，降低再住院率，显示了良好的临床应用前景。但有关超滤治疗 CHF 仍有诸多问题有待解决，如最适指征和开始治疗的最佳时机，何种类型的 CHF 患者从中获益最大，影响超滤治疗远期预后的因素等。还需要更多、更大样本量的临床研究及临床经验的总结来回答。

目前对超滤治疗在顽固性心力衰竭的应用效果正逐渐被认可，可改善心力衰竭患者中期预后、减少数周至数月内心力衰竭的再住院率，但目前没有证据证明其可改善长期生存率。因此，决定行超滤或肾脏替代治疗时，应充分考虑效益和风险。结合权威组织给出的意见，建议超滤治疗用于充血症状难以改善、利尿剂抵抗、反复入院的患者，并需与肾脏病专科医生协同制订方案。

二、心血管疾病合并急性肾损伤的血液净化治疗

(一) 心肾综合征

心力衰竭和肾衰竭常并存，并互为因果，临床上将此种状态称为心肾综合征 (CRS)。2004 年 8 月国际心脏 - 肺 - 血液组织着手研究心血管和肾之间的关系，并提出 CRS 的定义，即充血性心力衰竭并发肾功能恶化且使心力衰竭治疗受限的情况，其阐述了急性失代偿心力衰竭情况下肾功能的损伤和不良预后。无论首发疾病是心血管疾病还是肾脏的器质性疾病，心血管事件的发生率和病死率与肾衰竭之间的关系都是稳定存在的。在 2007 年的世界肾脏学会议上 Ronco 根据 CRS 不同的临床表现，病理生理学和诊疗措施等，将 CRS 分为 5 种类型。1 型 CRS：急性心肾综合征，表现为心功能急性恶化导致的急性肾损伤 (AKI)。2 型 CRS：慢性心肾综合征，是 CHF 引起的慢性进展性肾病。3 型 CRS：急性肾心综合征，是原发、急速的肾功能恶化导致急性心功能不全。4 型 CRS：慢性肾心综合征，是 CKD (如慢性肾小球疾病) 导致心脏功能减退，心肌肥厚和 / 或不良心血管事件危险性增加的情况。5 型 CRS：继发性心肾综合征，为全身性疾病 (如脓毒血症) 同时导致心肾功能不全。急性心肌梗死、主动脉夹层、心肌炎等急性重症心血管疾病容易引发 AKI，属于 1 型心肾综合征的范畴。

下列因素可能是心肾综合征的机制：①心功能不全导致肾脏缺血缺氧；②药物的医源性影响，使用对比剂导致肾血管毒性，利尿剂、血管紧张素转换酶抑制剂 (ACEI) / 血管紧张素 Ⅱ 受体阻滞剂 (ARB) 等药物对血流动力学的影响；③神经内分泌系统激活、免疫反应、炎症反应以及氧化应激等。此外，合并糖尿病、蛋白尿、肌酸激酶同工酶 (CK-MB) 升高、急诊 PCI 治疗等因素都是 AKI 发生的危险因素，心源性休克患者的 AKI 发生率超过了 70%，肾功能受损为急性心力衰竭 (AHF) 患者包括 ST 段抬高心肌梗死的 1 年死亡率的独立危险因素之一。在 AHF 或急性失代偿期慢性心力衰竭 (ADCHF) 的情况下，AKI 的发生反映了肾脏血流灌注的不足。心力衰竭时心排血量明显下降，肾动脉充盈不佳和静脉压的升高易诱发 AKI。尽管细胞外液容积扩大了，但多数情况下有效循环量减少，特别当利尿剂使用时肾脏血流灌注不足更加明显。与存留左心室收缩功能的患者比较，左心室收缩功能受损的 AHF 患者发生的 AKI 更为严重。另外，充血性心力衰竭患者往往需要进行造影或者手术治疗，这

可能会造成对比剂所致急性肾损伤（CI-AKI）或者增加肾脏血流动力学的负担，增加了 AKI 的危险性。

AKI 是各种原因所致的肾小球滤过率突然和持续性下降、尿素和其他代谢产物在血液中蓄积而出现的临床综合征，其确切的统一的定义和诊断标准长期缺乏共识。2002 年急性透析质量指导组（ADQI）提出了 AKI 的 RIFLE 诊断分级标准，其核心是依据 Scr、肾小球滤过率（GFR）和尿量的变化，将 AKI 按临床严重程度及预后进行分期。2005 年 9 月由国际肾脏病协会（ISN）、美国肾脏协会（ASN）、美国肾脏病基金会（NKF）及急诊医学专业来自全球多个国家和地区的专家组成了 AKIN 专家组，决定将急性肾衰竭改称为 AKI。

AKI 的定义（2005 年 AKIN）：病程在 3 个月以内，包括血、尿、组织学及影像学检查所见的肾脏结构与功能的异常。诊断标准：肾功能在 48h 内突然减退，表现为 Scr 升高的绝对值 ≥ 26.5μmol/L（0.3mg/ml）；或 Scr 较基础值升高 ≥ 50%（达到基线值的 1.5 倍）；或尿量 <0.5ml/（kg·h），时间超过 6 小时（排除梗阻性肾病或脱水状态）（表 12-1）。

表 12-1　AKI 的 AKIN 诊断标准（基于 RIFLE）

期别	血清肌酐（Scr）	尿量指标
1 期	升高 ≥ 26.5μmol/L（0.3mg/dl），升高 1.5~2 倍	<0.5ml/（kg·h），时间 >6 小时
2 期	升高 2~3 倍	<0.5ml/（kg·h），时间 >12 小时
3 期	升高 >3 倍，或升高 >353.6μmol/L（4mg/dl）伴急性升高 ≥ 44.2μmol/L（0.5mg/dl），或需要肾脏替代治疗	<0.3ml/（kg·h），时间 >24 小时或无尿 >12 小时

AKI 的定义和诊断标准（2012 年 KDIGO）：改善全球肾脏病预后组织（Kidney Disease: Improving Global Outcomes，KDIGO），在 RIFLE 和 AKIN 标准的基础上对 2011 年 2 月之前发表的相关文献进行系统回顾，综合循证医学证据，于 2012 年 3 月发布了最新制定的 KDIGO 的 AKI 临床指南，确立了最新的 AKI 定义、诊断及分期标准。

该标准仍采用 Scr 和尿量作为主要指标，符合以下情况之一者即可诊断 AKI：① 48 小时内 Scr 升高 ≥ 26.5μmol/L（0.3mg/dl）；② Scr 升高超过基础值的 1.5 倍及以上，且明确或经推断上述情况发生在 7 天之内；③尿量减少 <0.5ml/（kg·h），且时间持续 6 小时以上。KDIGO 指南将 AKI 分为 3 期（表 12-2），当患者的 Scr 和尿量符合不同分期时，采纳最高分期。

表 12-2　AKI 的 KDIGO 分期标准

期别	血清肌酐（Scr）	尿量指标
1 期	升高 ≥ 26.5μmol/L（0.3mg/dl）或升高 1.5~1.9 倍	<0.5ml/（kg·h），时间 6~12 小时
2 期	升高 2~2.9 倍	<0.5ml/（kg·h），时间 ≥ 12 小时
3 期	升高 ≥ 353.6μmol/L（4mg/dl），或需要启动肾脏替代治疗，或患者 <18 岁，估计 GFR 降低到 <35ml/（min·1.73m^2），或升高 ≥ 3 倍	<0.3ml/（kg·h），时间 ≥ 24 小时或无尿 ≥ 12 小时

KDIGO 指南标准与 RIFLE 及 AKIN 两种标准相比，最大的改进是将肾功能受损的诊

断提前，KDIGO 指南增加了时间概念，48h 内 Scr 增加 26.5μmol/L，或 7d 内 Scr 增加 1.5 倍，诊断期限更长。降低了早期漏诊率，利于 AKI 早期救治。因此，学者们普遍认为 KDIGO 标准对诊断 AKI 更为成熟且能更有效地识别 AKI 患者。AKI 在住院患者中发病率为 5%~7%，其中 7.2% 为医院获得性。AKI 特别是重症急性肾衰竭，预后不良，成人死亡率约 50%，儿童死亡率稍低，30%~46%。BEST Kidney 研究报道了超过 60% 的住院总死亡率，在生存者中，13% 仍需要依赖透析治疗。

AKI 基础疾病谱发生了很大变化：单纯性 AKI 比例下降，肾外并发症增多，尤其在 ICU，AKI 多与 MODS 重合。AKI 与 MODS 的其他脏器问题相互影响，导致 AKI 高死亡率。PICARD 研究发现，大部分 AKI 患者存在心血管系统问题，相当一部分患者平均动脉压（MAP）低，并存在 3~4 个系统受损。MODS 的发病机制极为复杂，迄今为止尚未完全阐明，以往对 MODS 发病机制提出多种假说，包括"缺血/再灌注假说""胃肠道假说""二次打击或双相预激假说"以及"基因调控假说"等，目前炎症失控假说能较为确切、合理地解释这一机制，即 MODS 是当机体受到严重打击后，细菌、毒素或组织损伤将刺激炎性细胞产生大量炎性介质，引起致炎因子与抗炎因子的失衡和机体免疫失调，最终导致 MODS 的发生。CRRT 能够在一定程度上阻断全身炎性反应的进展，有效控制高分解代谢，维持水电解质和酸碱平衡，改善氮质血症，同时能降低 MODS 患者血浆细胞因子水平，改善血液生化指标，恢复机体的免疫系统，这些都是间歇性血液透析无法比拟的优势，上述特点决定了 CRRT 更适合 MODS 患者。

（二）CRRT 在急性肾损伤的治疗时机

Gettings 等研究显示早期开始 CRRT 对急性肾损伤预后的益处，在早期开始治疗中生存率明显更高。2009 年一项对重症 AKI 患者多中心研究提示与早期 CRRT 治疗组相比，延迟治疗组和晚期治疗组住院死亡危险度显著升高（RR 分别为 1.19 和 2.20）。CRRT 治疗开始时机是影响重症 AKI 患者住院病死率的独立危险因素。

KDIGO 指南（2012 年）

1. 出现危及生命的容量、电解质和酸碱平衡改变时，应紧急开始 RRT。（未分级）
2. 作出开始 RRT 的决策时，应当全面考虑临床情况，是否存在能够被 RRT 纠正的情况，以及实验室检查结果的变化趋势，而不应仅根据尿素氮和 Scr 的水平。（未分级）

ICU 中血液净化的应用指南：中华医学会重症分会（2010 年，2019 年）

1. 急性肾衰竭发生后，宜尽早行 RRT 治疗（D 级）。
2. 重症患者合并 ARF 的肾替代治疗模式推荐 CRRT（D 级）。目前临床上以 Scr、血尿素氮、尿量等指标作为 RRT 最佳始动时机的标准，以期找到特定指标对患者预后意义最大的截点值，但目前尚无 AKI 肾脏替代治疗适应证和治疗时机的统一标准。

大多人认为在内科保守无效、尿毒症状出现、水电解质酸碱失平衡时，可以开始替代治疗。这种标准对于病情相对稳定或单纯性 AKI 可能是合理的，但对于 ICU 中复杂性 AKI 患者是十分危险的。这些指标意味着肾脏支持治疗开始时机太晚，造成临床预后更差、肾功能恢复更晚。早期 RRT 也存在一些潜在弊端，深静脉置管和体外循环引起的相关风险，如低血压、出血、血栓、感染等，另外还有耗费额外医疗资源和费用问题等。因此，AKI 患者的 CRRT 治疗时机的选择至关重要。2002 年 ADQI 小组采用标准分级系统，在 AKI 不同阶段进行连续替代治疗，发现肾脏损伤越轻的阶段死亡率越低。重症 AKI 倾向于早期开始肾脏替代治疗,其目的是尽早清除体内过多的水分、毒素;纠正高钾血症和代谢性酸中毒等以稳定机体内环境平衡;有助于液体、热卡、蛋白质及其他营养物质的补充;有利于肾损伤细胞的修复和再生。由于 CRRT 对于血流动力学影响小,故适合重症患者的治疗,尤其是血流动力学不稳定的心血管重症疾病患者。在大多数研究中,CRRT 的治疗时机均规定一个生化指标的界值,以此作为 CRRT 治疗时机的分界线。RIFLE 给予 AKI 明确分级,具有直观、临床易应用的特点,且 RIFLE 分级如作为 CRRT 治疗时机,是否与 AKI 患者预后有关,目前研究较少。2009 年 Li 等对 106 例接受 CRRT 治疗的危重患者根据急性透析质量指南对 AKI 的 RIFLE 标准分为 R、I、F 三组,结果发现三组 90d 的存活率有明显差异。三组 90d 死亡的相对危险度是随着 RIFLE 级别增加而增加的,F 组 90d 死亡的相对风险比 R 组增加 0.96 倍;F 组发生肾脏不良预后的风险是 R 组的 6.88 倍。Shiao 等发现在达到 R 级之前行 CRRT 可提高患者的生存率。目前国内学者普遍认为采用 RIFLE 标准界定 CRRT 的介入时机较为合适。当 AKI 进展从 R 期到 F 期,病死率成倍增加,如在 R 期给予干预,可能防止疾病进一步发展,从而改善预后。对于 MODS 患者,在条件允许时应尽早使用 CRRT 治疗,可以避免炎性介质的级联效应,重建机体免疫内稳态,阻止各脏器的进一步损害,为进一步的救治创造条件。对于伴有严重血流动力学不稳定的危重症 AKI 患者,许多临床医师更愿意选择 CRRT,这是由于缓慢地液体清除以及缺乏快速溶质清除导致的体液转移,具有更佳的血流动力学耐受性。

(三) 停止肾脏替代治疗的标准

如果患者肾脏功能已经充分恢复,机体需求 - 肾脏能力失衡状态减少(目前和预期)到可接受水平,或者整体治疗目标改变,RRT 应该中断。为了确定肾脏功能不断恢复,推荐 RRT 期间监测尿量和 Scr。对于那些需要多种器官支持治疗的患者,决定撤除 RRT 时也应该考虑其他治疗。当肾脏已经充分恢复功能,可以达到机体对代谢、液体的需求,之前存在的需求 - 能力失衡得以纠正时,应该考虑中断 RRT。促进肾脏恢复及便于患者脱离 RRT 的最佳治疗模式,目前尚不明确。CRRT 结束后应用呋塞米并不能改善肾脏功能或缩短肾衰周期。但是 CRRT 中止后 24 小时呋塞米引起的多尿,可以预测住院期间肾脏功能的最终恢复。关于中断 CRRT 的具体实践,当前主要考虑的是恒定治疗剂量下 Scr 的下降或是尿量的增加。过去每日尿素排泄这一指标应用较少,但它是评价 RRT 中断的较好指标。急性 RRT 代表了一种生命支持形式。对于那部分患者,整体治疗目标已缓解、终末期护理、计划撤离生命支持治疗者,RRT 中断也应考虑。

KDIGO 指南(2012 年)

1. 当不再需要 RRT 时(肾脏功能恢复至足以满足患者需求,或 RRT 不再符合治疗目标),应当终止 RRT。(未分级)

2. 建议不要使用利尿剂促进肾功能恢复,或减少 RRT 的时间或频率。(2B)

(四) CRRT 治疗剂量

CRRT 的治疗剂量通常是用单位千克体重单位时间废液量来表示,单位为 ml/(kg·h)。

美国胸科学会关于 CRRT 剂量共识建议小分子溶质清除率至少为 20ml/(kg·h)(实际达到剂量),高剂量的 CRRT 不是普遍推荐,只有能安全的管理它们的团队方可考虑。对重症和代谢异常的患者,在初始治疗中采用高剂量的 CRRT ≥ 30ml/(kg·h) 并非所有患者均能获益。

中华医学会重症医学分会建议重症患者合并 ARF 时剂量不应低于 35ml/(kg·h)(B 级)，高容量血液滤过用于感染性休克的辅助治疗时，建议剂量不低于 45ml/(kg·h)(D 级)。

KDIGO 指南(2012 年)建议：

1. 应当在开始每次 RRT 前确定 RRT 的剂量(未分级)。我们推荐经常评估实际治疗剂量以便进行调整。(1B)
2. RRT 时电解质、酸碱、溶质和液体平衡目标应当满足患者需求。(未分级)
3. AKI 患者采用间断或延长 RRT 时，我们推荐应达到 Kt/V 值 3.9/ 周。(1A)
4. AKI 患者进行 CRRT 时，我们推荐流出液容量 20ml/(kg·h)~25ml/(kg·h)。(1A)

这通常需要更高的流出液处方剂量(未分级)

急性透析质量指南(ADQI)(2005 年)建议：

建议不伴有脓毒症的 AKI 患者行连续性肾脏替代治疗，置换液量至少 35ml/(kg·h)，脓毒症合并 AKI 需要更高的治疗剂量。

治疗剂量与透析患者治疗预后密切相关，针对不同病情的患者，CRRT 的最佳治疗剂量是不同的，需要根据患者病情及血流动力学情况调整治疗剂量。近几年对 MODS 患者如何选择合理的 CRRT 治疗剂量作了大量的临床研究。2000 年 Ronco 等将 425 例重症 AKI 患者随机分为 20ml/(kg·h)、35ml/(kg·h)、45ml/(kg·h)3 个不同连续性肾脏替代治疗剂量组，发现 35ml/(kg·h) 以上治疗剂量组存活率明显提高，并发现 45ml/(kg·h) 的治疗剂量有利于脓毒血症合并 AKI 患者的恢复。据此，Ronco 等将 20ml/(kg·h)~35ml/(kg·h)和 42.8ml/(kg·h) 的置换率分别定义为 CRRT 的"替代肾脏的治疗剂量"和"治疗脓毒血症剂量"。2009 年一项大型多中心前瞻性随机对照试验——常规与强化剂量肾脏替代治疗研究，纳入了 1 508 例危重症合并 AKI 行 CRRT 患者，比较高剂量连续性静脉 - 静脉高容量血液滤过组[40ml/(kg·h)]和低剂量连续性静脉 - 静脉高容量血液滤过组[25ml/(kg·h)]90 天的存活率。结果提示两组患者 90d 的存活率均为 44.7%，差异无统计学意义。两个前瞻大样本的研究结果均没有证明大剂量 CRRT 治疗能降低危重患者的病死率。据此 Kellum 等通过对该两项大样本研究结果分析，提出将肾脏替代治疗剂量 <19ml/(kg·h)或 >45ml/(kg·h) 的范围称为"剂量依赖范围"，当处于 19~45ml/(kg·h) 剂量窗内，剂量变化对预后几乎没有影响，称为"非剂量依赖范围"。

三、乳酸酸中毒的血液净化治疗

乳酸酸中毒是严重休克的代谢标志。休克是组织氧供与需求之间的失衡，组织缺氧后，丙酮酸氧化减少，乳酸生成增多。葡萄糖代谢生成丙酮酸后，不能进入线粒体的三羧酸循环，在胞浆中生成乳酸，1 个分子葡萄糖只产生 2 个分子 ATP，另外产生 2 个分子乳酸，而在有氧环境下生成 38 个分子 ATP。乳酸生成量代表器官的总缺氧量，低灌注与休克的严重程度及预后有关。在休克患者血乳酸 >4mmol/L 时，仅有 11% 存活，MODS 促进乳酸代谢异常。肝脏是代谢乳酸的主要器官，储备能力很大，一般的功能障碍不会导致血乳酸增高，但当肝脏血流量在正常人的 30% 以下、PaO_2<6.27kPa(1kPa=7.5mmHg)时，肝脏将从代谢乳酸的器官变成产生乳酸的器官。心血管功能不稳定，特别是低血压时，乳酸生成增多，高乳酸血症使细胞内乳酸增多，促进无氧代谢，使心功能进一步减退。肠道也是产生大量乳酸的器官，肠道缺血是 MODS 时高分解代谢的"原动力"，产生大量乳酸。儿茶酚胺类药物的应用进一

步加重胃肠缺血。乳酸生成增多后,乳酸盐/丙酮酸盐的比值增加,糖原异生作用增加,消耗循环中的氨基酸,促进蛋白代谢。外源性葡萄糖不能抑制乳酸生成和糖原异生作用,而且大量葡萄糖负荷增加了去甲肾上腺素的释放,使氧消耗及蛋白分解代谢增加。伴随葡萄糖的输入需加胰岛素,而胰岛素也刺激儿茶酚胺的释放。在乳酸酸中毒时,β肾上腺素能受体对儿茶酚胺不敏感,需加大药物剂量,易形成恶性循环。

CRRT在乳酸酸中毒中的应用:首先是治疗原发病,MODS伴乳酸酸中毒治疗上存在下列特殊问题:

1. CRRT对酸碱平衡的影响 ①病情:脏器衰竭的数目、严重程度、蛋白质分解代谢的程度、有无混合性酸碱平衡紊乱。②CRRT的方式及治疗剂量:即以对流还是以对流与弥散联合清除溶质,这就涉及到CRRT时内源性HCO_3^-的清除率及经置换液或透析液进入体内的碱基量。

2. CRRT时外源性碱基的代谢 醋酸盐通过肝脏和骨骼肌以1:1转换成碳酸氢盐,MODS时禁用醋酸盐。乳酸盐通过肝脏以1:1转换成碳酸氢盐。枸橼酸盐通过肝脏以1:3转换成碳酸氢盐。

3. 乳酸盐置换液和透析液对乳酸代谢的影响 正常肝脏代谢乳酸盐的速率为100mmol/h,商业用乳酸盐置换液或透析液含乳酸盐40~45mmol/L,间歇性HF时乳酸盐输入速度为250~300mmol/h。可出现一过性高乳酸血症,但不影响动脉血pH。肝功能衰竭时,肝脏对乳酸利用障碍,可发生高乳酸盐血症与动脉pH降低。连续性静脉-静脉血液透析(CVVHD)时每日丢失HCO_3^- 750mmol,输入30mmol/h的HCO_3^-或乳酸盐即可补偿,肝功能衰竭时即使输入乳酸盐也可转换成HCO_3^-,不会导致乳酸在血中堆积。但也有连续透析滤过导致高乳酸血症与酸中毒恶化的报道。同时,由于乳酸盐/丙酮酸盐比值增加后,促进蛋白的分解代谢,尿素氮、尿酸生成率均增高。因此,当患者已发生乳酸酸中毒时,不宜应用乳酸盐透析液或置换液。

碳酸氢盐透析液或置换液:因组织缺氧引起的乳酸酸中毒是否应用HCO_3^-治疗一直有争议。例如在心搏骤停的患者发生乳酸酸中毒,应用等张或高张的碳酸氢盐,可引起血浆渗透压增高,液体负荷,动脉或静脉高碳酸血症,加重细胞内或脑脊液内的酸中毒。但近年来已不断有应用碳酸氢盐透析液或置换液进行CRRT治疗严重乳酸酸中毒获得成功的报道。Macias用CVVH治疗13例严重乳酸酸中毒,患者动脉血pH平均为7.15,HCO_3^-为11mmol/L,乳酸盐15mmol/L。置换液碳酸氢盐浓度起始为25~50mmol/L,每12h提高浓度1次,最终平均浓度为52mmol/L。13例中10例经72h治疗后HCO_3^-恢复至正常,预后改善。Lerrayt等证明,血乳酸水平正常、血流动力学稳定和呼吸平稳的患者使用碳酸氢盐透析液或置换液进行CRRT,总乳酸清除率仅0.5%~3.3%。他们认为HF中乳酸水平降低是由于酸碱平衡紊乱及代谢状态的改善,使乳酸代谢增加。治疗乳酸酸中毒时必须注意防止高钠血症和高容量血症,治疗中以输入等张碳酸氢盐为宜,需要定期监测血气分析结果,碳酸氢盐的输入速率为40~50mmol/h,防止动脉血$PaCO_2$增高,导致细胞内和脑脊液酸中毒加重;防止碱血症,碱血症可刺激乳酸生成。

四、横纹肌溶解症的血液净化治疗

横纹肌溶解症可由挤压综合征、病毒性心肌炎、他汀类药物、结缔组织病、心脏电复律以及过度剧烈运动等导致。临床特点肌肉疼痛、肿胀、肌紧张、尿液茶色。实验室检查血清磷酸肌酶升高，血和尿中的肌红蛋白阳性。

主动脉夹层累及髂动脉或股动脉，对下肢可造成缺血性损伤。手术中行股动脉人工血管搭桥术，可能发生缺血再灌注损伤，严重者也可发生横纹肌溶解症。横纹肌溶解后释放大量肌红蛋白（Mb）、肌酸激酶（CK）和乳酸脱氢酶（LDH）入血。低血容量、肌红蛋白的直接毒性及肾小管腔内肌红蛋白管型形成并堵塞肾小管等因素导致患者 AKI 的发生。横纹肌溶解同时可引起机体细胞和免疫系统过度活化，并发 MODS 而影响预后。

在 20 世纪 50 年代以前，横纹肌溶解症出现急性肾衰竭时的病死率高达 80%~95%，随着血液净化疗法在临床上的广泛应用，该病的病死率逐渐下降。透析治疗在横纹肌溶解症合并 AKI 的抢救中具有极其重要的地位，对于此类患者应及时给予包括透析在内的支持治疗。使用高通量血液透析、血液透析滤过对肌红蛋白（分子量 17 500~18 800D）均有一定的清除能力。2007 年 Peltonen 等研究发现，对于横纹肌溶解致 AKI 患者，HDF 联合 FAD（利尿 / 碱化尿液）与单用 FAD 相比，降低血肌红蛋白更为显著。横纹肌溶解患者往往伴有血肌红蛋白的升高而导致多个脏器损伤，尤其是对肾脏损伤最为严重，此类患者即使没有 AKI 发生，也应尽早接受 CRRT 的治疗。尿 pH<5.6 的环境下，进入肾小管的肌红蛋白离解成铁色素和铁蛋白而对肾小管上皮细胞产生毒性，同时大量肌红蛋白管型阻塞肾小管引起 AKI。横纹肌溶解患者接受碱化尿液联合 CRRT，血液中肌红蛋白清除比率显著高于单纯碱化尿液。CRRT 滤器使用高生物相容性、高通透性滤器，通过对流机制可以清除 1 万 ~30 万道尔顿的中分子物质，比普通血液透析能够更好的清除肌红蛋白。Naka 报道超高通量滤器可在 48h 内将血肌红蛋白浓度从 100,000μg/L 降至 16,542μg/L，疗效显著高于常规滤器。多项临床研究报道 CRRT 能够有效清除肌红蛋白，各研究之间的清除肌红蛋白的差异可能与 CRRT 初始治疗时患者的血浆肌红蛋白浓度和 CRRT 的超滤系数有关。肌红蛋白清除率在 6h 后显著下降，表明滤器应定期更换。低磷血症是 CRRT 治疗的一种重要并发症，应该提前预判并及时给予相应治疗。超高通量滤器的肌红蛋白清除率更高，但容易造成白蛋白的丢失。

利用 CRRT 清除肌红蛋白能够有效的降低其诱发 AKI 的负担，但目前的临床研究尚不清楚其早期的应用，是否可以改变或缩短横纹肌溶解症导致 AKI 的病程。

五、急性肾损伤合并高钾血症的血液净化治疗

高钾血症是临床常见急症，常见于急性肾损伤、尿毒症、口服补钾或服用 ACEI/ARB 类药物。钾浓度增高对心肌有抑制作用，影响心脏电生理，引起室性期前收缩、房室传导阻滞，严重者可致心脏停搏于舒张期，危及患者生命。高血钾还影响神经肌肉复极过程，引起四肢感觉异常、麻木、肌肉无力、烦躁不安和意识障碍。

AKI 合并高钾血症是常见的危重病症，对于 AKI 合并高钾血症的患者首先给予内科综合治疗：缓慢推注葡萄糖酸钙以对抗高钾对心肌的毒性作用，从而保护心脏，以免发生致死性心律失常；静滴碳酸氢钠以纠正酸中毒，促进钾离子转移入细胞；静滴葡萄糖和胰岛素以使钾离子转移入细胞内，暂时性降低血钾浓度。这些药物治疗虽可以降低血钾浓度，但持续时间较短。血液透析是抢救高钾血症的有效手段，但危重或 MODS 患者，尤其是需要呼吸机辅助呼吸的患者，不方便进行血液透析，需要在床旁进行 CRRT。

血液透析时体内高浓度的钾离子通过弥散作用将扩散到透析液中，迅速清除体内过多

的钾离子是抢救高钾血症的重要手段。在血液透析中,透析液流速与小分子物质的清除密切相关,透析液流速越大,钾离子等小分子物质清除得越快、越多。CRRT 的透析液流量仅为常规血液透析的透析液流速的 1/10,因此清除钾离子的速度较常规血液透析慢。研究报道使用无钾透析液进行大流量的 CRRT 治疗,每小时血钾下降 0.15~0.42mmol/L,经过 6h 的 CRRT,患者的血钾可降至安全水平,心律失常得以纠正。由于患者血钾会从细胞内源源不断转移到细胞外,因此 CRRT 治疗后需要定期复查血钾,以免再次出现高钾血症危及患者生命,必要时可再次给予 CRRT 治疗。CRRT 通过提高透析液流量,可有效降低血钾浓度,抢救高钾血症。

六、对比剂所致急性肾损伤的血液净化治疗

对比剂所致急性肾损伤(CI-AKI)是指除外其他因素在血管内造影后新发的或加重的肾功能损伤,常用量化定义为使用对比剂后 48h 内出现的 Scr 升高≥ 44.2μmol/L(或 0.5mg/dl)或较基线升高 25% 以上。自 1955 年 Mwall 等报道首例 CI-AKI 以来,随着影像放射检查技术的进步和介入治疗手段的增多,血管内对比剂的应用日益增多,发生 CI-AKI 患者也随之增多。

对比剂引起肾损害的具体机制尚不清楚,但目前认为可能与对比剂引起肾脏血流动力学变化,对肾小管的毒性作用,氧自由基损伤和诱发肾小管细胞凋亡有关。

CI-AKI 的危险因素包括低血压、肾功能不全、糖尿病、对比剂使用剂量、主动脉球囊反搏、慢性心功能衰竭、年龄 >75 岁、贫血、急性冠脉综合征等。多数研究认为肾功能不全、糖尿病肾病为独立危险因素,对比剂的类型和用量为重要危险因素。

KDIGO 急性肾损伤临床实践指南(2012)

对 CI-AKI 高风险者,建议选择等渗或低渗含碘对比剂,而不应用高渗含碘对比剂(1B);建议口服或静脉使用 N- 乙酰半胱氨酸(NAC)联合等渗晶体预防 CI-AKI(2D);推荐使用等渗氯化钠或碳酸氢钠静脉扩容以预防 CI-AKI(1A)。

对 CI-AKI 高危的患者,不推荐采用预防性血液透析或血液滤过的方式清除对比剂。(2C)

已有学者报道于冠状动脉造影后给予血液净化治疗(血液透析、血液滤过、血液透析滤过)可以有效清除对比剂,但是否可以有效预防 CI-AKI,还存在争论。对比剂主要通过肾小球滤过清除,其总体和肾脏清除率均与 GFR 相关;因此在肾衰竭的患者中,肾脏对于对比剂的排泄是延迟的。对比剂能够有效地经过血液透析清除,一次性的透析治疗能够有效清除 60%~90% 的对比剂。一些研究尝试对于 CI-AKI 的高危患者采用预防性血液透析的治疗方法,但大多数并未观察到 CI-AKI 发生率的降低。Reineeke 等进行了一项前瞻性单中心试验,连续观察 424 例 Scr 在 1.3~3.5mg/dl(115~309μmol/L)并接受选择性冠状动脉造影检查的患者。所有患者造影前、后均进行补液治疗,在此基础上随机分为三种不同的预防治疗方案组:不进行额外治疗的对照组、单次血液透析组和口服 N- 乙酰半胱氨酸(NAC)组,结果显示:在造影后 48h~72h,CI-AKI 的发生率在对照组(仅补液治疗)为 6.1%,血液透析组为 15.9%,NAC 组为 5.3%(意向性分析,$P=0.008$)。30~60 天后 Scr 升高≥ 0.5mg/dl(44.2μmol/l)的发生情况在各组间差异无统计学意义(分别为 4.8%,5.1%,和 3.1%,$P=0.700$)。采用 Cox 回归生存模型对长期随访数据(63~1 316 天)的分析结果与此相似($P=0.500$)。研究得出结论,即并无依据显示在补液的同时进行预防性血液透析治疗能够改善预后,反而可能带来额外的

害处。

对 GFR<30ml/min 的高危患者,造影前后给予血液滤过可预防 CI-AKI,降低住院死亡率。一项前瞻性 RCT 研究结果显示,预防性血液透析治疗对伴有严重肾功能不全[基础的肌酐清除率为 13ml/(min·1.73m^2)]进行择期冠状动脉造影或冠状动脉介入手术的患者可能有效。患者在造影术前 6h 和术后 12h 均接受生理盐水 1ml/(kg·h)静脉滴注,在此基础上随机分为术后即进行 4h 血液透析治疗组和对照组。血透治疗组 42 例患者中的 1 例(2%),对照组 40 例当中的 14 例(35%)需要临时性血液透析治疗。并且血液透析组中无一例患者,而对照组中有 5 例(13%)在出院之后仍需要依赖透析治疗($P<0.05$)。另外,一项研究将 92 例 CKD 患者(肌酐清除率≥30ml/min)随机分为三种不同的预防性治疗组:静脉输注等张盐水组(对照组)、接受对比剂治疗之前 12h 输注盐水,而之后的 18h~24h 进行 HF 治疗组、接受对比剂之前 6 小时和之后 18~24 小时进行 HF 治疗组。结果三组患者的院内死亡率分别为 20%,10% 和 0%。需要进行临时性血液透析的患者在三组中依次为 9 例(30%),3 例(10%)和 0(0%)($P=0.002$)。研究结果提示预防性 HF 组获得了最佳的临床预防效果,尽管 CI-AKI 的发生机制存在多种不同的假说,在接受对比剂之前给予维持等容状态的大量补液治疗在预防 CI-AKI 发病中具有重要作用。HF 中的碳酸氢盐可能是其能够降低 CI-AKI 发生率的根本原因。对于严重 CKD 的患者,采用 HF/IHD 的方法预防 CI-AKI 的风险/受益比尚不确定,并且 IHD 与 HF 相比较的证据级别低。

考虑到治疗的花费以及操作的逻辑可行性,还有血液净化相关的其他并发症。因此,对于是否采用常规血液净化以预防 CI-AKI,目前并不做推荐。尚需进一步的临床研究提供证据支持。

对于 ICU 内的 CI-AKI 患者更适合进行 CRRT 治疗,其治疗时机可参照 KDIGO 急性肾损伤临床实践指南(2012 年)AKI 肾脏替代治疗时机:

出现危及生命的容量、电解质和酸碱平衡改变时,应紧急开始 RRT。(未分级)

作出开始 RRT 的决策时,应当全面考虑临床情况,是否存在能够被 RRT 纠正的情况,以及实验室检查结果的变化趋势,而不应仅根据尿素氮和 Scr 的水平。(未分级)

CRRT 治疗 CI-AKI 患者更具有优势。一项临床研究利用 CVVH 治疗 33 例 CI-AKI 患者,CVVH 治疗(4.7±2.7)天,所有患者的液体负荷得以纠正,没有患者出现低血压或低血容量症状。32 例患者尿液恢复,相应肾功能得以改善。1 例患者需要慢性透析治疗。患者的住院率和 1 年死亡率分别为 9.1% 和 27.3%。表明 CVVH 是一种安全有效的治疗 PCI 术后对比剂引起急性肾损伤的方式。CRRT 治疗 CI-AKI 的患者的优势:①有效去除对比剂,减少对比剂对肾脏的损伤;② CRRT 时输注大量的置换液,具有目前普遍应用的预防 CI-AKI 的方法即大量水化的功能,而且输注的液体远远多于一般的水化方法;③其血流动力学相对稳定,避免了一般血液净化方式引起的有效血容量不足而导致肾缺血性损伤;④直接去除水分和自身代谢产物,避免其过度积累造成的不良后果;⑤清除炎症介质,避免发展成全身性炎症反应综合征(SIRS)。

第三节 连续性肾脏替代治疗处方的主要元素

1. CRRT 的治疗模式及选择　　CRRT 主要包括①缓慢连续超滤(SCUF);②连续性静-

静脉血液滤过(CVVH);③连续性静-静脉血液透析滤过(CVVHDF);④连续性静-静脉血液透析(CVVHD);⑤连续性高通量透析(CHFD);⑥连续性高容量血液滤过(HVHF);⑦连续性血浆滤过吸附(CPFA)。

2. 治疗剂量 指CRRT过程中净化血液的总量,但实际应用中无法计量。临床上通常用单位千克体重单位时间的废液量来表示,单位为ml/(kg·h)。

3. 血管通路的建立 重症患者CRRT的疗程较晚期肾病患者的血液透析疗程短得多,因此静脉通路一般选择中心静脉置管而不是动静脉瘘。为满足CRRT血流量的要求,置管部位可选择股静脉、锁骨下静脉或颈内静脉,动脉置管因并发症较多已较少采用。锁骨下静脉导管的优点是导管相关感染(CRBI)的发生率较低,缺点是易受锁骨压迫而致管腔狭窄,因此血栓形成风险较其他部位的导管高,压迫止血法效果差、出血并发症较多,因此CRRT应尽可能避免锁骨下静脉置管。颈内静脉导管没有上述缺点,且对患者活动限制少,因而一直是血透患者中心静脉置管的首选,但缺点是CRBI发生率相对较高。股静脉置管的优点是压迫止血效果好,血肿发生率低,且其CRBI的发生率并不比颈内静脉高,穿刺方便、技术要求低;可为ICU患者血流动力学监测和治疗需要的血管通路让出锁骨下静脉、颈内静脉。建议将超声显像作为导管置入的辅助手段,尤其是既往有透析通路史的患者。ICU患者应首选股静脉置管。

正确管理留置导管,遵循导管护理规范对延长留置时间和降低并发症具有重要意义。应特别注意以下问题:留置期间应卧床休息,以免导管脱落引起大出血;每次透析前用空针吸尽导管内残存的血液,再用稀释肝素盐水冲洗管道;外脱的导管,禁止再次插入体内;不应经由留置的血透用导管采血和输液。CRRT结束后采用正压法肝素封管,用于封管的生理盐水量为导管总容量的120%为宜,需1.2ml~1.4ml,并应定期采用肝素生理盐水给血管导管进行正压冲洗。一旦发生出口处感染或菌血症应立即拔除导管,行血培养加药敏试验并静脉给予抗生素治疗。

导管拔除后,应用力按压至少10~15分钟,不可按压导管拔除,防止导管尖端血栓脱落进入体循环,造成肺栓塞而致猝死。

4. 置换液及透析液的成分及输注方式

(1)置换液的配制应遵循以下原则:①无致热原;②电解质浓度应保持在生理水平,为纠正患者原有的电解质紊乱,可根据治疗目标作个体化调节;③缓冲系统可采用碳酸氢盐、乳酸盐或柠檬酸盐;④置换液或透析液的渗透压要保持在生理范围内,一般不采用低渗或高渗配方。

(2)置换液配方的选择:HCO_3^-可自由通过滤器而丢失,故需补充。可直接或间接提供HCO_3^-的常用配方有碳酸氢盐配方、乳酸盐配方、柠檬酸盐配方。

1)碳酸氢盐配方:碳酸氢盐配方直接提供HCO_3^-,但HCO_3^-易分解,故需临时配制。由于钙离子和碳酸根离子易发生结晶,故钙溶液不可加入碳酸氢盐缓冲液内,两者也不能从同一静脉通路输注。重症患者常伴肝功能不全或组织缺氧而存在高乳酸血症(>5mmol/L),宜选用碳酸氢盐配方。研究证明,碳酸氢盐配方还具有心血管事件发生率较低的优点。重症患者CRRT的置换液首选碳酸氢盐配方。

2)乳酸盐配方:乳酸盐配方经肝脏代谢产生HCO_3^-,间接补充RRT过程丢失的HCO_3^-,乳酸盐配方仅适用于肝功能正常患者。正常肝脏代谢乳酸的能力为100mmol/h,故在高流量血液滤过时仍可能导致高乳酸血症,干扰乳酸监测对患者组织灌注的评估。

3)柠檬酸盐溶液:柠檬酸盐溶液经肝脏代谢产生 HCO_3^-,间接补充 RRT 过程中丢失的 HCO_3^-,可作为置换液用于高出血风险患者的 RRT 治疗。

置换液输注方式有三种:前稀释置换法(置换液在血滤器之前输入)、后稀释置换法(置换液在血滤器之后输入)或混合稀释法(置换液在血滤器前及后输入)。

前稀释法具有使用肝素量小、不易凝血、滤器使用时间长等优点,不足之处是进入血滤器的血液已被置换液稀释,清除效率降低,适用于高凝状态或血细胞比容 >35% 者。后稀释法节省置换液用量、清除效率高,但容易凝血。

5. 滤器的选择 滤膜的材料决定滤器的性能。滤膜分为未修饰纤维素膜、修饰纤维素膜和合成膜等三大类型。纤维素膜的价格低廉,但通量低、生物相容性较差,经修饰的纤维素膜生物相容性略有改善。合成膜具有高通量、筛漏系数高、生物相容性良好的优点,成为目前重症患者 CRRT 治疗中应用最多的膜材料。在市售商品中有多种合成膜滤器,如聚丙烯腈膜(PAN,AN69)、聚砜膜(PS)、聚酰胺膜(PA)、聚甲基丙烯酸甲酯膜(PMMA)、聚碳酸酯膜(PC)等,应用较多的为聚丙烯腈和聚砜材料。推荐使用合成的高通量血液透析膜,如聚砜膜。对于同时接受血管紧张素转换酶抑制剂治疗的患者,AN69 膜有增加患者发生类变态反应的风险,应避免使用。

6. 管路的预冲与维护 保证体外管路通畅是 CRRT 顺利进行的关键。为防止血液在管路内凝血,在 CRRT 前常采用 5 000~10 000IU/L 肝素生理盐水对血液管路、滤器、置换液(透析液)管路和超滤液管路进行预冲洗。应用抗凝剂的 CRRT,不建议常规应用生理盐水间断冲洗管路。

7. CRRT 的抗凝

(1)抗凝剂的使用禁忌证

1)肝素或低分子肝素:①患者既往存在肝素或低分子肝素过敏史。②患者既往曾诊断过肝素诱发的血小板减少症(HIT)。③合并明显出血性疾病。④有条件的单位推荐检测患者血浆抗凝血酶Ⅲ活性,对于血浆抗凝血酶Ⅲ活性 <50% 的患者,不宜直接选择肝素或低分子肝素;应适当补充抗凝血酶Ⅲ制剂或新鲜血浆,使患者血浆抗凝血酶Ⅲ活性 ≥ 50% 后,再使用肝素或低分子肝素。

2)枸橼酸钠:①严重肝功能障碍;②低氧血症(动脉氧分压 <60mmHg)和 / 或组织灌注不足;③代谢性碱中毒、高钠血症。

3)阿加曲班:合并明显肝功能障碍不宜选择阿加曲班。

4)抗血小板药物:存在血小板生成障碍或功能障碍的患者,不宜使用抗血小板药物;而血小板进行性减少、伴血小板活化或凝血功能亢进的患者,则应加强抗血小板治疗。

(2)抗凝剂的合理选择

1)对于低出血风险患者,建议使用小剂量普通肝素抗凝:普通肝素采用前稀释的患者,一般首剂量 15~20mg,追加剂量 5~10mg/h,静脉注射;采用后稀释的患者,一般首剂量 20~30mg,追加剂量 8~15mg/h,静脉注射;治疗结束前 30~60min 停止追加。需每 4~6 小时监测 APTT,据此调整普通肝素用量,以保证 APTT 维持在正常值的 1~1.4 倍。抗凝药物的剂量依据患者的凝血状态个体化调整;治疗时间越长,给予的追加剂量应逐渐减少。

肝素是目前 CRRT 最为常用的抗凝剂,通过增强抗凝血酶Ⅲ的活性而抑制凝血酶(Ⅱa 因子)和 Xa 因子。分子质量 3 000~30 000 道尔顿。肝素不被透析或血液滤过清除,可被鱼精蛋白拮抗。其主要在肝脏代谢,代谢产物由肾脏排出,其半衰期约为 90min,但在肾功能不全的患者中半衰期可延长至 3 小时。

低分子肝素首剂量 60~80IU/kg,推荐在治疗前 20~30min 静脉注射;追加剂量 30~40IU/kg,每 4~6 小时静脉注射,治疗时间越长,给予的追加剂量应逐渐减少。有条件的单位应监测血浆抗凝血因子 Xa 活性,根据测定结果调整剂量。

低分子肝素为普通肝素的解聚产物,分子质量在 5 000D 左右,主要通过抑制 Xa 因子活性而发挥抗凝作用,降低了出血风险。低分子肝素主要通过肾脏清除,平均半衰期为 2.5~6h,在肾衰竭患者中其半衰期明显延长,不被透析或血液滤过清除。

与普通肝素相比,低分子肝素在抗凝的有效性及安全性上并没有显示出独特的优势,且抗凝效果不易监测。

2)对于无肝衰竭的高出血风险患者,CRRT 时建议使用局部枸橼酸盐抗凝:局部枸橼酸抗凝时枸橼酸浓度为 4%~46.7%,以临床常用的一般给予 4% 枸橼酸钠为例,以 4% 枸橼酸钠 180ml/h 滤器前持续注入,控制滤器后的游离钙离子浓度 0.25~0.35mmol/L;在静脉端给予 0.056mmol/L 氯化钙生理盐水(10% 氯化钙 80ml 加入到 1 000ml 生理盐水中)40ml/h,控制患者体内游离钙离子浓度 1.0~1.35mmol/L;直至血液净化治疗结束。也可采用枸橼酸置换液实施。重要的是,临床应用局部枸橼酸抗凝时,需要考虑患者实际血流量,并应依据游离钙离子的检测相应调整枸橼酸钠(或枸橼酸置换液)和氯化钙生理盐水的输入速度。

使用枸橼酸盐抗凝的患者应密切监测有无电解质异常(特别是高钠血症、代谢性碱中毒、低钙血症)。至少每 6h 检测 1 次血电解质,监测的项目包括钠、钾、氯、离子钙、镁和血气分析并计算阴离子间隙。至少每日监测 1 次血总钙浓度以计算钙比值或钙间隙。

接受 CRRT 治疗的患者中,枸橼酸盐抗凝与基于肝素的抗凝效力几乎相当,但前者出血风险更低。

3)肝素诱导性血小板减少症(HIT)患者,不能使用任何形式的肝素抗凝:对于有 HIT、没有严重肝功能衰竭且已正在使用全身阿加曲班治疗的患者,建议 CRRT 中使用阿加曲班抗凝,而不是枸橼酸盐。阿加曲班一般以 1~2μg/(kg·min)持续滤器前给药,也可给予一定的首剂量(250μg/kg 左右),应依据患者凝血状态和血浆部分活化凝血酶原时间的监测,调整剂量。

肝功能衰竭患者需要减少阿加曲班剂量。目前没有针对阿加曲班抗凝活性的拮抗剂。

4)高出血风险的患者可在无抗凝条件下进行 CRRT:无抗凝剂治疗前给予 4mg/dl 的肝素生理盐水预冲,保留灌注 20min 后,再给予生理盐水 500ml 冲洗;血液净化治疗过程每 30~60min,给予 100~200ml 生理盐水冲洗管路和滤器。

高出血风险的患者进行无抗凝剂 CRRT 应注意肝素生理盐水预冲管路、置换液前稀释和高血流量(200~300mL/min),以减少凝血可能。采用无抗凝策略与低剂量肝素相比,既不影响管路寿命,又不增加出血风险。在 APTT 延长和/或血小板缺乏的高危出血患者中,采用无抗凝策略可获得与低分子肝素、肝素和枸橼酸盐局部抗凝相同的管路寿命。

8. CRRT 治疗过程中的监测和并发症处理

(1) 监测

1) 血流动力学：重症患者 CRRT 过程中易发生血流动力学不稳定。CRRT 过程中，平均动脉压（MAP）和全身血管阻力可逐渐升高，同时也允许第三间隙的液体缓慢转移回血液循环，从而保持正常的前负荷。重症患者常伴有体液潴留而需负水平衡，但是在负水平衡开始过程中必须密切监测血流动力学，防止引发医源性有效容量缺乏导致组织器官的低灌注。

一般需要持续监测神志、心率（律）、血压、CVP、每小时尿量等临床指标，严重全身炎症反应/脓毒症，伴血流动力学不稳定者 CRRT 全过程需血流动力学监测，以便及时给予相应处理。

2) 体液量监测：CRRT 过程中监测体液量的目的在于恢复患者体液的正常分布比率。严重的体液潴留或正水平衡可导致死亡率升高，而过度超滤体液也可以引发有效血容量缺乏。

Vincent 等在 24 个欧洲国家的 198 个 ICU 进行的回顾性观察显示：ICU 病死率除与脓毒症的发生率相关外，还同年龄和正水平衡密切相关。美国一项儿科 ICU 单中心回顾性研究中观察到，CRRT 治疗前液体负荷越重，死亡率越高，这意味着液体过负荷对预后有重要影响。基于以上基础，该中心应用利尿剂、小剂量多巴胺及 CRRT 策略控制并发 AKI 的干细胞移植儿童的液体量，观察发现有效纠正液体过负荷可降低病死率。因此，CRRT 过程中，在维持生命体征稳定的前提下，应控制液体入量，避免体液潴留。

3) 凝血功能监测：RRT 应用抗凝剂时易发生出血。应密切观察患者皮肤黏膜出血点、伤口和穿刺点渗血情况，以及胃液、尿液、引流液和粪便颜色等。定期行凝血的化验检查，以便及时调整抗凝方案和发现 HIT 综合征。不抗凝患者，随着 RRT 的进行，凝血功能逐渐恢复而导致管路内发生凝血，通过监测凝血功能可帮助医生决定是否需要加用抗凝剂。

CRRT 过程中因凝血发生动态变化而需监测凝血指标、血小板和无抗凝后凝血功能恢复情况。

4) CRRT 中血电解质和血糖监测：CRRT 过程中血糖和电解质变化较大，可能出现电解质、酸碱紊乱，应定期监测。重症患者本身常存在应激性血糖升高，在应用高糖配方的超滤液或透析液时更易发生高血糖。而一项回顾性研究表明，采用碳酸氢钠配方进行血滤治疗时可出现低血糖，因此，应根据需要选择恰当的血糖监测和控制方案。

(2) 并发症预防和处理：CRRT 治疗可有下述 4 大类并发症。①抗凝相关并发症，如出血（胃肠道、穿刺点、尿道）和 HIT；②血管导管相关并发症，如全身感染、栓塞、动静脉瘘、心律失常、气胸、疼痛、管路脱开、血管撕裂等；③体外管路相关并发症，如膜反应、缓激肽释放、恶心、变态反应、气体栓塞；④治疗相关并发症，如低温、贫血、低血容量、低血压；酸碱、电解质异常（低磷血症、低钾血症、酸中毒、碱中毒）；药物相关（药物动力学改变）等。

1) 低血压：低血压是血液透析模式下的常见并发症，血液滤过时少见。与膜相关的缓激肽激活、补体系统激活有关，另外变态反应也是导致低血压的原因之一。这可以采用生物相容性高的滤器或透析器加以避免。血透开始采取低血流速率也是预防低血压的方法之一。

2) 感染：管道连接、取样、置换液和血滤器更换是外源性污染的主要原因；最为严重的是透析液或置换液被污染引起严重的血液感染。严格无菌操作是防止感染的主要措施。导管穿刺处的血肿可并发感染，应积极预防。密切监测、及时发现、良好穿刺技术及拔除导管后的有效压迫是降低和防止该并发症的关键。

3)血小板降低:CRRT可引起血小板降低,严重者需中止CRRT治疗。Mulder J研究显示,血流速度越快,血小板黏附越少,因此对血小板降低的患者采用高血流量可以降低血小板的黏附。

(曹 宁 白久旭 张东红 李绍生 关明子)

参 考 文 献

1. 血液净化急诊临床应用专家共识组. 血液净化急诊临床应用专家共识. 中华急诊医学杂志, 2017, 26 (1): 24-36.
2. 陈香美. 血液净化标准操作规程. 北京: 人民军医出版社, 2010.
3. 黎磊石, 季大玺. 连续性血液净化. 南京: 东南大学出版社, 2004.
4. 中华医学会心血管病分会, 中华心血管病杂志编辑委员会. 慢性心力衰竭诊断治疗指南. 中华心血管病杂志, 2007, 35 (12): 1076-1095.
5. 中国医师协会急诊医师分会. 中国急性心力衰竭急诊临床实践指南 (2017). 中华急诊医学杂志, 2017, 26 (12): 1347-1357.
6. Ronco C, Bellomo R. Acute renal failure and multiple organ dysfunction in the ICU: from renal replacement therapy (RRT) to multiple organ support therapy (MOST). Int J Artif Organs, 2002, 25 (8): 733-747.
7. Hoste EA, Kellum JA. RIFLE criteria provide robust assessment of kidney dysfunction and correlate with hospital mortality. Crit Care Med, 2006, 34 (7): 2016-2017.
8. Rabindranath K, Adams J, Macleod AM, et al. Intermittent versus continuous renal replacement therapy for acute renal failure in adults. Cochrane Database Syst Rev, 2007, 18 (3): CD003773.
9. Vinsonneau C, Camus C, Combes A, et al. Continuous venovenoushaemodiafiltration versus intermittent haemodialysis for acute renal failure in patients with multiple-organ dysfunction syndrome: amulticentrerandomised trial. Lancet, 2006, 368 (9533): 379-385.
10. Yancy CW, Jessup M, Bozkurt B, et al. 2013 ACCF/AHA guideline for the management of heart failure: a report of the American College of Cardiology Foundation/American Heart Association Task Force on practice guidelines. Circulation, 2013, 128 (16): e240-327.
11. Ponikowski P, Voors AA, Anker SD, et al. 2016 ESC Guidelines for the diagnosis and treatment of acute and chronic heart failure: The Task Force for the diagnosis and treatment of acute and chronic heart failure of the European Society of Cardiology (ESC) Developed with the special contribution of the Heart Failure Association (HFA) of the ESC. Eur Heart J, 2016, 37 (27): 2129-2200.
12. Ezekowitz JA, O'Meara E, McDonald MA, et al. 2017 Comprehensive update of the canadian cardiovascular society guidelines for the management of heart failure. Can J Cardiol, 2017, 33 (11): 1342-1433.
13. Kidney Disease: Improving Global Outcomes (KDIGO) Acute Kidney Injury Work Group. KDIGO Clinical Practice Guideline for Acute Kidney Injury. Kidney Int, 2012, 2 (1 Suppl): 1-138.

第十三章 心血管病急重症患者床旁急诊内镜检查与镜下治疗

抗栓治疗已成为急性冠状动脉综合征（acute coronary syndrome，ACS）药物治疗的基石，对于ACS及其接受经皮冠状动脉介入治疗（percutaneous coronary intervention，PCI）的患者，双联抗血小板治疗（dual antiplatelet therapy，DAPT），阿司匹林联合P2Y12受体抑制剂能够显著降低早期和长期不良心血管事件的发生率。同时，ACS急性期和PCI术中应用抗凝药物能进一步减少血栓性事件的发生。然而，与抗栓治疗相关的各种出血并发症也日渐增加。研究显示，PCI术后大出血可增加短期与长期死亡率。一项纳入240万例患者的荟萃分析显示，非穿刺部位出血使围术期死亡风险增加4.0倍，其中，胃肠道出血使死亡风险增加3倍，目前认为，大出血增加死亡风险。因此，对于心血管病急危重症患者，防止出血并发症的发生与抗栓治疗同等重要。

有关出血的定义或分级存在诸多标准，为进一步规范统一和便于数据比较，2011年出血学术研究会（Bleeding Academic Research Consortium，BARC）制定了统一的出血分类标准，即BARC出血定义，见表13-1。多项研究显示，BARC出血分型对PCI术后1年死亡率具有预测价值。目前临床研究及临床实践均采用BARC分型进行出血分级，以此为依据指导临床ACS抗栓治疗策略调整。

表13-1 出血学术研究会（BARC）出血分型

出血类型	临床指征
0型	无出血
1型	无需立即干预的出血，患者无需因此就医或住院，包括出血后未经咨询医生而自行停药等情况
2型	任何明显的、有立即干预征象的出血（如出血量多于根据临床情况估算的出血量，包括仅在影像学中发现的出血），尚达不到以下3~5型标准，但符合以下至少1项者：①需要内科、非手术干预；②需住院或提升治疗级别；③需要进行评估

续表

出血类型	临床指征
3 型	
3a 型	明显出血且血红蛋白下降 30~<50g/L；需输血的明显出血
3b 型	明显出血且血红蛋白下降≥50g/L；心脏压塞；需外科手术干预或控制的出血（除外牙齿、鼻部、皮肤和痔疮）；需静脉应用血管活性药物的出血
3c 型	颅内出血（除外微量脑出血、脑梗死后出血性转化，包括椎管内出血）；经尸检、影像学检查、腰椎穿刺证实的亚型；损害视力的出血
4 型	冠状动脉旁路移植术（CABG）相关的出血：①围术期 48 小时内颅内出血；②胸骨切开术关胸后为控制出血而再次手术；③ 48 小时内输入≥1000ml 全血或浓缩红细胞；④ 24 小时内胸管引流≥2L
5 型	致死性出血
5a 型	未经尸检或影像学检查证实的临床可疑的致死性出血
5b 型	经尸检或影像学检查证实的确切的致死性出血

第一节　心血管病急重症患者发生上消化道出血的机制

一、心血管病急重症患者发生上消化道出血的关联性原因分析

心血管急重症包括急性心肌梗死，恶性心律失常，急性左心衰，心包压塞，急性心肌炎及心源性休克等疾病。ACS 是一组由急性心肌缺血引起的临床综合征，主要包括不稳定型心绞痛（UA）、非 ST 段抬高型心肌梗死（NSTEMI）以及急性 ST 段抬高型心肌梗死（STEMI）。急性心肌梗死是冠心病最为严重的一种类型，对患者的生命健康安全造成极大威胁，主要的病理基础是动脉粥样硬化不稳定斑块破裂或糜烂导致的冠状动脉内血栓形成，所以血小板激活在其发病过程中起到了非常重要的作用。各种类型的 ACS 均需要联合应用包括阿司匹林和 P2Y12 受体抑制剂在内的口服抗血小板药物，常常需要负荷剂量后给予维持剂量。急性心肌梗死患者除了应用抗血小板药物外，还需要抗凝或/和溶栓治疗，达到疏通冠状动脉的作用。但上消化道黏膜严重糜烂或出血患者不能轻易使用抗栓治疗，否则将会加重患者病情，诱发严重失血，甚至危及生命。急性心肌梗死和上消化道出血均为临床上常见的急危重症，当急性心肌梗死并发上消化道出血时，若治疗不及时或处理不当，可加重病情，增加病死率。一旦伴发消化道出血常需要中断抗血小板和抗凝治疗，并且增加冠状动脉再灌注治疗难度。

国际多中心 BleeMACS 注册研究：共纳入 10 个国家、15 个中心 12 910 例 ACS 行 PCI 术后患者，有 409 例（3.17%）发生出血事件，其中消化道出血最常见，占总出血事件的 48.7%。发生急性心肌梗死后，由于心脏泵血功能下降和有可能伴发的严重的心律失常都可导致心输出量的减少，引起血压降低从而导致心、脑以及肠系膜血管的收缩，加剧了局部的乏氧，从而出现应激性溃疡或者应激性胃炎，其常见表现即为上消化道出血。另外，急性心

肌梗死的患者多为老年人，病情危重时有可能同时伴有多脏器的功能衰竭，酸中毒、氮质血症时的尿素等分解产生的内毒素等均可损伤胃肠道，也可导致消化道出血。最主要的是，急性心肌梗死患者常常合并全身动脉粥样硬化，所以胃肠道黏膜的血管也常伴有硬化表现，这使得胃肠道黏膜处于潜在出血状态，当应激状态时易发生胃黏膜损害而出血。患者也常因伴有胸前区压榨性疼痛，呼吸窘迫，这些症状引起迷走神经兴奋性的增加，从而导致胃酸和胃蛋白酶的分泌增多，发生急性的胃黏膜损伤，最终诱发出血。

二、心血管病急重症患者发生上消化道出血的机制

ACS 患者应用抗凝药物和抗血小板药物通过不同的机制阻抗血栓的形成，极易诱发出血事件。

常用的抗血小板药物例如阿司匹林通过局部和全身作用引起消化道黏膜损伤、出血。氯吡格雷通过影响胃肠道黏膜损伤愈合，导致修复受损、出血。

有文献表明，上消化道出血与患者性别有一定关系，男性出血的危险性显著高于女性，这可能与男性有许多不良嗜好，如吸烟、饮酒、不良饮食习惯等有关，另一方面与患者年龄关系也很密切，年龄越大，出血的危险性越大，出血的程度越重，这可能与老年人存在一定程度的动脉硬化、血管舒缩功能不良和凝血机制障碍有关。

第二节 消化道出血患者床旁急诊内镜检查与镜下治疗的意义及风险评估

一、上消化道出血的概述

消化性溃疡，食管胃底静脉曲张破裂，急性糜烂性出血性胃炎和胃癌是上消化道出血的最常见病因，其中，非静脉曲张性上消化道出血（nonvariceeal upper gastrointestinal bleeding，NVUGIB）主要由消化性溃疡引起，约占 50%，其次为急性胃黏膜病变和胃癌，三者占上消化道出血病因的 80%~90%。各年龄段均以消化性溃疡为首要病因。老年人长期服用非甾体类消炎药防治心脑血管疾病，尤其是阿司匹林或其他抗血小板聚集药物也逐渐成为上消化道出血的重要病因，NVUGIB 仍然是世界范围内较为常见的急重症。

（一）消化道出血的临床表现：消化道出血的临床表现往往和出血的量、速度、部位、性质，与患者的年龄及循环功能的代偿能力存在一定关系。呕血一般是上消化道出血的特征性表现，出血部位常在幽门以上，若出血量较少，且速度慢时也可无呕血表现。上消化道出血后，血液经过肠道排泄至体外可见黑色柏油样粪便表现，高位小肠例如十二指肠、空回肠乃至右半结肠等出血在肠腔内停留时间过久也可发生黑便表现，如若无法确定粪便是否为黑便，可进行便潜血检测。血便和暗红色大便一般为中、下消化道出血的临床表现，多不伴有呕血发生，但偶有上消化道出血量大，血液在肠腔运行过快也可有暗红色大便甚至鲜血便表现。失血性周围循环衰竭：急性大量失血时由于循环血容量迅速减少导致周围循环衰竭，患者可有心慌、乏力、头晕、晕厥、肢体发冷、心率加快、血压偏低等临床表现，

严重者可呈休克状态。急性大量出血后可有失血性贫血,但在早期,实验室数据可能无明显变化,在出血后 3~4 小时组织液渗入血管内,使血液稀释可出现贫血,出血后 24~72 小时稀释达到最大程度。贫血程度除了取决于失血量,还和出血前个人身体状况有关。消化道大量出血后,部分患者 24 小时内可出现低热,持续 3~5 天后可至正常,可能与体温调节中枢的功能障碍因素相关。由于失血导致大量血液蛋白质的消化产物在肠道被吸收,血中尿素氮浓度可暂时增高,导致肠源性氮质血症,约 24~48 小时达到高峰,大多不超出 14.3mmol/L,3~4 天后可降至正常范围。

(二) 诊断:根据患者是否存在呕血、黑便、血便和头晕、面色苍白、心率增快、血压降低等周围循环失血性衰竭的临床表现,呕吐物或黑便隐血实验呈强阳性,血红蛋白浓度、红细胞计数、血细胞比容下降等实验室数据结果可诊断消化道出血。

(三) 出血程度和周围循环状态的评估:
1. 粪便潜血阳性:成人消化道出血 >5ml/d;
2. 黑便:成人消化道出血 >50ml/d;
3. 呕血:胃内积血量 >250ml;
4. 头晕、乏力等症状:出血量 >400ml;
5. 休克表现:短期内出血量 >1 000ml。

失血量的判断:病情严重程度与失血量呈正相关,因呕血混有胃内容物,黑便含有粪便,而部分血液贮留在胃肠道内未排出,故难以根据呕血或黑便量判断出血量。当患者发生体位性低血压常提示早期循环血容量不足,如收缩压 <90mmHg,心率 >120 次/min,伴有面色苍白、四肢湿冷、烦躁不安或神志不清,则表示有严重大出血导致失血性休克发生。详见表 13-2。

表 13-2 上消化道出血病情严重程度分级

分级	失血量(ml)	血压(mmHg)	脉搏(次/min)	血红蛋白(g/L)	症状	休克指数
轻度	<500	基本正常	正常	无变化	头晕	0.5
中度	500~1 000	下降	>100	70~100	晕厥、口渴、少尿	1.0
重度	>1 500	收缩压 <80	>120	<70	肢冷、少尿、意识模糊	>1.5

(四) 判断消化道出血情况是否停止:
因肠腔内积血需大约 3d 才能排尽,故不能以黑便作为上消化道是否仍继续出血的指标。下列几种情况提示可能仍有消化道活动性出血:
1. 反复呕血或黑(血)便次数增多,肠鸣音活跃;
2. 周围循环系统在补液或输血后未见明显好转或继续恶化;
3. 血红蛋白、红细胞计数与红细胞比容继续下降,网织红细胞计数持续上升;
4. 补液同尿量足够(>30ml/h)的情况下,血尿素氮指标持续上升。

满足以下条件考虑出血已经得到控制:①血流动力学稳定;②不输血情况下,血红蛋白稳定;③血尿素氮不继续升高;④肠鸣音不活跃;⑤便潜血转阴(非必需条件)。

(五)判断出血部位及原因:

1. 首先应了解患者相关病史及临床体征。

2. 内镜检查:①胃镜及结肠镜:上、下消化道出血的部位、病因,最直观了解出血情况的首选检查,它不仅可以直观病变,还可以在需要的时候进行病理活检,对许多病灶可以及时的进行内镜下止血治疗。②胶囊内镜及小肠镜:对于十二指肠降段、空回肠等小肠病变导致的消化道出血,普通胃肠镜很难抵达病变位置,胶囊内镜及小肠镜是目前小肠出血的首选检查方法,不同点在于胶囊内镜只可对病变进行检查,而小肠镜可以进行病理活检及内镜下治疗。

3. 影像学检查:①超声:诊断腹腔实质性器官损伤、破裂和占位病变及结石;②腹部CT:急腹症的常用诊断方法,对于腹部包块、肠梗阻等疾病诊断价值较大,如急性胰腺炎可显示胰腺相关病变程度;③腹部X线:观察膈下有无游离气体,有助于诊断是否发生消化道穿孔;④选择性血管造影:对于内镜下不能明确出血部位的消化道出血,可采用选择性血管造影,当看见对比剂外溢,则证明有消化道出血。

4. 外科手术:当各种检查都无法明确出血部位及原因,患者出血情况也未见明显好转,需进行手术探查以助明确诊断,帮助止血。

各种不明原因消化道出血检查技术的比较

检查技术	治疗作用	优点	缺点
全小肠钡剂造影	无	非创伤性	敏感性差
小肠钡剂灌肠	无	非创伤性	诊断率低
核素扫描	无	安全,对活动性出血诊断有帮助	只能定位,假阳性率较高
血管造影	有	对活动性出血诊断治疗有帮助	不能定性,侵入性检查
CT灌肠/小肠造影	无	能观察肠腔、肠壁及腹腔脏器	对浅表病变及血管病变不敏感
MRI灌肠/小肠造影	无	安全	研究数据尚不明确
直视内镜	有	直视,能活组织检查及治疗	技术要求高
胶囊内镜	无	安全	不能活组织检查及反复观察
手术探查	有	治疗效果显著	创伤大

二、床旁急诊内镜检查与镜下治疗的意义

消化内镜可以直接观察食管、胃、结肠等病变,对于各种微小病灶、血管病变、黏膜颜色改变及出血等病变具有很高的辨别能力。对于原因不明的呕血、便血、黑便者,或出血控制后再出血者可及时发现出血原因、确定出血部位并及时进行止血治疗,防止患者因持续性出血造成失血性休克等更严重的生命体征下降的情况发生。

在急诊内镜检查前,患者需先纠正休克状态,补充血容量,改善贫血及使用止血药物。

床旁急诊内镜可更加及时的为患者进行检查及治疗,并且减少患者因身体活动而导致

的进一步出血量增加情况的发生,对于危急重症心血管疾病的患者,也可避免患者的体力活动从而减少患者进一步的缺氧状态,但应请有经验的内镜医师小心谨慎为患者行内镜检查及治疗,避免发生严重心律失常等并发症,并在内镜检查过程中密切关注患者生命体征变化,在体循环相对稳定的时机,及时进行内镜检查,根据病变特点行内镜下止血治疗,有利于及时逆转病情,减少输血量及住院时间。

三、心血管急重症患者上消化道出血的风险评估

对于心血管急重症并发上消化道出血的患者,首先应评估患者的生命体征,监测体温、脉搏、呼吸、血压及瞳孔,了解疾病的发生发展过程,稳定和恢复患者生命体征,评估患者血流动力学,并进行血常规,血尿素氮,肝肾功能,凝血功能,便潜血等实验室检查。

(一)抗栓治疗后出血的预测因素

1. 患者因素:高龄、女性、低体重、慢性肾脏病、贫血、心力衰竭、高血压、糖尿病、原有血管疾病、血小板减少症、既往出血病史、抗血小板药物高反应性等。
2. 药物因素:抗栓药物的种类、剂量、时程、联合用药的数量以及是否交叉重叠使用等。
3. 介入操作与器械因素:血管径路、血管鞘外径、血管鞘置入时间以及是否应用血管缝合器等。由于出血往往是多种因素共同作用的结果,单一因素预测出血的能力有限,因而通常采用综合因素评分的方法进行风险评估。

(二)出血风险评分

根据CRUSADE(Can Rapid risk stratification of Unstable angina patients Suppress ADverse outcomes with Early implementation of the ACC/AHA guidelines)出血风险评分表评估,详见表13-3及表13-4 CRUSADE出血风险分级。

表13-3 CRUSADE出血风险评估

危险因素	积分	危险因素	积分
基线血细胞比容(%)		性别	
<31.0	9	男性	0
31.0-33.9	7	女性	8
34.0-36.9	3	糖尿病	
37.0-39.9	2	否	0
≥40.0	0	是	6
肌酐清除率*(ml/min)		心率(次/min)	
≤15	39	≤70	0
16-30	35	71-80	1
31-60	28	81-90	3
61-90	17	91-100	6
91-120	7	101-110	8
≥121	0	111-120	10

续表

危险因素	积分	危险因素	积分
收缩压(mmHg)		≥121	11
≤90	10	心力衰竭体征	
91-100	8	否	0
101-120	5	是	7
121-180	1	外周血管疾病史或卒中史	
181-200	3	否	0
≥201	5	是	6

*:肌酐清除率按 Cockcroft-Gault 公式推算;女性按计算结果 ×0.85。

表 13-4　CRUSADE 出血风险分级

风险	积分	出血发生率(%)
很低	1~20	3.1
低	21~30	5.5
中度	31~40	8.6
高	41~50	11.9
很高	>50	19.5

(三) 上消化道出血风险评估

成人上消化道出血的病死率为 2.5%~10.0%,尽管内镜和抗酸药物已得到广泛应用,再出血率仍高达 13%。依据临床症状、实验室检查及内镜检查行风险评估。

1. 临床评估:结合症状与体征评估血流动力学是否稳定,是否需要给予液体复苏治疗。

2. 实验室评估:红细胞比容 <25% 或者血红蛋白 <80g/L 伴心率加快、鼻胃管抽出红色血液提示为严重上消化道出血,对于血尿素氮 <6.5mmol/L,血红蛋白 ≥130g/L(男性)或 ≥120g/L(女性),收缩压 >110mmHg,脉搏 <100 次/min,且无黑便、心功能不全、晕厥和肝脏疾病的低危患者,可暂不进行干预。

3. 危险评分:目前用于 NVUGIB 患者病情严重程度的危险评分系统主要包括 Blatchford 评分量表和 Rockall 评分量表,国内外专家共识充分阐明了预后评分量表在 NVUGIB 处理中的作用,用 Blatchford 评分量表能更好地筛选需要进行内镜治疗的患者,且有较明确的临界点,即 Blatchford 评分为 0 分的患者无需接受内镜检查和干预,而 Blatchford 评分 ≥1 分的患者则需接受内镜检查和内镜下干预。

(1) 建议对所有上消化道出血患者进行 Blatchford 评分,评分包含了临床数据和实验室检查信息,用于判定需要干预的方式(输血、内镜或外科手术治疗)及死亡风险。当 Blatchford 评分为 0 分时,患者不需要入院行输血、内镜或手术治疗。积分 ≥6 分为中高危,<6 分为低危。详见表 13-5。

表 13-5　Blatchford 评分系统

项目		检查结果	评分
收缩压（mmHg）		100~109	1
		90~99	2
		<90	3
血尿素氮（mmol/L）		6.5~7.9	2
		8.0~9.9	3
		10.0~24.9	4
		≥25.0	6
血红蛋白（g/L）	男性	120~129	1
		100~119	3
		<100	6
	女性	100~119	1
		<100	6
其他表现		脉搏≥100 次/min	1
		黑便	1
		晕厥	2
		肝脏疾病	2
		心力衰竭	2

（2）内镜检查后进行 Rockall 评分，是目前临床广泛使用的评分依据，又称为临床评分，用于预测消化道出血住院患者的再出血风险和死亡风险。该系统依据患者年龄、休克状况、伴发病、内镜诊断和内镜下出血征象 5 项指标将患者分为高危、中危或低危人群，积分≥5 分者为高危，3~4 分为中危，0~2 分为低危，详见表 13-6。

表 13-6　Rockall 评分系统

变量	0 分	1 分	2 分	3 分
年龄（岁）	<60	60~79	≥80	—
休克	无休克[A]	心动过速[B]	低血压[C]	—
伴发病	无	—	心力衰竭、缺血性心脏病和其他重要伴发病	肝衰竭，肾衰竭和癌肿播散
内镜诊断	无病变,Mallory-Weis 综合征	溃疡等其他病变	上消化道恶性疾病	—
内镜下出血征象	无或有黑斑	—	上消化道血液潴留，黏附血凝块,血管显露或喷血	—

A. 收缩压 >100mmHg，心率 <100 次/min；B. 收缩压 >100mmHg，心率 >100 次/min；C. 收缩压 <100mmHg，心率 >100 次/min；Mallory-Weiss 综合征：食管贲门黏膜撕裂综合征。

(3) 对于消化性溃疡出血患者,还应结合内镜下表现进行 Forrest 分级见表 13-7,有助于优化止血治疗方案,但溃疡再出血的低危病变(Forrest 分级为ⅡC 或Ⅲ级)并不代表患者死亡风险的低危险性。

表 13-7 Forrest 分级

分级		镜下表现
Forrest Ⅰ	a 级	喷射样出血
	b 级	活动性渗血
Forrest Ⅱ	a 级	血管暴露
	b 级	血凝块附着
	c 级	黑色基底
Forrest Ⅲ		基底洁净

综上所述,对心血管急重症并发上消化道出血的患者进行风险评估,包括多学科多方面多层次,旨在为患者制定更符合个人情况的诊疗计划。

四、内镜的诊断与治疗的指南推荐建议

上消化道活动性出血的首选治疗方法是胃镜下止血,同时使用大剂量质子泵抑制剂可有效预防再出血,减少外科手术率与病死率。无条件行胃镜治疗或胃镜治疗失败时,也可以考虑放射介入治疗或外科手术治疗。消化内镜既可明确出血的病因和部位,还能通过其进行止血治疗,是抗栓治疗合并出血处理的重要环节。内镜检查时还应兼顾缺血、出血的情况,内镜操作的风险较低危。一般认为,诊断性的内镜检查较为安全,医生应结合患者病情合理选择内镜检查时机和治疗策略:

1. 对于缺血风险高危者应推迟内镜下检查或治疗,并进行相关风险评估看是否可以进行内镜检查,每 24~48 小时重新评估 1 次是否行内镜检查。根据心脑血管疾病与消化道出血的危险程度,优先处理危及生命的病变。

2. 对于缺血风险低危、出血风险较高的患者,内镜操作前应至少停用抗血小板药物 5d,抗凝药物可根据其半衰期进行调整。

3. 合并 BARC ≥ 3 型出血的患者,应在严密监测及生命体征平稳的条件下于 24h~48h 内行内镜检查(严重出血 12h 以内)。完成内镜下止血治疗后应建议静脉给予质子泵抑制剂(protonpump inhibitor,PPI,如泮托拉唑首剂 80mg 弹丸注射,其后 8mg/h)静脉注射维持 72h。PPI 通过抑制胃酸分泌,提高胃内 pH 值,降低胃蛋白酶活性,减少对血凝块的消化作用,提高血小板的凝集率,从而有助于巩固胃镜治疗的止血效果。

4. 对喷射状活动性出血、血管裸露、活动性渗血、血凝块附着,应积极实施内镜下止血治疗。

5. 对黑色基底、洁净基底的患者,内镜检查后给予常规口服 PPI 治疗即可。

综上所述,一般呕血和黑便的发生往往怀疑上消化道出血可能性大,医生应当准确迅速的评估患者状态,生命体征是否平稳,急诊内镜检查前,需先纠正休克,补充血容量,改善贫

血及使用止血药物。当医生为患者进行风险评估后在出血 24~48 小时内行内镜下检查，诊断正确率达 95% 以上，必要时可进行内镜下止血治疗。

幽门螺杆菌（Hpylori,Hp）感染、长期服用非甾体类抗炎药也是导致消化性溃疡复发出血的主要原因，其他原因还包括吸烟、饮酒等不良生活习惯，患者在治疗后应该择期进行 Hp 检测并制定用药计划，改善不良生活习惯。另外，长期服用阿司匹林是导致消化性溃疡复发出血的一个重要因素，如因原发病需要不能停药者可更换为选择性环氧化酶 -2 抑制剂，并同时服用 PPI。不建议对胃镜下止血治疗的患者进行常规胃镜复查，但再出血风险高的患者除外。对于胃镜治疗失败、无条件行胃镜治疗或不能耐受手术治疗的消化性溃疡出血患者，也可进行放射介入治疗或外科手术治疗。

治疗 NVUGIB 最有效的方法是内镜下止血治疗，建议在出现症状后 24 小时内进行内镜检查，如果不能在 24 小时内施行急诊内镜检查或者治疗，建议在内镜检查前使用 PPI，不建议对内镜下止血患者进行常规内镜复查，但对于再出血风险较高的患者仍可考虑再次内镜下复查并治疗或采用其他治疗措施。

第三节　上消化道出血急诊内镜检查和镜下治疗

对于消化道出血患者应立即进行全身情况及血流动力学评估，并尽快进行液体复苏。对于合并血流动力学不稳的患者，应在积极液体复苏纠正血流动力学紊乱后尽早行紧急内镜检查，以便明确诊断，同时镜下治疗及指导全身治疗用药。

一、上消化道内镜检查适应证

适应证比较广泛，一切对于食管、胃、十二指肠近端病因诊断不明者，均可行内镜检查。
1. 吞咽困难，胸骨后疼痛，烧灼，上腹部疼痛，不适等上消化道症状。
2. X 线钡餐不能确诊的上消化道病变，例如怀疑肿瘤及黏膜病变。
3. 需要随访复查的病变，如消化性溃疡、糜烂性胃炎、萎缩性胃炎、胃部术后等。
4. 需要内镜下治疗的患者：如异物取出术、内镜下止血、食管静脉曲张硬化剂注射与套扎、食管狭窄扩张与支架置入术、上消化道息肉切除术、黏膜下肿物切除术等。
5. 呕血，黑便或止血治疗后再出血者；上消化道疾病手术后出现梗阻，出血，症状无改善者；经内科积极治疗仍有上消化道出血者。以上均属于原因不明的上消化道出血。早期检查不仅可获得病因诊断，还可同时进行内镜下止血。

对于上消化道出血需要采取内镜检查的患者，急诊内镜是安全、快速、可靠的检查方法，只要患者不是正在呕血或处于休克状态，就可在出血 24h~48h 内进行，诊断正确率达 95% 以上。

二、上消化道内镜检查禁忌证

多数情况下禁忌证是相对的，对某些精神紧张或拒绝检查者，应在检查前充分说明检查的必要性以及检查过程中可能发生的情况，使患者可以有充分的心理准备，对某些无法合作又必须紧急行内镜检查的患者可采用全麻下进行检查，下列患者为急诊内镜的绝对禁忌证：

1. 严重心脏病：严重心律失常；心肌梗死急性期；重度心力衰竭等。
2. 严重呼吸系统疾病：呼吸衰竭或哮喘发作期；轻症肺功能不全不属禁忌，必要时在监护条件下进行。
3. 休克、昏迷等危重状态（出血性休克患者在休克纠正之前不可进行检查）。
4. 神志不清、精神病患者发作期无法配合者。
5. 食管、胃、十二指肠穿孔急性期。
6. 急性重度咽喉疾病患者、巨大食管憩室、主动脉瘤、脊柱畸形等严重影响内镜插入者。
7. 急性腐蚀性食管炎、胃炎。

三、上消化道内镜检查术前准备

（一）检查前准备

1. 检查前禁食8小时，禁水2小时，胃排空延缓者应禁食更长时间，有幽门梗阻者，应先洗胃再进行检查。
2. 医生简要询问病史，做必要的体格检查，了解患者是否符合胃镜检查的适应证，有无危险性及禁忌证，向患者及家属交代内镜检查的必要性及检查过程中可能发生的情况及并发症。
3. 口服去泡剂：嘱患者喝下助手配制好的2万单位链霉蛋白酶颗粒与10ml西甲硅油混合液体，去除胃黏膜表面的泡沫使视野更清晰。
4. 麻醉：检查前5~10min，咽部分次喷洒盐酸丁卡因胶浆5g，共2支。
5. 检查胃镜及配件：注意主机光源、给水、给气及吸引装置和旋钮控制角度等设备情况是否良好，助手提前准备好检查及治疗过程中可能需要用到的设备及器械。

（二）检查前处置

对于上消化道出血的患者急诊内镜检查前，需先纠正休克，补充血容量，改善贫血及使用止血药物。如有大量活动性上消化道出血，可先置入胃管，抽吸胃内积血，并用生理盐水灌洗，以免积血影响观察。

四、上消化道出血急诊内镜检查和镜下治疗方法

（一）上消化道出血急诊内镜检查

1. 检查目的：主要是为了明确出血原因，出血部位以及为下一步治疗制定计划。
2. 检查时机：过早的内镜检查，会因内镜下看到更多的出血征象而行内镜治疗，也许并非都很必要。对于NVUGIB的患者，建议在出现症状后24h内进行内镜检查。
3. 检查条件：①患者因大量出血、病情不稳定、处于高危的状态，内镜检查须在患者复苏、病情稳定后施行；②当患者同时伴有严重的心肺疾病时，内镜检查须在患者的血压、心率、血氧饱和度稳定之后再予实施。临床实践中当患者合并严重心肺疾病时，内镜检查的风险明显增加，《亚太地区非静脉曲张性上消化道出血专家共识意见》也指出该情况下需患者病情稳定才可进行内镜干预。

（二）上消化道出血急诊内镜治疗方法

随着内镜技术的进步，上消化道出血的治疗取得了巨大的进展，其预后明显改善，死亡

率明显下降。常用的内镜止血方法包括药物局部注射、热凝止血和机械止血3大类,面对下面几种病因导致的消化道出血分别描述如下。

1. 消化道血管破裂出血:机械止血,金属钛夹局部夹闭出血血管,尤其适用于活动性出血,但对某些部位的病灶难以操作,内镜下定位病变位置,准确定位后将钛夹推送器插入,使金属钛夹对准出血灶的两侧,释放钛夹,释放后观察2~3min,确定无出血后给予退镜。

2. 微小动、静脉和毛细血管出血:热凝止血,高频电凝使出血血管脱水凝固而达到止血的目的,止血效果可靠,但需要一定的设备与技术经验。

3. 弥漫性出血或胃窦血管扩张:热凝止血,氩离子束凝固术(APC)凝固创面,局部止血药喷洒,内镜下注射药物等方法,药物局部注射可选用1:10 000去甲肾上腺素氯化钠溶液、生物止血流体膜等,其优点为方法简便易行,在药物喷洒或注射治疗的基础上,联合一种热凝或机械止血方法,可以进一步提高局部病灶的止血效果,但不主张单独使用药物注射治疗作为止血的方法。

4. 胃癌出血:热凝止血,激光治疗或APC治疗使照射局部组织蛋白质凝固,小血管内血栓形成,达到止血的目的。

5. 食管胃底曲张静脉破裂出血:内镜下套扎,破裂曲张血管硬化剂,组织胶注射。

6. 大出血及消化道穿孔:机械止血,应用金属钛夹缝合器(OTSC)等新型内镜下止血器械。

综上所述,对于那些比较弥散大面积的片状出血,可予去甲肾上腺素等药物局部喷洒和注射;对于明确的小片状或显示很清晰的点状出血性病变,可予高频电凝治疗;对于小血管显露的搏动性出血,可采取先用钛夹准确夹闭其根部,观察其无活动性出血,给予退镜。根据出血情况嘱患者卧床休息及禁食水。当出血量较大、内镜下视野不清或内镜检查阴性且仍有活动性出血者,行急诊选择性动脉造影,见到对比剂溢出的,证明有消化道出血,对于检查中无活动性出血者,也可发现局部血管瘤样扩张、肿瘤血管团状分布等病变,可行血管栓塞等介入止血措施,一部分患者可达到止血的效果,即便不能治愈出血,也可为下一步的外科手术创造必要的条件。对慢性不明原因的出血,或少量出血者,可考虑小肠镜检查;对经各种检查仍未能明确诊断而出血不停者,病情紧急时可考虑剖腹探查,可在术中结合内镜检查,明确出血部位。

五、上消化道检查与治疗的注意事项

(一)上消化道内镜检查存在一定风险,应注意可能会引起下述并发症:

1. 喉头痉挛、下颌关节脱位、咽喉部损伤、腮腺肿大、食管贲门黏膜撕裂等。

2. 心搏骤停、心肌梗死、心绞痛等,多由于刺激迷走神经兴奋及发生低氧血症所致,一旦发生应立即停止检查,积极抢救。

3. 食管、胃肠穿孔,多由于操作粗暴,X线检查可确诊,应急诊手术治疗。

4. 感染:操作时间过长可能会有吸入性肺炎可能,局部继发感染,可术后使用抗生素3d。

5. 低氧血症:多由于内镜压迫呼吸或患者过于紧张憋气所致通气障碍,停止检查后给予吸氧一般可好转。

(二)上消化道出血急诊内镜检查前,需先纠正休克,补充血容量,改善贫血及使用止血药物。对于出血量大,短期出血休克,既往有多次出血史,近期内有反复出血,持续大量出血,血压脉搏不稳定或者停止输液症状又恶化,年龄超过50岁伴动脉硬化,治疗24h出血不止,

大出血伴梗阻,穿孔,腹膜炎等严重并发症等应行外科手术治疗。

(三) 关于上消化道出血的护理应当时刻注意以下几点:

1. **持续吸氧及心电监护**　严密观察生命体征及心电图 ST-T 的动态改变;注意呕血、黑便的量、次数;在发病 24h 内易出现致命性心律失常和消化道出血,应迅速建立多条静脉通道,以便在危急情况下给予抗心律失常、抗休克、补充血容量等治疗。

2. **药物治疗**　静脉给予抑酸、保护胃黏膜、止血等药物治疗。根据药物的性质调节速度;在使用血管活性药时,应用微量泵控制速度,密切观察血压、心率、心律的变化。

3. 遵医嘱急查血常规、凝血系列等,了解血红蛋白和出凝血时间变化情况。

4. **饮食护理**　急性大出血应禁食、禁水及持续胃肠减压,对少量出血无呕吐或仅有黑便者,或无明显活动性出血者可给流质饮食。消化道溃疡,患者一般禁食 24h~48h 后,如不继续出血,可给少量清淡无刺激饮食。

5. **大小便护理**　危重期因绝对卧床引起肠蠕动减慢,加之床上排便不习惯而导致便秘,排便时用力进气,会使腹压增高,诱发心前区疼痛或心律失常发生,甚至出现室颤。故应及早预防,排便时嘱患者避免用力,必要时予缓泻剂或润滑剂。

6. **心理护理**　患者出现紧张焦虑,表现出烦躁不安、恐惧,能加重上消化道出血和诱发心律失常,此时护士适当给予鼓励和安慰,抢救时保持冷静、思路清晰,动作敏捷,可增加安全感;同时,保持病室安静舒适,保证其充足的睡眠和休息时间,防止任何不良刺激,消除紧张恐惧心理,使其树立战胜疾病的信心。

第四节　上消化道出血的常用药物

急性非静脉曲张性上消化道出血(acute non-variceal upper gastrointestinal bleeding, ANVUGIB)是消化科和急诊科医师常遇到的急症。上消化道出血的治疗包括药物治疗、内镜治疗、介入治疗、手术治疗等。目前国内、外急性非静脉曲张性上消化道出血专家共识认为,急诊内镜检查评估患者病情,及时必要的内镜下止血处理是抢救成功的关键,而在内镜检查前后,合理使用相关药物,是提高止血效果、减少再出血、提高抢救成功率和患者生存率的重要措施。药物治疗目前仍是急性上消化道出血的首选治疗手段。

一、临床常用药物分类

临床上常用的治疗药物有抑酸药物、生长抑素及其类似物、血管升压素及其类似物、抗菌药物、止血药物等。

1. 抑酸剂:主要有 PPI 和组胺受体阻滞剂(histamine H2-receptorblocking agent,H_2RA),对危重症患者推荐经验性使用 PPI 针剂,其药理作用主要为血小板聚集及血浆功能所诱导的止血作用,需在 pH>6.0 时才能有效发挥,而新形成的凝血块在 pH<5.0 的胃液中会迅速被消化,抑酸药物能够提高胃内 PH 值。其主要临床作用有利于止血和预防再出血。

2. 生长抑素及其类似物:主要包括生长抑素、奥曲肽、伐普肽等,其药理作用主要为减少内脏血流,降低门静脉压力,抑制胃肠道及胰腺肽类激素分泌,是食管胃底静脉曲张破裂出血的首选药物之一,也可用于 ANVUGIB。

3. 血管升压素及其类似物：主要包括垂体后叶素、血管升压素等，其药理作用作为强有力的内脏血管收缩剂，能减少所有内脏器官的血流，导致入门静脉血液减少并降低门静脉压力。其临床作用可显著控制食管胃底静脉曲张破裂导致的出血，但不能降低病死率，且不良反应较多。

4. 抗菌药物：主要包括三代头孢类抗生素、喹诺酮类药物等，肝硬化急性静脉曲张破裂出血者活动性出血时常存在胃黏膜和食管黏膜炎性水肿，预防性使用抗菌药物有助于止血，可减少食管胃底静脉曲张早期再出血及感染，提高生存力。

5. 止血药物：包括血凝酶、维生素 K1；氨基己酸，氨甲环酸，止血芳酸，不推荐作为一线药物使用，对有凝血功能障碍者，可静脉注射维生素 K1；为防止继发性纤溶，可使用止血芳酸等抗纤溶药；云南白药等中药也有一定疗效。对插入胃管者可局部灌注硫糖铝混悬液或冰冻去甲肾上腺素溶液（去甲肾上腺素 8mg，加入冰生理盐水 100ml~200ml），应避免滥用止血药。需要复查及调整急危重冠心病患者止凝血功能，并补充相应缺乏的凝血因子。

6. 抗酸药：主要有氢氧化铝，铝碳酸镁，5% 碳酸氢钠溶液等，可口服或从胃管注入。

7. 胃黏膜保护剂：硫糖铝对胃内酸度影响小，并可吸附胃蛋白酶和胆酸，改善胃黏液 - 黏膜屏障和黏膜血流，防止再灌注损伤和急性胃黏膜病变，用药时间不少于 2 周，肾功能不全者口服 2 周以上应注意监测血铝含量。

二、药物使用方法

根据不同病因选择不同药物，分为以下几种情况：

1. 一般性急性上消化道出血，出血量少，生命体征平稳，预后良好，此类出血临床占比 80%~85%，其治疗原则是密切观察病情变化，给予抑酸、止血等处理。用药方案为：抑酸、止血等对症处理。PPI 中埃索美拉唑起效较快，控制胃酸最强。PPI 止血效果显著优于 H2RA，再出血率低，见表 13-8 溃疡性出血用药及方法。

表 13-8 溃疡性出血用药及方法

主要药物	用法用量
埃索美拉唑	首选药；负荷量 80mg 静脉推注，维持量 8mg/h 静脉泵入，持续 72 小时。
奥美拉唑	替代药；80mg 静脉推注，维持量 8mg/h 静脉输入，持续 72 小时。
泮托拉唑	40mg/ 次，1 次 /d~2 次 /d 静脉滴注
兰索拉唑	30mg/ 次，2 次 /d，静脉滴注
雷贝拉唑	20mg/ 次，1~2 次 /d，静脉滴注，不超过 5 天
法莫替丁	20mg+ 生理盐水 20ml，静脉推注，2 次 /d
雷尼替丁	50mg/ 次，缓慢推注（>10 分钟）或肌注，2 次 /d 或 6~8 小时

2. 危险性急性上消化道出血，在 24 小时内上消化道大量出血致血流动力学紊乱、器官功能障碍，其预测指标包括：难以纠正的低血压、鼻胃管抽出物可见红色或咖啡样胃内容物、心动过速、血红蛋白进行性下降或 <80g/L。用药方案：静脉应用生长抑素联合 PPI 治疗。奥

曲肽半衰期较天然生长抑素长 30 倍，止血效果明显优于生长抑素；生长抑素显效快，止血率高，出血凶猛者宜用；奥曲肽作用更持久，可用于缓慢出血者。表 13-9 为食管胃底静脉曲张出血用药及方法。

表 13-9 食管胃底静脉曲张出血用药及方法

主要药物	用法用量
生长抑素	负荷剂量 250μg 静脉注射，维持剂量 250μg/h 静脉泵入，持续 5 天；若两次输液间隔 3~5 分钟，应重新静脉注射 250μg；高危患者 500μg/h 静脉泵入优于常规剂量；难以控制的出血可重复静脉注射 250μg 冲击剂量，最多 3 次
奥曲肽	起始快速静脉滴注 50μg（生理盐水稀释），继以 25~50μg/h 持续静脉泵入，疗程 5 天
垂体后叶素	0.2~0.4U/min 持续静脉泵入，最高可至 0.8U/min，必要时加入硝酸甘油 5~10mg 预防其不良反应
特利加压素	2mg/4h，出血停止改为 1mg/ 次，2 次 /d，一般维持 5 天

三、药物治疗措施及注意事项

PPI 是预防和治疗急危重冠心病患者使用抗血小板药物致消化道损伤的首选药物。对于无法或需延迟进行内镜检查的患者，建议立即给予静脉 PPI，必要时可联合胃黏膜保护剂治疗。禁用静脉止血剂、抗纤溶剂（如止血敏、止血芳酸等）。

尽管多数研究表明内镜检查前使用 PPI 并不能降低再出血风险、手术率及死亡率，但其可降低出血病灶分级级别，并减少内镜干预的机会，这一益处得到《亚太地区非静脉曲张性上消化道出血专家共识意见》的认可，成为内镜检查前应用 PPI 的主要依据。内镜检查前应用大剂量 PPI 虽然前期成本较高，但却减少了对疾病的后续处理措施和住院时间，如果不能在 24h 内施行急诊内镜检查或者治疗，建议在内镜检查前使用 PPI。所有 PPI 均是静脉大剂量（如埃索美拉唑 80mg 负荷量 +8mg/h 维持静脉滴注）应用至内镜检查前，以确保这期间患者病情的稳定。其他药物治疗及止血措施详见表 13-10。

表 13-10 消化道出血药物及治疗措施

药物治疗措施	主要药物及注意事项
血容量补充	对高龄 / 伴心肺肾疾病患者，避免输液过多，以免导致急性肺水肿；失血量较大者（>20% 血容量），可输入胶体扩容剂；输血指标：收缩压 <90mmHg，或较基础收缩压下降 >30mmHg，血红蛋白 <70g/L，红细胞比容 <25%；心率 >120 次 /min。合并缺血性心脏病等严重疾病，输血目标可提高，过度输血可能导致继续或再出血
血管活性药物	在积极补液的前提下，可以适当选用血管活性药物，如：多巴胺，去甲肾上腺素等
止血药物	质子泵抑制剂或组织胺受体拮抗剂，对于低危患者可使用常规剂量，如埃索美拉唑 40mg，静脉输注，2 次 /d，出血稳定后给药途径可改为口服。对于活动性出血 PPI 不能取代内镜止血。静脉止血类药物难以在消化道出血处达到有效治疗浓度，一般不作为一线药物使用
内镜下使用药物	内镜下药物注射可选用 1:10 000 去甲肾上腺素盐水，高渗钠 - 肾上腺素溶液

第五节 合并上消化道出血的急危重冠心病患者抗栓治疗调整

ACS 患者无论是否行 PCI 治疗，除非有禁忌证均需要抗栓治疗，但当合并消化道出血尤其是大出血时，往往被迫停用所有抗栓药物，而中断抗栓治疗将明显增加冠心病患者血栓事件发生的风险，因此合并上消化道出血的急危重冠心病患者（尤其对于近期接受 PCI 治疗患者）如何调整抗栓治疗策略就显得十分重要。应依据出血程度（BARC 出血分型，见表 13-1）、出血部位、原因及止血方法对出血患者进行评估并采取不同的干预措施及是否可以继续使用抗血小板药物。根据 BARC 出血分型（BARC<3 型为小出血，BARC ≥ 3 型为严重出血）血流动力学状态，血红蛋白下降程度等判断是否经局部处理能完全控制，小出血在严密监测的基础上无需中断抗血小板药物的治疗。出血部位需要明确是否为穿刺皮肤，皮肤黏膜，消化道，颅内，腹膜后等出血，穿刺部位和皮下出血一般无需中断抗血小板药物的治疗。最重要的是明确出血原因对症进行止血，对于未有效止血的大出血应早期中断抗血小板治疗。

总的原则：在尽快明确出血原因并积极治疗出血原发病的基础上，兼顾缺血与出血，采取必要的抗栓治疗同时，又要避免再发出血的风险。

1. 小出血（如 BARC 出血分型 < 3 型）患者，首先保留 DAPT，停用因强化抗栓治疗而使用的血小板糖蛋白 IIb/IIIa 受体拮抗剂、低分子肝素及磺达肝癸钠，可在充分止血及监测下可继续应用必须的抗血小板药物（双联抗血小板或一种抗血小板治疗），消化道活动性出血禁用口服抗凝药物。在 PPI 及胃黏膜保护剂等治疗基础上，密切监测血红蛋白、血压、心率及便潜血等情况，消化道无继续出血，待病情稳定后，及时恢复 DAPT。

2. 严重出血（如 BARC ≥ 3 型）患者，首先立即停用血小板糖蛋白 IIb/IIIa 受体拮抗剂、低分子肝素及磺达肝癸钠，建议考虑更换抗栓药物种类、减少使用剂量及调整抗栓药物的联合方式：

（1）减药或停药：①正在 DAPT 治疗的患者，可考虑停用 DAPT 改为一种抗血小板治疗，溃疡性出血复发危险较高的患者，不建议使用氯格雷替代阿司匹林单药应用，待病情稳定后，及时恢复 DAPT。上消化道大出血患者应及时停用 DAPT，启动 PPI 及胃黏膜保护剂等治疗，尽快行急诊床旁内镜检查及镜下止血治疗；②上消化道出血患者在阿司匹林联合 PPI 及胃黏膜保护剂等治疗后，仍有持续性出血，则暂停所有抗栓药物，尽快行急诊床旁内镜检查及镜下止血治疗，曾内镜检查治疗过患者需要再次急诊复查。③患者无高栓塞风险（如无急性心肌梗死并发左心室附壁血栓、永久性心房纤颤、长期卧床等），可考虑停用新型口服抗凝药（NOAC），如有临床用药指征，则出血停止 1 周后可开始再次服用。

（2）降阶治疗：①同种类型的抗血小板药物，选用出血风险小的：如将替格瑞洛改换为氯吡格雷；②选择出血风险小的抗栓药物组合代替原组合：如采用西洛他唑与氯吡格雷的组合替代经典的 DAPT 组合（阿司匹林＋氯吡格雷、阿司匹林＋替格瑞洛）；③如果患者正在进行三联抗栓治疗（DAPT+NOAC），改换由氯吡格雷和 NOAC 组成的两联抗栓治疗。

（3）较少剂量：①减少抗血小板药物剂量：如替格瑞洛 90mg 2 次 /d 改为 90mg 1 次 /d 或替格瑞洛 60mg 2 次 /d；氯吡格雷 150mg 1 次 /d 改为氯吡格雷 50~75mg 1 次 /d；②如患者因病情需要（如有机械性心脏瓣膜，或其他心脏辅助装置等）正联合或需要服用抗凝药物治疗时，对于应用维生素 K_1 拮抗剂时，目标 INR 值下调至 2.0~2.5；③除非有其他需强效抗凝的指征，NOAC 应用最低有效剂量。

3. 当出血无法控制或可能威胁生命时，应立即停用所有抗栓药，口服抗凝药物时建议应用抗凝药物逆转剂（如维生素 K_1）。出血停止后，则需要重新对是否抗栓治疗进行评估，发生上消化道出血的患者，倾向优先启用 P2Y12 受体抑制剂，而对于溃疡性出血复发危险较高的患者，建议阿司匹林联合 PPI 及胃黏膜保护剂等治疗。

4. 停用 DAPT 患者，在出血停止，病情稳定后，继续应用 PPI 及胃黏膜保护剂等，在密切监测血红蛋白、血压、心率及便潜血等情况下，可启用一种抗血小板药物治疗，如 DAPT 治疗的空白期 ≤ 72 小时，可先恢复氯吡格雷 75mg 1 次 /d 治疗，1~2 天后无再出血发生后恢复阿司匹林 100mg 1 次 /d 治疗。如 DAPT 治疗的空白期 >72 小时，建议氯吡格雷 75mg 1 次 /d 治疗基础上，加用西洛他唑 50~100mg 2 次 /d，或联合低分子肝素 1~2 次 /d 或磺达肝癸钠 1 次 /d 治疗，密切监测患者各项指标，确定无出血复发，再恢复 DAPT，同时停用西洛他唑、低分子肝素、磺达肝癸钠治疗。

第六节　再出血的预防与处理

消化内镜治疗 NVUGIB 后，一旦发生再出血，患者的病情可明显加重，死亡的风险也将有所提升，寻找导致再出血的因素，是预防消化道再出血，改善患者预后的关键。

一、再出血的预防

内镜止血后再发出血的预测因素：血流动力学不稳定、内镜下活动性出血、溃疡大于 2cm、溃疡位于胃小弯上部或十二指肠后部等不易发现的难以操作的部位、血红蛋白低于 100g/L 等。为降低疾病的复发率，避免诱发导致再出血的危险因素，临床应采取以下方法，对再出血进行预防：

1. 患者入院时如伴有休克，应先及时纠正休克状态，待生命体征平稳后，再采用消化内镜下治疗，可预防术后再出血。

2. 血红蛋白、凝血酶原时间等指标异常往往提示患者伴有失血、急性贫血，这样的患者术后发生再出血的风险较高，为预防再出血，患者入院时，临床应立即对其血红蛋白等实验室指标进行检测，一旦发现异常，需立即纠正。

3. 首次采用消化内镜止血，效果显著。但患者治疗后，症状如未缓解，则建议联合采用药物止血，改善患者的治疗效果，降低术后再出血率。

4. 合理使用 PPI 制剂、选择合适的抗血小板药物及剂量。

5. 需长期服用抗栓药物且有消化性溃疡病史者，应注意检测并根除 Hp。

6. 定期复查便潜血及血常规，及早发现出血并发症。

二、再出血的处理

近年随着内镜技术的进步，上消化道出血的治疗取得了巨大的进展，其预后明显改善，死亡率明显下降。尽管出血复发率有所下降，但首次内镜止血后再出血的发生率依然很高，有报道达到了13%，针对消化道再出血的补救处理措施往往需要多学科联合决策，再出血的处理措施包括如下。

1. 抗栓治疗策略的调整：详见本章第五节，再次启动PPI及胃黏膜保护剂等。
2. 药物止血：根据患者出血情况制定相应的药物治疗方案。
3. 再行内镜止血：在充分术前准备后，为患者再次行内镜检查，以明确出血部位及出血原因，还可以通过内镜下治疗为患者进行止血。
4. 经导管选择性动脉造影或栓塞治疗：行选择性胃左动脉、胃十二指肠动脉、脾动脉或胰十二指肠动脉血管造影，针对对比剂外溢或病变部位经血管内导管滴注血管升压素或去甲肾上腺素，可使小动脉和毛细血管收缩，促进止血。目前临床常用的一种有效的治疗方法是血管栓塞，主要用明胶海绵、聚氯乙烯乙醇、氰基丙烯酯酸、钢圈来栓塞血管以减少出血损害。在整个栓塞术过程中，改善患者的凝血功能（主要针对凝血障碍的患者）是非常重要的。目前并没有确凿的证据支持血管栓塞术能取代外科手术作为内镜下止血失败的补救措施。研究表明，血管栓塞用于首次内镜止血失败的患者，对再出血能取得非常好的治疗效果，且不增加其死亡率，因此可以将血管栓塞作为止血治疗措施的一种选择。将血管栓塞作为内镜止血的补救措施之一，并建议只有具备此项技术的医疗机构才能将血管栓塞作为治疗的选择。
5. 外科手术：诊断明确但药物和介入治疗无效者，诊断不明确且无禁忌证者，可考虑手术结合术中内镜止血治疗。

ACS合并消化道出血并不少见，应引起足够的重视，再出血是死亡及其他不良事件的预测因素，出血导致的死亡风险不可忽略，其往往与缺血和心肌梗死风险相当。针对此类患者需要进行出血风险的预测，知晓高危因素并积极预防；出血及缺血评估、兼顾出血和缺血治疗、合理止血及抗栓策略，使心血管病急重症合并消化道出血患者得到积极、合理、恰当的治疗，避免发生大出血及主要不良心脏事件，获得良好临床预后。

（高 飞 王效增 韩雅玲 许心元）

参 考 文 献

1. 付莉. 急性心肌梗死伴消化道出血患者的临床特征及预后. 现代消化及介入诊疗, 2016, 21 (01). 11-13.
2. 黄小荣, 张齐. 消化性溃疡并发出血1316例临床分析. 中华消化内镜杂志, 1999, 16 (01): 18-19.
3. 潘杏玲, 冯周莲. 舒适护理对创伤性骨折患者术后疼痛及满意度的影响. 中国医学创新, 2014, 11 (29): 89-91.
4. 翁爱丽. 急性心肌梗死并发上消化道出血的原因分析及护理体会. 心理医生, 2016, 22 (5) 197-198.

5. Chhatriwalla AK, Amin AP, Kennedy KF, et al. Association between bleeding events andin-hospital mortality after percutaneous coronary intervention. JAMA, 2013, 309: 1022-9. DOI: 10. 1001/jama. 2013. 1556.
6. 侯晓华. 亚太地区非静脉曲张性上消化道出血专家共识意见解读（二）：风险评估、复苏与内镜前处理. 中华消化杂志, 2012, 32 (1): 12-13.
7. 吴开春. 亚太地区非静脉曲张性上消化道出血专家共识意见解读（三）：内镜止血的补救措施. 中华消化杂志, 2012, 32 (2): 82-83.
8. 中国医师协会心血管内科医师分会, 中国医师协会心血管内科医师分会血栓防治专业委员会, 中华医学会消化内镜学分会, 等. 急性冠状动脉综合征抗栓治疗合并出血防治多学科专家共识. 中华内科杂志, 2016, 55 (10): 813-824.
9. Anderson M A, Ben-Menachem T, Gan S I, et al. Management of antithrombotic agents for endoscopic procedures. Gastrointestinal Endoscopy, 2009, 70 (6): 1060-1070.
10. Barkun AN, Bardou M, Kuipers EJ, et al. International consensus recommendations on the management of patients with nonvariceal upper gastrointestinal bleeding. Ann Intern Med, 2010, 152: 101-113. DOI: 10. 7326/0003-4819-152-2-201001190-00009.
11. Laine L, Jensen DM. Management of patients with ulcer bleeding. Am J Gastroenterol, 2012, 107: 345-360.
12. Kikkert WJ, van Geloven N, van der Laan MH, et al. The prognostic value of bleeding academic research consortium (BARC)-defined bleeding complications in ST-segment elevation myocardial infarction: a comparison with the TIMI (Thrombolysis In Myocardial Infarction), GUSTO (Global Utilization of Streptokinase and Tissue Plasminogen Activator for Occluded Coronary Arteries), and ISTH (International Society on Thrombosis and Haemostasis) bleeding classifications. Journal of the American College of Cardiology, 2014, 63 (18): 1866-1875.
13. 中华消化杂志编委会. 消化性溃疡病诊断与治疗规范建议(2008, 黄山). 中华消化杂志, 2008, 28 (7): 447-450.
14. 李延青. 亚太地区非静脉曲张性上消化道出血专家共识意见解读（六）：药物治疗. 中华消化杂志, 2012, 32 (3): 149-150.
15. 邹多武. 亚太地区非静脉曲张性上消化道出血专家共识意见解读（四）：24小时内的内镜干预能够改善高危患者的预后. 中华消化杂志, 2012, 32 (2): 83-84.
16. 杨欣艳, 李恕军, 刘飞, 等. 急性非静脉曲张性上消化道出血临床分析. 胃肠病学和肝病学杂志, 2012, 21 (8): 727-729.
17. 中国医师协会急诊医师分会. 急性上消化道出血急诊诊治流程专家共识. 中国急救医学, 2015,(10): 865-873.
18. 马林, 郭瑞臣. PCI 术后抗血小板联合抗凝治疗患者消化道出血危险因素及治疗策略分析. 中国现代应用药学, 2017, 34 (1): 107-110.
19. 张忠涛. 普通外科应激性黏膜病变的预防与治疗——中国普通外科专家建议. 中国实用外科杂志, 2009, 29 (11): 881-882.
20. 于学忠, 郭树彬, 周荣斌, 等. 中国急性胃黏膜病变急诊专家共识. 中国急救医学, 2015,(9): 769-775.
21. 陈灏珠, 钟南山, 陆再英, 等. 内科学. 北京：人民卫生出版社, 2013: 439, 444.
22. 贾林, 李瑜元. 应激性溃疡及其防治策略. 中华急诊医学杂志, 2002, 11 (5): 358-359.
23. 中国医师协会内镜医师分会消化内镜专业委员会. 急性非静脉曲张性上消化道出血诊治指南(2018年, 杭州). 中华医学杂志, 2019, 99 (8): 571-578.
24. 张娟. 非静脉曲张性上消化道出血内镜治疗术后再出血危险因素分析. 中西医结合心血管病电子杂志, 2018, 6 (29): 174.
25. 郑宏波, 王山军, 刘小莹. 奥曲肽与特利加压素联合泮托拉唑对肝硬化上消化道出血患者止血效果、肝静脉压指标及再出血率的影响. 肝脏, 2018, 23 (9): 837-839.
26. 向梅, 王莉平. 难治性急性非静脉曲张性上消化道出血的止血术式选择及再出血率分析. 海军医学杂志, 2018, 39 (5): 427-430.
27. 龙梅, 朱莉, 王潇, 等. 电子胃肠镜在小儿消化道出血中的临床应用. 中国内镜杂志, 2019, 25 (10): 31-36.
28. 田永刚, 曹贞子, 辛瑞娟. 内镜下聚桂醇联合金属钛夹治疗蓝色橡皮疱痣综合征并上消化道出血1例. 中国现代医学杂志, 2019, 10 (14): 2.
29. 刘菁菁, 刘文宏, 贺茂林. 急性脑梗死合并应激性上消化道出血的危险因素. 中国神经精神疾病杂志, 2019, 45 (3): 135-138.
30. Kim S K, Duddalwar V. Failed Endoscopic Therapy and the Interventional Radiologist: Non-Variceal Upper Gastrointestinal Bleeding. Techniques in Gastrointestinal Endoscopy, 2005, 7 (3): 148-155